执业医师实践技能考试考点速记突破胜经丛书

中西医结合执业医师实践技能考试
考点速记突破胜经

田 磊◎编 著

中国中医药出版社
·北 京·

图书在版编目（CIP）数据

中西医结合执业医师实践技能考试考点速记突破胜经 /
田磊编著 . —北京：中国中医药出版社，2018.12
（执业医师实践技能考试考点速记突破胜经丛书）
ISBN 978 – 7 – 5132 – 5360 – 4

Ⅰ. ①中… Ⅱ. ①田… Ⅲ. ①中西医结合 – 资格考试 – 自学
参考资料 Ⅳ. ① R2–031

中国版本图书馆CIP数据核字（2018）第262912号

中国中医药出版社出版
北京市朝阳区北三环东路28号易亨大厦16层
邮政编码　100013
传真　010 64405750
保定市西城胶印有限公司印刷
各地新华书店经销

开本 787×1092　1/32　印张 13　字数 218 千字
2018 年 12 月第 1 版　2018 年 12 月第 1 次印刷
书号　ISBN 978 – 7 – 5132 – 5360 – 4

定价　49.00 元
网址　www.cptcm.com

如有印装质量问题请与本社出版部调换（010–64405510）
版权专有　侵权必究

社长热线　010 64405720
购书热线　010 64065415　010 64065413
微信服务号　zgzyycbs

书店网址　csln.net/qksd/
官方微博　http：//e.weibo.com/cptcm

淘宝天猫网址　http：//zgzyycbs.tmall.com

执业医师实践技能考试考点速记突破胜经丛书 **编委会**

主　编　田　磊

副主编　姜　彤　苗菁波

编　委　胡丽鸽　田泾市　张　超

　　　　张　峦　张芳芳　艾丹丹

执业医师资格考试分为实践技能考试和医学综合笔试两部分。先进行实践技能考试，实践技能考试合格的考生才有资格参加医学综合笔试。近几年，实践技能考试的考题难度逐年加大，通过率越来越低。再加上目前很多中医院校的培养模式偏重理论而轻于实践，所以有些考生，甚至很多硕士、博士，都在实践技能考试一关就折戟沉沙，无缘参加综合笔试。

另外，一般实践技能考试结束后一个月公布成绩。这段时间里，有的考生提心吊胆，盼出成绩又怕出成绩，每天惶惶不可终日，一直到出了成绩发现侥幸过关，才心中一块石头落地，着急忙慌复习笔试，可是看看只剩一个多月，心中更是焦虑。同样是这段时间里，有的考生因为实践技能复习到位，考完之后信心满满，安心继续复习笔试，根本不担心实践技能成绩。所以说，实践技能考试复习到什么程度，能不能做到"临考胸有成竹，考后踌躇满志"，对综合笔试冲刺阶段的复习至关重要。

2016 年，国家执业医师资格考试实践技能考试大纲全面修订，为了帮助广大考生顺利通过执业医师实践技能考试，我们特编写了这套"执业医师实践技能考试考点速记突破胜经丛书"。本套丛书严格按照最新版"国家执业医师资格考试实践技能考试大纲"和"国家执业医师资格考试实践技能考试指导"编写，突出应试模式。本书具有如下特色：

巧 考试技巧。本书编排上参照实践技能考试的形式分为三站，每站每种题型均列有例题，并有详细的答题技巧。

精 去粗取精，精简考点。实践技能考试只是综合笔试的初选，相对笔试来说，更加重点突出，重要的内容反复考，不重要的内容基本不考。根据这种情况，结合笔者多年执业医师辅导经验，我们将实践技能考试中全部知识点进行分类，去粗取精，去掉很少出考题的40%的知识点。而对于常出考题的60%的知识点，我们也尽可能用精炼的语言表达其知识内涵，省略与考试无关的语言。

准 以历年真题为蓝本，考点选择准确。本书所载考点是笔者通过近十年医考辅导经验筛选出来的，均为执业医师实践技能考试常考考点。并且，根据其考题出现的频率，我们将筛选出来的考点分为三类，用★的多少来表示：★★★

最为重要，表明本考点近 5 年考过至少 4 次，甚至每年必考；★★重要性次之，表明近 5 年考过 2～3 次；★最次，表明近 5 年考过 1 次。只要将本书所载考点弄懂、记准 80% 以上，就一定能通过实践技能考试。

简　简化复习过程。本书将复杂的医考内容以考点形式呈现，考试会考什么，考生要学什么，一目了然。并且，本书篇幅仅相当于其他医考辅导书籍篇幅的 1/5，而核心考点却全能覆盖。用本书来复习实践技能考试，极大地简化了复习过程。

便　便有两层意思，一是方便记忆。本书将考试大纲中较杂乱的内容用表格的方式展现，方便大家的学习和记忆。二是方便携带。本书内容精简，为小 32 开口袋书，可随身携带，考生可以在等公交、排队等零碎的时间用本书学习，也许等公交时记下的一个考点就能决定你今年是否能拿到执业医师证书。

我们相信，只要同学们认真学习，在本书的帮助下一定能够顺利通过执业医师实践技能考试。我们的口号是：看速记胜经，做有证医生！

田　磊

2018 年 10 月

目　录

第一站 病案分析

【试题内容】

提供两个病例资料，第一个病案是内科病症，第二个病案是外科、妇科、儿科病症。每个病案都要求考生依据所提供的中医四诊等临床资料书面完成中医疾病诊断、中医证候诊断、西医诊断、西医诊断依据、中医治法、方剂名称、药物组成、剂量及煎服法、西医治疗原则与方法(药物、手术等)。

第一站　病案分析分值表

考试项目	评分标准
中医疾病诊断	2
中医证候诊断	2
西医诊断	2
西医诊断依据	4
中医治法	2
方剂名称	2
药物组成、剂量及煎服法	2
西医治疗原则与方法	4
合计	20
西医内容分值	10

【得分要点】

考生需要在60分钟内完成试题，总分40分。为了方便大家复习，下面逐条为大家分析答题要点。

1. **中医疾病诊断（2分）** 要想得分必须把各种疾病的诊断要点记准确。注意要写清楚病名，字不能写错。

2. **中医证候诊断（2分）** 想要得分必须掌握辨证论治的技巧。注意证型名要尽量写得和书上一样，如果实在想不起来也要根据自己的理解写。

3. **西医诊断（2分）** 注意要写清楚病名，字不能写错。

4. **西医诊断依据（4分）** 从病史、症状、体征、辅助检查结果四个方面来写即可。

5. **中医治法（2分）** 此部分一般写2个词，8个字。前4个字针对证型或者说针对病机，后面4个字针对疾病。比如风热犯肺证的咳嗽的治法为疏风清热，宣肺止咳。"疏风清热"针对风热犯肺证，"宣肺止咳"针对咳嗽。

6. **方剂名称（2分）** 除了准确记忆，没有别的办法。必须按照书上答。方剂后一定要写上"加减"二字。

7. **药物组成、剂量及煎服法（2分）**

（1）**组成** 不一定把方剂的组成写得很准确，但是药物用得不能太离谱。比如热证的处方里绝对不能出现大群热药。

（2）**剂量** 只要写得不太离谱就没问题。注意两点：第一，剂量可偏小一些，尤其是有毒药物尽量不要过量；第二，注意写清楚特殊煎煮方法。

（3）**煎服法** 这一项属白送分，无论什么题都可以写"三剂，水煎服，每日一剂，分三次服。"

8.西医治疗原则与方法（4分） 写明治疗原则即可得大部分分数，不需要写得太详细。大部分疾病可以按下面的顺序来写：①一般治疗；②对症治疗；③病因治疗；④手术治疗。

【样题】

杨某，女，24岁，未婚，工人。2002年5月3日就诊。

自述2天前游泳后自感恶寒，周身乏力疼痛，未能注意。次日体温升高，汗出，微恶风，鼻塞喷嚏，咽痛，微咳，无痰，头痛且胀。遂来就诊。

查体见：T：38.5℃，P：100次/分，R：20次/分，BP：120/80mmHg。神志清，精神可。咽部充血，扁桃体不大，双肺呼吸音清，未闻及干湿啰音。舌尖红，苔薄白，脉浮数。胸部：心肺未见异常。

辅助检查：血常规：WBC：5.0×10^9/L，N：65%。胸片：肺部未见实质性改变。

答题要求：

1.根据上述病例摘要，在答题卡上完成书面辨证论治。

2.鉴别诊断：请与肺炎相鉴别。

【参考答案】（20分）

中医疾病诊断：感冒。（2分）

中医证候诊断：风热犯表证。（2分）

西医诊断：急性上呼吸道感染。（2分）

西医诊断依据：（4分）

1.发热，恶风头痛2天。

2.鼻塞、喷嚏、咽痛、微咳。

3.咽部充血，扁桃体不大，双肺呼吸音清，未闻及干湿啰音。

4.胸片：心肺未见异常。血常规：WBC：5.0×10^9/L，N：65%。

中医治法：辛凉解表。（2分）

方剂：银翘散或葱豉桔梗汤加减。（2分）

药物组成、剂量及煎服法：金银花15g，连翘15g，山栀12g，豆豉9g，薄荷12g，荆芥9g，竹叶15g，芦根12g，牛蒡子12g，桔梗6g，甘草6g。三剂，水煎服。日一剂，早晚分服。（2分）

西医治疗原则及方法：（4分）

1.注意休息，保暖，多饮水。

2.抗感染，对症支持。

考试模块　中西医常见病

考点1★★★　急性上呼吸道感染

1. 诊断　主要根据病史、临床症状及体征，结合周围血象并排除其他疾病，如过敏性鼻炎、急性传染性疾病，如麻疹、脑炎、流行性脑脊髓膜炎、脊髓灰质炎、伤寒等，可做出临床诊断，病毒分离及免疫荧光技术对明确病因诊断有帮助。

2. 鉴别诊断

（1）过敏性鼻炎　主要表现为喷嚏频作，鼻涕多，呈清水样，鼻腔水肿、苍白，分泌物中有较多嗜酸性粒细胞。发作常与外界刺激有关，常伴有其他过敏性疾病，如荨麻疹等。

（2）流行性感冒　流感的潜伏期很短，一般1～3天，常有明显的流行性。起病急骤，以全身中毒症状为主，出现畏寒、高热、头痛、头晕、全身酸痛、乏力等。呼吸道症状轻微或不明显，可有咽痛、流涕、流泪、咳嗽等。少数患者有食欲减退，伴有腹痛、腹胀及腹泻等消化道症状。病毒分离和血清学诊断可供鉴别。

3. 中医辨证论治

证型	证候	病机概要	治法	代表方剂
风寒束表证	恶寒重，发热轻，无汗，头痛，肢体酸痛，鼻塞声重，喷嚏，时流清涕，喉痒，咳嗽，口不渴或喜热饮，舌苔薄白而润，脉浮或浮紧	风寒外束，卫阳被郁，腠理闭塞，肺气不宣	辛温解表	荆防败毒散加减
风热犯表证	身热较著，微恶风寒，汗出不畅，头胀痛，目胀，鼻塞，流浊涕，口干而渴，咳嗽，痰黄黏稠，咽燥，或咽喉肿痛，舌苔薄白微黄，舌边尖红，脉浮数	风热犯表，热郁肌腠，卫表失和，肺失清肃	辛凉解表	银翘散或葱豉桔梗汤加减
暑湿伤表证	身热，微恶风，汗少，肢体酸重或疼痛，头昏重胀痛，咳嗽痰黏，鼻流浊涕，心烦口渴，渴不多饮，口中黏腻，胸脘痞闷，泛恶，小便短赤，舌苔薄黄而腻，脉濡数	暑湿遏表，湿热伤中，表卫不和，肺气不清	清暑祛湿解表	新加香薷饮加减
气虚感冒证	恶寒较甚，发热，无汗，身楚倦怠，气短懒言，反复易感，头痛鼻塞，咳嗽，咯痰无力，舌淡苔白，脉浮无力	表虚卫弱，风寒乘袭，气虚无力达邪	益气解表	参苏饮加减
阴虚感冒证	头痛身热，微恶风寒，无汗或微汗，头晕心烦，口渴咽干，手足心热，干咳少痰，舌红少苔，脉细数	阴亏津少，外受风热，表卫失和，津液不能作汗	滋阴解表	加减葳蕤汤加减

考点 2 ★★　慢性阻塞性肺疾病（2016 年新增考点）

1. 诊断　任何患有呼吸困难、慢性咳嗽或多痰的患者，并且有暴露于危险因素的病史，在临床上需要考虑 COPD 的诊断。做出 COPD 的诊断需要进行肺功能检查，吸入支气管扩张剂之后 $FEV_1/FVC < 70\%$ 表明存在气流受限，即可诊断 COPD。

2. 鉴别诊断　支气管哮喘：除基础疾病不同外，支气管哮喘多见于青少年有过敏史，气道阻力反应性增高，发作时双肺可闻及典型哮鸣音，咳出白色黏痰后呼吸困难常可缓解。从病史和发病年龄及肺功能检查等很容易与 COPD 相鉴别。

3. 中医辨证论治

（1）实喘

证型	证候	病机概要	治法	代表方剂
风寒壅肺证	喘息咳逆，呼吸急促，胸部胀闷，痰多稀薄而带泡沫，色白质黏，常有头痛，恶寒，或有发热，口不渴，无汗，苔薄白而滑，脉浮紧	风寒壅肺，肺失宣降	宣肺散寒	麻黄汤合华盖散加减
表寒肺热证	喘逆上气，胸胀或痛，息粗，鼻扇，咳而不爽，吐痰稠黏，伴形寒，身热，烦闷，身痛，有汗或无汗，口渴，苔薄白或薄黄，舌边红，脉浮数或滑	外感风寒，内有实热，肺失宣降	解表清里，化痰平喘	麻杏石甘汤加减

证型	证候	病机概要	治法	代表方剂
痰热郁肺证	喘咳气涌,胸部胀痛,痰多质黏色黄,或夹有血色,伴胸中烦闷,身热,有汗,口渴而喜冷饮,面赤,咽干,小便赤涩,大便或秘,舌质红,舌苔薄黄或腻,脉滑数	痰热郁肺,肺失宣降	清热化痰,宣肺平喘	桑白皮汤加减
痰浊阻肺证	喘而胸满闷塞,甚则胸盈仰息,咳嗽,痰多黏腻色白,咯吐不利,兼有呕恶,食少,口黏不渴,舌苔白腻,脉象滑或濡	痰浊壅肺,肺失宣降	祛痰降逆,宣肺平喘	二陈汤合三子养亲汤加减
肝气乘肺证	每遇情志刺激而诱发,发时突然呼吸短促,息粗气憋,胸闷胸痛,咽中如窒,但喉中痰鸣不著,或无痰声,平素常多忧思抑郁,失眠,心悸,苔薄,脉弦	肝气乘肺,肺失宣降	开郁降气平喘	五磨饮子加减

（2）虚喘

证型	证候	病机概要	治法	代表方剂
肺气虚耗证	喘促短气,气怯声低,喉有鼾声,咳声低弱,痰吐稀薄,自汗畏风,或见咳呛,痰少质黏,烦热而渴,咽喉不利,面颧潮红,舌质淡红或有剥苔,脉软弱或细数	肺气亏虚,宣降无力	补肺益气养阴	生脉散合补肺汤加减

续表

证型	证候	病机概要	治法	代表方剂
肾虚不纳证	喘促日久，动则喘甚，呼多吸少，气不得续，形瘦神惫，跗肿，汗出肢冷，面青唇紫，舌淡苔白或黑而润滑，脉微细或沉弱，或见喘咳，面红烦躁，口咽干燥，足冷，汗出如油，舌红少津，脉细数	肺病及肾，肺肾俱虚，气失摄纳	补肾纳气	金匮肾气丸合参蛤散加减
正虚喘脱证	喘逆剧甚，张口抬肩，鼻扇气促，端坐不能平卧，稍动则咳喘欲绝，或有痰鸣，心慌动悸，烦躁不安，面青唇紫，汗出如珠，肢冷，脉浮大无根，或见歇止，或模糊不清	肺肾气虚，气损及阳，亡阳气脱	扶阳固脱，镇摄肾气	参附汤送服黑锡丹，配合蛤蚧粉

考点 3 ★★★　慢性肺源性心脏病

1. 诊断

（1）X 线检查　除肺、胸基础疾病及急性肺部感染的特征外，尚有肺动脉高压和右心室增大的 X 线征象。

（2）心电图检查　右室肥大的心电图改变，肺型 P 波，右束支传导阻滞及 QRS 波群低电压，在 V_1、V_2 甚至 V_3 出现 QS 波。

（3）超声心动图检查　可显示右室内径增大，右室流出道增宽及肺动脉内径增大，右室前壁厚度增加，多普勒超声心动图显示三尖瓣反流和右室收缩压增高。

（4）动脉血气分析　呼吸衰竭时，$PaO_2 <$ 60mmHg，$PaCO_2 > 50$mmHg，根据患者有慢性支气管炎、肺气肿、其他胸肺疾病或肺血管病变，且已引起肺动脉高压及右心室增大或右心功能不全，如 $P_2 > A_2$、颈静脉怒张、肝大压痛、肝-颈静脉回流征阳性、下肢水肿及体静脉压升高等，心电图、X 线胸片、超声心动图有右心增大肥厚的征象，可以做出诊断。

慢性肺心病患者一旦出现心肺功能衰竭，诊断一般不难，对早期患者的诊断有时尚难肯定，应结合病史、症状、体征和各项实验室检查进行全面分析后做出综合判断，下列各项可作为诊断参考：

（1）有慢性胸肺疾病史，或具有明显的肺气肿、肺纤维化体征。

（2）出现肺动脉高压和右室增厚的客观征象，如剑突下明显的收缩期搏动，或三尖瓣区收缩期杂音，P_2 亢进，胸骨左缘第 2～3 肋间收缩期搏动。

（3）右心功能失代偿的表现，如肝大压痛，肝-颈静脉回流征阳性，踝以上水肿伴颈静脉怒张。

2. 鉴别诊断　主要应与冠状动脉粥样硬化性心脏病（冠心病）、风湿性心脏病、原发性扩张型心肌病、缩窄性心包炎等进行鉴别。

（1）**冠心病** 慢性肺心病无典型心绞痛或心肌梗死的临床表现，多有胸、肺疾病史，心电图中 ST-T 改变多不明显，类似陈旧性心肌梗死的图形多出现于慢性肺心病急性发作期和明显右心衰竭时，随着病情好转，异常程度可减轻，或加做第 1、2 肋的相关导联心电图，可发现异常 Q 波变小或消失，心电向量图有助鉴别。

（2）**风湿性心脏病** 慢性肺心病患者在三尖瓣区可闻及的吹风样收缩期杂音，有时可传到心尖部，有时出现肺动脉瓣关闭不全的舒张期杂音，加上右心室肥大、肺动脉高压等表现，易与风湿性心脏瓣膜病相混淆，一般通过详细询问有关慢性肺、胸疾病史，有肺气肿和右心室肥大的体征，尤其超声心动图发现瓣膜器质性狭窄或关闭不全可资鉴别。此外，X 线片、心电图、动脉血氧饱和度、二氧化碳分压等均可鉴别。

（3）**原发性扩张型心肌病、缩窄性心包炎**

1）原发性扩张型心肌病多见于中青年，无明显慢性呼吸道感染史及显著肺气肿体征，无突出的肺动脉高压征，心脏增大常呈球形，常伴心力衰竭、房室瓣膜相对关闭不全所致杂音，心电图无明显顺钟向转位及电轴右偏，心脏超声常提示心腔扩大，整体收缩活动减弱，左室射血分数（LVEF）降低。

2）缩窄性心包炎有心悸、气促、紫绀、颈静脉怒张、肝大、腹水、浮肿及心电图低电压等，需与慢性肺心病鉴别，相关病史和典型的心室舒张受限等表现，以及 X 线胸片（侧位常可发现心包钙化征象），可资鉴别。

3. 中医辨证论治
（1）急性期

证型	证候	病机概要	治法	代表方剂
痰浊壅肺证	咳嗽痰多，色白黏腻或呈泡沫样，短气喘息，稍劳即著，脘痞纳少，倦怠乏力，舌质偏淡，苔薄腻或浊腻，脉滑	中阳不运，积湿生痰，痰浊壅肺，肺失肃降	健脾益肺，化痰降气	苏子降气汤加减
痰热郁肺证	喘息气粗，烦躁，胸满，咳嗽，痰黄或白，黏稠难咯，或身热微恶寒，有汗不多，溲黄便干，口渴，舌红，舌苔黄或黄腻，舌边尖红，脉数或滑数	邪热蕴肺，蒸液成痰，痰热壅滞，肺失清肃	清肺化痰，降逆平喘	越婢加半夏汤加减
痰蒙神窍证	神志恍惚，谵语，烦躁不安，撮空理线，表情淡漠，嗜睡或神昏，或肢体瞤动，抽搐，咳逆，喘促，咯痰不爽，苔白腻或淡黄腻，舌质暗红或淡紫，脉细滑数	痰浊内生，蒙蔽心神	涤痰开窍，息风止痉	涤痰汤加减，另服安宫牛黄丸或至宝丹

续表

证型	证候	病机概要	治法	代表方剂
阳虚水泛证	面浮，下肢肿，甚则一身悉肿，腹部胀满有水，心悸，咳喘，咯痰清稀，脘痞，纳差，尿少，怕冷，面唇青紫，舌胖质暗，苔白滑，脉沉细	脾肾阳虚，水饮内停，上凌于心，扰乱心神	温肾健脾，化饮利水	真武汤合五苓散加减

（2）缓解期

证型	症状	病机概要	治法	代表方剂
肺肾气虚证	呼吸浅短难续，声低气怯，甚则张口抬肩，倚息不能平卧，咳嗽，痰白清稀如沫，胸闷，心慌形寒，汗出，舌淡或暗紫，脉沉细微无力，或有结代	肺病及肾，肺肾俱虚，气失摄纳	补肺纳肾，降气平喘	补肺汤加减
气虚血瘀证	喘咳无力，气短难续，痰吐不爽，心悸，胸闷，口干，面色晦暗，唇甲紫绀，神疲乏力，舌淡暗，脉细涩无力	肺气亏虚，不能助心以治节，心脉运行不畅	益气活血，止咳化痰	生脉散合血府逐瘀汤加减

考点4 ★★★ 支气管哮喘

1. 诊断

（1）反复发作喘息、气急、胸闷或咳嗽，多与接触变应原、冷空气及物理、化学性刺激，以及病毒性上呼吸道感染、运动等有关。

（2）发作时在双肺可闻及散在或弥漫性以呼

气相为主的哮鸣音，呼气相延长。

（3）上述症状和体征可经治疗缓解或自行缓解。

（4）除外其他疾病所引起的喘息、气急、胸闷和咳嗽。

（5）临床表现不典型者（如无明显喘息或体征），应至少具备以下一项试验阳性：

1）支气管激发试验或运动激发试验阳性。

2）支气管舒张试验阳性，FEV_1 增加 ≥ 12%，且 FEV_1 增加绝对值 ≥ 200mL。

3）呼气流量峰值（PEF）日内（或 2 周）变异率 ≥ 20%。

符合 1 ~ 4 条或 4、5 条者，可以诊断为哮喘。

2. 鉴别诊断

（1）**心源性哮喘**　多有高血压、冠状动脉粥样硬化性心脏病、风湿性心脏病和二尖瓣狭窄等病史和体征。阵发性咳嗽，常咳出粉红色泡沫痰，两肺可闻及广泛的湿啰音和哮鸣音，左心界扩大，心率增快，心尖部可闻及奔马律。胸部 X 线检查可见心脏增大，肺淤血征，有助于鉴别。若一时难以鉴别，可静脉缓慢注射氨茶碱，缓解症状后进一步检查，忌用肾上腺素或吗啡，以免造成危险。血浆脑钠肽（BNP）水平检测可用于心源性或肺源性呼吸困难的快速鉴别。

（2）**慢性喘息性支气管炎**　多见于中老年人，

有慢性咳嗽史，喘息长年存在，有加重期。患者多有长期吸烟或接触有害气体的病史。有肺气肿体征，两肺或可闻及湿啰音。但有时临床上难以严格区分 COPD 和哮喘，用支气管舒张剂和口服或吸入激素作为治疗性试验可能有所帮助。COPD 也可与哮喘合并同时存在。

3. 中医辨证论治

（1）发作期

证型	证候	病机概要	治法	代表方剂
寒哮证	呼吸急促，喉中哮鸣有声，胸膈满闷如塞，咳不甚，咯吐不爽，痰稀薄色白、面色晦滞，口不渴或渴喜热饮，天冷或受寒易发，形寒畏冷，初起多兼恶寒、发热、头痛等表证，舌苔白滑，脉弦紧或浮紧	寒痰伏肺，遇感触发，痰升气阻，肺失宣畅	温肺散寒，化痰平喘	射干麻黄汤加减
热哮证	气粗息涌，呛咳阵作，喉中哮鸣，胸高胁胀，烦闷不安，汗出，口渴喜饮，面赤口苦，咳痰色黄或色白，黏浊稠厚，咯吐不利，舌质红，苔黄腻，脉滑数或弦滑	痰热蕴肺，壅阻气道，肺失清肃	清热宣肺，化痰定喘	麻杏石甘汤加减

（2）缓解期

证型	证候	病机概要	治法	代表方剂
肺虚证	喘促气短，语声低微，面色㿠白，自汗畏风，咯痰清稀色白，多因气候变化而诱发，发前喷嚏频作，鼻塞流清涕，舌淡苔白，脉细弱	肺气虚损，气不布津，痰饮内生，阻塞气道	补肺固卫	玉屏风散加减
脾虚证	倦怠无力，食少便溏，面色萎黄无华，痰多而黏，咯吐不爽，胸脘满闷，恶心纳呆，或食油腻，易腹泻，每因饮食不当而诱发，舌质淡，苔白滑或腻，脉细弱	哮病日久，肺虚不能主气，脾虚健运无权，气不化津，痰饮蕴肺，肺气上逆	健脾化痰	六君子汤加减
肾虚证	平素息促气短，呼多吸少，动则为甚，形瘦神疲心悸，腰酸腿软，劳累后哮喘易发，或面色苍白，畏寒肢冷，自汗，舌淡苔白，质胖嫩，脉沉细，或颧红，身热，汗出黏手，舌红少苔，脉细数	哮病久发，精气亏乏，肺肾摄纳失常，气不归原，津凝为痰	补肾纳气	金匮肾气丸或七味都气丸加减

考点5 ★★★　肺炎

1. 诊断　根据病史、症状和体征，结合X线检查和痰液、血液检查，不难做出明确诊断，病原菌检测是确诊各型肺炎的主要依据。

2.鉴别诊断 肺炎的鉴别诊断包括不同病原菌引起的肺炎之间的鉴别诊断和肺炎与其他肺部疾病的鉴别诊断。

（1）**各型肺炎** 革兰阳性球菌引起的肺炎多发生于青壮年，院外感染多见。革兰阴性杆菌引起的肺炎常发生于体弱、患慢性病及免疫缺陷患者，院内感染较多见，多起病急骤，症状较重。病毒、支原体等引起的肺炎，临床表现较轻，白细胞计数增高不显著。痰液病原体分离和血清免疫学试验有助于鉴别诊断。

（2）**肺结核** 其临床表现与肺炎球菌肺炎相似，但肺结核有潮热、盗汗、消瘦、乏力等结核中毒症状，痰中可找到结核杆菌。X线见病灶多在肺尖或锁骨上下，密度不均匀，久不消散，可形成空洞和肺内播散。一般抗炎治疗无效。而肺炎球菌肺炎经抗感染药物治疗后，体温多能很快恢复正常，肺内炎症吸收较快。

（3）**急性肺脓肿** 早期临床表现与肺炎球菌肺炎相似，随病程进展，以咳出大量脓臭痰为特征。X线可见脓腔及液平，不难鉴别。

（4）**肺癌** 少数周围型肺癌的X线影像与肺炎相似，但肺癌通常无显著急性感染中毒症状，周围血中白细胞计数不高，若痰中发现癌细胞则可确诊。当肺癌伴发阻塞性肺炎时，经抗生素治疗炎症虽可消退，但肿瘤阴影反而明显，或可见肺门淋巴结肿大、肺不张。如某一肺段反复发生炎症且不易消散，要警惕肺癌的发生。X线体层、CT检查、纤维支气管镜、反复痰脱落细胞学检查等有辅助诊断意义。

3. 中医辨证论治

证型	证候	病机概要	治法	代表方剂
邪犯肺卫证	发病初起，咳嗽咯痰不爽，痰色白或黏稠色黄，发热重，恶寒轻，无汗或少汗，口微渴，头痛，鼻塞，舌边尖红，苔薄白或微黄，脉浮数	风寒袭肺，肺气失宣	疏风清热，宣肺止咳	三拗汤或桑菊饮加减
痰热壅肺证	咳嗽，咯痰黄稠或铁锈色痰，呼吸气促，高热不退，胸膈痞满，按之疼痛，口渴烦躁，小便黄赤，大便干燥，舌红苔黄，脉洪数或滑数	邪热蕴肺，蒸液成痰，痰液壅滞，肺失清肃	清热化痰，宽胸止咳	麻杏石甘汤合千金苇茎汤加减
热闭心神证	咳嗽气促，痰声辘辘，烦躁，神昏谵语，高热不退，甚则四肢厥冷，舌红绛，苔黄而干，脉细滑数	失治误治，或正不胜邪，毒热炽盛，热闭心神	清热解毒，化痰开窍	清营汤加减
阴竭阳脱证	高热骤降，大汗肢冷，颜面苍白，呼吸急迫，四肢厥冷，唇甲青紫，神志恍惚，舌淡青紫，脉微欲绝	肺气欲绝，心肾阳衰	益气养阴，回阳固脱	生脉散合四逆汤加减

续表

证型	证候	病机概要	治法	代表方剂
正虚邪恋证	干咳少痰，咳嗽声低，气短神疲，身热，手足心热，自汗或盗汗，心胸烦闷，口渴欲饮或虚烦不眠，舌红，苔薄黄，脉细数	肺阴亏虚，虚热内灼，肺失润降	益气养阴，润肺化痰	竹叶石膏汤加减

考点6 ★★★　肺结核

1. 诊断　具有以下几种情况时，应考虑有肺结核的可能，并进一步检查以确诊：

（1）有与排菌肺结核患者密切接触史。

（2）起病隐匿、病程迁延，或呼吸道感染抗炎治疗无效或效果不显著。

（3）长期低热。

（4）咯血或痰中带血。

（5）肺部听诊锁骨上下及肩胛间区闻及湿啰音或局限性哮鸣音。

（6）存在结核病好发危险因素。

（7）出现结节性红斑、疱疹性角膜炎、"风湿性"关节炎等过敏反应表现。

（8）既往有淋巴结结核等肺外结核病史。

2. 鉴别诊断

（1）肺癌　肺癌多见于中老年嗜烟男性，常无明显毒性症状，多有刺激性咳嗽、痰中带血、胸痛及进行性消瘦。X线胸片示癌肿呈分叶状，病灶边缘常有切迹、毛刺，结合胸部CT扫描、痰结核菌、脱落细胞检查及通过纤维支气管镜检查及活检等，常能及时鉴别，肺癌与肺结核并存时应注意发现。

（2）肺炎　干酪样肺炎易被误诊为肺炎球菌肺炎。典型肺炎球菌肺炎起病急骤、高热、寒战、胸痛伴气急，咯铁锈色痰，X线征象病变常局限于一叶，抗生素治疗有效，干酪样肺炎则多有结核中毒症状，起病较慢，咯黄色黏液痰，X线征象病变多位于右上叶，可波及右上叶尖、后段，呈云絮状、密度不均，可出现虫蚀样空洞，抗结核治疗有效，痰中易找到结核菌。

（3）肺脓肿　肺脓肿空洞与肺结核空洞易混淆，需鉴别，肺脓肿起病较急，高热，大量脓痰，痰中无结核菌，但有多种其他细菌，血白细胞总数及嗜中性粒细胞增多，抗生素治疗有效。空洞多见于肺下叶，洞内常有液平面，周围有炎性浸润，而肺结核空洞则多发生在肺上叶，空洞壁较薄，洞内很少有液平面。此外，纤维空洞性肺结核合并感染时易与慢性肺脓肿混淆，但后者痰结核菌阴性。

（4）支气管扩张症　支气管扩张症有慢性咳嗽、咯痰及反复咯血史，但痰结核菌阴性，X线胸片多无异常发现，或仅见局部肺纹理增粗或卷发状阴影，CT 有助确诊。

3. 中医辨证论治

证型	证候	病机概要	治法	代表方剂
肺阴亏损证	干咳，咳声短促，咯少量白黏痰，或痰中有血丝或血点，色鲜红，胸部隐隐闷痛，低热，午后手足心热，皮肤干灼，口咽干燥，少量盗汗，舌边尖红，无苔或少苔，脉细数	阴虚肺燥，肺失滋润，肺伤络损	滋阴润肺	月华丸加减
阴虚火旺证	咳呛气急，痰少黏稠或吐少量黄痰，时时咯血，血色鲜红，午后潮热，五心烦热，骨蒸颧红，盗汗量多，心烦失眠，性急善怒，胁肋掣痛，男子梦遗失精，女子月经不调，形体日渐消瘦，舌红绛而干，苔黄或剥，脉细数	肺肾阴伤，水亏火旺，燥热内灼，络损血溢	滋阴降火	百合固金汤合秦艽鳖甲散加减
气阴耗伤证	咳嗽无力，气短声低，咳痰清稀色白，量较多，偶或带血，或咯血，血色淡红，午后潮热，伴有畏风怕冷，自汗与盗汗并见，纳少神疲，便溏，面色㿠白，舌质光淡，边有齿印，苔薄，脉细弱而数	阴伤气耗，肺脾两虚，肺气不清，脾虚不健	益气养阴	保真汤加减

证型	证候	病机概要	治法	代表方剂
阴阳两虚证	咳逆喘息少气，喘促气短，动则尤甚，咯痰色白，或夹血丝，血色暗淡，潮热，自汗，盗汗，声嘶或失音，面浮肢肿，心慌，唇紫肢冷，形寒或见五更泄泻，口舌生糜，大肉尽脱，男子滑精、阳痿，女子经少、经闭，舌质光淡隐紫少津，脉微细而数，或虚大无力。	阴伤及阳，精气虚竭，肺、脾、肾三脏俱损	滋阴补阳	补天大造丸加减

考点7★★　原发性支气管肺癌

1. **诊断**　对于下列情况之一的人群（特别是40岁以上男性长期或重度吸烟者）应提高警惕，及时进行排癌检查。

（1）刺激性咳嗽2～3周而抗感染、镇咳治疗无效。

（2）原有慢性呼吸道疾病，近来咳嗽性质改变者。

（3）近2～3个月持续痰中带血而无其他原因可以解释者。

（4）同一部位、反复发作的肺炎。

（5）原因不明的肺脓肿，无毒性症状，无大量脓痰，无异物吸入史，且抗感染治疗疗效不佳者。

（6）原因不明的四肢关节疼痛及杵状指（趾）。

（7）X线显示局限性肺气肿或段、叶性肺不张。

（8）肺部孤立性圆形病灶和单侧性肺门阴影增大者。

（9）原有肺结核病灶已稳定，而其他部位又出现新增大的病灶者。

（10）无中毒症状的、血性、进行性增多的胸腔积液者等。

2. 鉴别诊断

（1）肺结核

1）结核球：需与周围型肺癌相鉴别。结核球多见于年轻患者，可有反复血痰史，病灶多位于上叶后段和下叶背段的结核好发部位，边界清楚，边缘光滑无毛刺，偶见分叶，可有包膜，密度高，可有钙化点，周围有结核病灶，如有空洞形成，多为中心性薄壁空洞，洞壁规则，直径很少超过3cm。

2）肺门淋巴结结核：易与中央型肺癌相混淆。肺门淋巴结结核多见于儿童或老年人，有结核中毒症状，结核菌素试验多呈强阳性，抗结核治疗有效，影像学检查有助于鉴别诊断。

3）急性粟粒型肺结核：应与弥漫性细支气管－肺泡癌相鉴别。粟粒型肺结核表现为病灶大小相等、分布均匀的粟粒样结节，常伴有全身中毒症状，抗结核治疗有效。肺泡癌多为大小不等、分布不均的结节状播散病灶，一般无发热，可从痰中查找癌细胞，也可以进行结核菌素试验加以鉴别。

（2）肺炎　肺癌阻塞性肺炎表现常与肺炎相似。肺炎起病急骤，先有寒战、高热等毒血症状，然后出现呼吸道症状，X线为云絮影，不呈段叶分布，无支气管阻塞，少见肺不张，经抗感染治疗病灶吸收迅速而完全。癌性阻塞性肺炎呈段或叶分布，常有肺不张，吸收缓慢，炎症吸收后可见块状影，可通过纤维支气管镜检查和痰脱落细胞学等检查加以鉴别。

3. 中医辨证论治

证型	证候	病机概要	治法	代表方剂
气滞血瘀证	咳嗽不畅，咯痰不爽，胸胁胀痛或刺痛，面青唇暗，大便秘结，舌质暗紫或有瘀斑，脉弦或涩	气机不利，血行不畅，瘀阻脉络	活血散瘀，行气化滞	血府逐瘀汤加减
痰湿毒蕴证	咳嗽，痰多，气憋胸闷，或胸胁疼痛，纳差便溏，身热尿黄，舌质暗或有瘀斑，苔厚腻，脉滑数	痰浊内聚，肺气宣降失常，痰阻气滞	祛湿化痰，清热解毒	导痰汤加减
阴虚毒热证	咳嗽，无痰或少痰，或有痰中带血，甚则咯血不止，心烦，少寐，手足心热，或低热盗汗，或邪热炽盛，羁留不退，口渴，大便秘结，舌质红，苔薄黄，脉细数或数大	阴液内耗，致肺阴不足，气随阴亏，而致痰湿瘀血凝结	养阴清热，解毒散结	沙参麦冬汤合五味消毒饮加减

续表

证型	证候	病机概要	治法	代表方剂
气阴两虚证	咳嗽无力，有痰或无痰，痰中带血，神疲乏力，时有心悸，汗出气短，口干，发热或午后潮热，手足心热，纳呆脘胀，便干或稀，舌质红苔薄，或舌质胖嫩有齿痕，脉细数无力	肺气虚弱，肺阴亏损，外邪乘虚而入，气机不畅，致气滞血瘀	益气养阴，化痰散结	沙参麦冬汤加减

考点8 ★★★ 慢性呼吸衰竭

1.诊断

（1）病史 有慢性支气管及肺部疾病或其他导致呼吸功能障碍的原发疾病，近期内有促使肺功能恶化的诱因。

（2）临床表现 有缺氧和二氧化碳潴留的症状和体征。

（3）血气分析

1）Ⅰ型呼吸衰竭为海平面平静呼吸空气的条件下 $PaCO_2$ 正常或下降，$PaO_2 < 60mmHg$。

2）Ⅱ型呼吸衰竭为海平面平静呼吸空气的条件下 $PaCO_2 > 50mmHg$，$PaO_2 < 60mmHg$。

2.鉴别诊断 本病应与肺不张、自发性气胸、哮喘持续状态、上呼吸气道阻塞、急性肺栓塞、脑血管意外和心源性肺水肿鉴别。通过询问病史、体检和胸部X线检查等可做出鉴别。心源性肺水

肿患者卧床时呼吸困难加重，咳粉红色泡沫样痰，双肺底有湿啰音，强心、利尿等药物治疗效果较好，若有困难，可通过测定 PAWP、超声心动图检查来鉴别。

3. 中医辨证论治

证型	证候	病机概要	治法	代表方剂
痰浊阻肺证	呼吸急促，喉中痰鸣，痰涎黏稠，不易咯出，胸中窒闷，面色暗红或青紫，唇舌紫暗，苔白或白腻，脉滑数	中阳不运，积湿生痰，痰浊壅肺，肺失肃降	化痰降气，活血化瘀	二陈汤合三子养亲汤加减
肺肾气虚证	呼吸短浅难续，甚则张口抬肩，不能平卧，胸满气短，心悸，咳嗽，痰白如沫，咯吐不利，形寒汗出，舌淡或暗紫，苔白润，脉沉细无力或结代	久病咳喘，耗伤肺气，病久及肾，肾失摄纳	补益肺肾，纳气平喘	补肺汤合参蛤散加减
脾肾阳虚证	咳喘，心悸怔忡，不能平卧，动则尤甚，腹部胀满，浮肿，肢冷尿少，面青唇绀，舌胖紫暗，苔白滑，脉沉细或结代	脾肾阳虚，温化无权	温肾健脾，化湿利水	真武汤合五苓散加减
痰蒙神窍证	呼吸急促，或伴痰鸣，神志恍惚，谵语，烦躁不安，嗜睡，甚则抽搐、昏迷，面暗紫，舌暗紫，苔白腻，脉滑数	痰浊上蒙心神，神明失司	涤痰开窍，息风止痉	涤痰汤、安宫牛黄丸、至宝丹

续表

证型	证候	病机概要	治法	代表方剂
阳微欲脱证	喘逆剧甚，张口抬肩，鼻翼扇动，面色苍白，冷汗淋漓，四肢厥冷，烦躁不安，面色紫暗，舌紫暗，脉沉细无力或脉微欲绝	阴寒极盛，阳气欲脱	益气温阳，固脱救逆	独参汤灌服，同时用参麦注射液或参附注射液静脉滴注

考点9 ★★★　急性心力衰竭

1. **诊断**　根据基础心血管疾病、诱因、典型临床表现（病史、症状和体征）以及各种检查（心电图、胸部 X 线检查、超声心动图和 BNP、NT-proBNP）做出急性心衰的诊断，并进行临床评估，包括病情的分级、严重程度和预后等。

（1）**急性左心衰竭**　常见临床表现是急性左心衰竭所致的呼吸困难，系由肺淤血所致，严重患者可出现急性肺水肿和心源性休克，BNP 和 NT-proBNP 作为心衰的生物标志物，对急性左心衰竭诊断和鉴别诊断有肯定价值，对患者的危险分层和预后评估有一定的临床价值。

（2）**急性右心衰竭**　主要常见病因为右心室梗死和急性大块肺栓塞。根据病史、临床表现，如突发的呼吸困难、低血压、颈静脉怒张等，结合心电图和超声心动图检查，可以做出诊断。

2. 中医辨证论治

证型	证候	病机概要	治法	代表方剂
血瘀水阻证	心悸气短，活动后加重，下肢水肿，口唇青紫，胁下痞块，舌紫暗，苔薄腻，脉沉涩或结代	血瘀水阻，心脉痹阻	化瘀利水	血府逐瘀汤合五苓散加减
阳气虚脱证	心悸喘促，不能平卧，甚则张口抬肩，烦躁不安，面色青灰，四肢厥冷，昏厥谵妄，舌质紫暗，脉沉细欲绝	气损及阳，阳气欲脱	回阳救逆，益气固脱	参附汤加减
气阴两虚证	心悸喘促，动则加重，甚则倚息不得卧，疲乏无力，头晕，自汗盗汗，五心烦热，失眠多梦，口燥咽干，舌红，脉细数	心气不足，阴血亏耗，气阴两虚	益气养阴	生脉散合炙甘草汤加减
水饮凌心证	心悸气短，咳嗽而喘，咳白痰或泡沫样痰，尿少浮肿，舌质暗，苔白滑，脉滑数	脾肾阳虚，水饮内停，上凌于心，扰乱心神	利水化饮	苓桂术甘汤加减

考点 10 ★★★　慢性心力衰竭

1. 诊断

（1）Framingham 标准（1971）

1）主要标准：阵发性夜间呼吸困难、颈静脉怒张、肺部啰音、心脏扩大、急性肺水肿、第三心音奔马律、肝 – 颈静脉回流征阳性等。

2）次要标准：踝部水肿、夜间咳嗽、活动后呼吸困难、肝肿大、胸腔积液、肺活量降低至最大肺活量的 1/3、心动过速（＞ 120 次 / 分）等。

同时存在两个主项或 1 个主项加 2 个次项即可诊断。

（2）ESC 心力衰竭工作定义（2008）

1）CHF 的症状：静息或活动时气急和（或）乏力。

2）水液潴留的体征：包括肺底湿啰音、胸腔积液、颈静脉怒张、踝部水肿、肝脏肿大等。

3）静息时心脏结构或功能异常的客观证据：包括心脏增大、第三心音、心脏杂音、超声心动图异常、BNP 增高等。

以上 3 项每项同时存在 1 种或 1 种以上证据。

（3）射血分数正常的心力衰竭（HFNEF）的诊断（中国专家共识，2009）

符合下列条件可做出诊断：

1）有充血性心力衰竭的体征或症状，并排除心脏瓣膜病、缩窄性心包炎和其他非心脏疾病。

2）左心室收缩功能正常或轻度异常（LVEF ＞ 45% 和左心室舒张末期容积指数 ＜ 97mL/m^2）。

3）左心室舒张功能异常即左室充盈压升高的证据。

（4）诊断 CHF 的主要根据　详细病史和体格检查，胸片、心电图和超声心动图是关键的辅助检查。当患者发生呼吸困难，不能排除 CHF 时，应测定 BNP 或 NT-proBNP，但最终诊断须结合所

有临床资料。（2009，ACCF/AHA）

2. 鉴别诊断

（1）左心衰鉴别诊断　主要针对呼吸困难和咳嗽、咯血进行病因鉴别。

1）呼吸困难

①肺源性呼吸困难：呼吸困难因左心衰者多有左心功能受损的基础疾病（如高血压、慢性心瓣膜病、冠心病或心肌病等），而肺源性呼吸困难则多有肺、支气管等基础病变，左心衰呼吸困难常因体位抬高而改善，而大部分肺源性呼吸困难常因静息平卧而减轻。

②支气管哮喘：除基础疾病不同外，后者多见于青少年有过敏史，气道阻力反应性增高。心源性哮喘者发作时必须坐起，重症者肺部有干湿啰音，甚至咳粉红色泡沫痰，而后者发作时双肺可闻及典型哮鸣音，咳出白色黏痰后呼吸困难常可缓解，测定血浆 BNP 水平对鉴别心源性和支气管性哮喘有较重要的参考价值。

③急性肺源性心脏病（肺动脉栓塞）、急性呼吸窘迫综合征、主动脉夹层、心包压塞、心包缩窄等：其中，急性大块肺栓塞表现为突发呼吸困难、剧烈胸痛、有濒死感，还有咳嗽、咯血痰、明显发绀、皮肤湿冷、休克和晕厥，伴颈静脉怒张、肝肿大、肺梗死区呼吸音减弱、肺动脉瓣区杂音等，血气分析、D-D 二聚体、胸部螺旋 CT

等检查有助鉴别。

2）咳嗽、咯血：主要和肺结核、肺癌、支气管扩张等慢性咳嗽、咯血性疾病进行鉴别，鉴别点包括基础疾病、体征和相关实验室检查。

（2）右心衰鉴别诊断　主要针对水肿、肝肿大等进行病因鉴别诊断。

1）水肿：水肿可见于心脏病、肾脏病、肝脏病及营养不良等多种疾病，除基础病因不同外，水肿也各有特点。心源性水肿常始于身体的低垂部位，称为"下垂性水肿"，并伴有颈静脉怒张、肝－颈静脉回流征阳性等上腔静脉回流受阻的体征，肾性水肿则首先出现于皮下的疏松组织，如眼睑等处，肝病性水肿突出的表现为腹水，营养不良性水肿则常伴有低白蛋白血症等。

2）肝肿大、肝硬化

①肝脏本身病变引起的肝肿大：后者主要见于胆汁淤积、血吸虫肝病、肝癌等，而肝炎后肝硬化常伴有肝脏缩小，均有相应病史和相关体征，并且无肝－颈静脉回流征阳性。

②肝病性肝硬化：除基础心脏病病史和体征有助于鉴别外，非心源性肝硬化不会出现颈静脉怒张等上腔静脉回流受阻的体征。

③心包积液、缩窄性心包炎：由于上腔静脉回流受阻同样可以引起静脉怒张、肝大、下肢水肿等表现，应根据病史、心脏及其他心血管体征

进行鉴别，超声心动图检查可助鉴别。

3. 中医辨证论治

证型	证候	病机概要	治法	代表方剂
心肺气虚证	心悸，气短，肢倦乏力，动则加剧，神疲咳喘，面色苍白，舌淡或边有齿痕，脉沉细或虚数	心肺气虚，心脉运行不畅	补益心肺	养心汤合补肺汤加减
气阴亏虚证	心悸，气短，倦怠乏力，面色苍白，动则汗出，自汗或盗汗，头晕，面颧暗红，夜寐不安，口干，舌质红或淡红，苔薄白，脉细数无力，或结或代	心气不足，阴血亏耗，血行瘀滞	益气养阴	生脉散合酸枣仁汤加减
气虚血瘀证	心悸气短，胸胁满闷或作痛，胁下痞块或颈部青筋显露，面色晦暗，唇青甲紫，舌质紫暗或有瘀点，脉细涩或结、代	血行瘀滞，胸阳痹阻，心脉不畅	益气活血，疏肝通络	人参养荣汤合桃红四物汤加减
阳虚饮停证	心悸，喘息不能卧，颜面及肢体浮肿，或伴胸水、腹水，脘痞腹胀，形寒肢冷，大便溏泄，小便短少，舌淡胖或暗淡，苔白滑，脉沉细无力或结、代	脾肾阳虚，水饮内停，上凌于心，扰乱心神	益气温阳，蠲饮平喘	真武汤加减
心肾阳虚证	心悸，气短乏力，动则气喘，身寒肢冷，尿少浮肿，腹胀便溏，面颧暗红，舌质红少苔，脉细数无力或结代	阳气虚衰，胸阳不振，气机痹阻，血行瘀滞	温补心肾	桂枝甘草龙骨牡蛎汤合金匮肾气丸加减

续表

证型	证候	病机概要	治法	代表方剂
痰饮阻肺证	咳喘痰多，或发热形寒，倚息不得平卧，心悸气短、胸闷，动则尤甚，尿少肢肿，或静脉显露，舌淡或略青，舌苔白腻或黄腻，脉弦滑或滑数	痰浊盘踞，胸阳失展，气机痹阻，脉络阻滞	宣肺化痰，蠲饮平喘	三子养亲汤合真武汤加减

考点 11 ★★★　快速心律失常

1. 心电图辅助检查诊断

（1）期前收缩

1）房性期前收缩

①提早出现的 P′ 波，形态与窦性 P 波不同。

②P′–R 间期 > 0.12s。

③QRS 波群形态正常，亦可增宽（室内差异性传导）或未下传。

④代偿间歇不完全。

2）房室交界性期前收缩

①提前出现的 QRS 波群，而其前无相关 P 波，如有逆行 P 波，可出现在 QRS 波群之前、之中或之后。

②QRS 波群形态正常，也可因发生差异性传导而增宽。

③代偿间歇多完全。

3）室性期前收缩

①QRS波群提早出现，宽大、畸形或有切迹，时间达0.12s。

②T波亦宽大，其方向与QRS波群主波方向相反。

③代偿间歇完全。

（2）室上性心动过速

1）心率快而规则，阵发性室上性心动过速心率多在160～220次/分，非阵发性室上性心动过速心率在70～130次/分。

2）P波形态与窦性不同，出现在QRS波群之后则为房室交界性心动过速，当心率过快时，P波往往与前面的T波重叠，无法辨认，故统称为室上性心动过速。

3）QRS波群形态通常为室上型，亦可增宽、畸形（室内差异性传导、束支阻滞或预激综合征）。

4）ST-T波无变化，发作中也可以倒置（频率过快而引起的相对性心肌供血不足）。

（3）室性心动过速

1）3个或以上的室性期前收缩连发。

2）常没有P波或P波与QRS波群无固定关系，且P波频率比QRS波群频率缓慢。

3）频率多数为每分钟150～220次，室律略有不齐。

4）偶有心室夺获或室性融合波。

（4）房颤

1）P波消失，代之以大小不等、形态不同、间隔不等的f波，频率为350～600次/分。

2）QRS波群、T波形态为室上性，但QRS波群可增宽畸形（室内差异传导）。

3）大多数病例心室率快而不规则，多在每分钟160～180次。

4）当心室率极快而无法辨别f波时，主要根据心室率完全不规则及QRS波群与T波形状变异诊断。

2. 中医辨证论治

证型	证候	病机概要	治法	代表方剂
心神不宁证	心悸不宁，善惊易恐，坐卧不安，失眠多梦，舌苔薄白，脉象虚数或代结	气血亏损，心虚胆怯，心神失养，神摇不安	镇惊定志，养心安神	安神定志丸加减
气血不足证	心悸短气，活动尤甚，眩晕乏力，失眠健忘，纳呆食少，面色无华，舌质淡，苔薄白，脉细弱	心血亏耗，心失所养，心神不宁	补血养心，益气安神	归脾汤加减
阴虚火旺证	心悸不宁，心烦少寐，头晕目眩，手足心热，盗汗耳鸣，舌质红，苔少，脉细数	肝肾阴虚，水不济火，心火内动，扰动心神	滋阴清火，养心安神	天王补心丹加减
气阴两虚证	心悸短气，头晕乏力，胸痛胸闷，少气懒言，自汗盗汗，五心烦热，失眠多梦，舌质红，少苔，脉虚数	心气不足，阴血亏耗，血行瘀滞	益气养阴，养心安神	生脉散加减

证型	证候	病机概要	治法	代表方剂
痰火扰心证	心悸时发时止，胸闷烦躁，失眠多梦，口干口苦，大便秘结，小便黄赤，舌质红，舌苔黄腻，脉弦滑	痰浊停聚，郁久化火，痰火扰心，心神不安	清热化痰，宁心安神	黄连温胆汤加减
心脉瘀阻证	心悸不安，胸闷不舒，心痛时作，或见唇甲青紫，舌质紫暗，或有瘀斑，脉涩或结代	血瘀气滞，心脉瘀阻，心阳被遏，心失所养	活血化瘀，理气通络	桃仁红花煎加减
心阳不振证	心悸不安，胸闷气短，面色苍白，形寒肢冷，舌质淡白，脉虚弱	心阳虚衰，无以温养心神	温补心阳，安神定悸	参附汤合桂枝甘草龙骨牡蛎汤加减

考点 12 ★★★　房室传导阻滞

1. 心电图辅助检查诊断

（1）一度房室传导阻滞

1）窦性 P 波，每个 P 波后都有相应的 QRS 波群。

2）P-R 间期延长至 0.20s 以上。

（2）二度房室传导阻滞

1）二度 Ⅰ 型：P-R 间期逐渐延长，R-R 间期相应地逐渐缩短，直到 P 波后无 QRS 波群出现，如此周而复始。

2）二度 Ⅱ 型：P-R 间期固定（正常或延长），P 波突然不能下传而 QRS 波群脱漏。

（3）三度房室传导阻滞

1）窦性 P 波，P–P 间隔一般规则。

2）P 波与 QRS 波群无固定关系。

3）心房速率快于心室率。

4）心室率由交界区或心室自主起搏点维持。

2. 中医辨证论治

证型	证候	病机概要	治法	代表方剂
心阳不足证	心悸气短，动则加剧，汗出倦怠，面色苍白或形寒肢冷，舌淡苔白，脉虚弱或沉细而数	心阳虚衰，无以温养心神	温补心阳，通脉定悸	人参四逆汤合桂枝甘草龙骨牡蛎汤加减
心肾阳虚证	心悸气短，动则加剧，面色苍白，形寒肢冷，腰膝酸软，小便清长，下肢浮肿，舌质淡胖，脉沉迟	阳气虚衰，胸阳不振，气机痹阻，血行瘀滞	温补心肾，温阳利水	参附汤合真武汤加减
气阴两虚证	心悸气短，乏力，失眠多梦，自汗盗汗，五心烦热，舌质淡红少津，脉虚弱或结代	心气不足，阴血亏耗，血行瘀滞	益气养阴，养心通脉	炙甘草汤加减
痰浊阻滞证	心悸气短，心胸痞闷胀满，痰多，食少腹胀，或有恶心，舌苔白腻或滑腻，脉弦滑	痰浊盘踞，胸阳失展，气机痹阻，脉络阻滞	理气化痰，宁心通脉	涤痰汤加减
心脉痹阻证	心悸，胸闷憋气，心痛时作，舌质暗或瘀点、瘀斑，脉虚或结代	血行瘀滞，胸阳痹阻，心脉不畅	活血化瘀，理气通络	血府逐瘀汤加减

考点 13 ★★★　心绞痛

1. 诊断

（1）诊断要点　根据典型的发作特点和体征，结合存在的冠心病危险因素，除外其他原因所致的心绞痛，一般即可确立诊断。

（2）分型

1）稳定型心绞痛（稳定型劳力性心绞痛）。

2）不稳定型心绞痛，主要包括：

①初发劳力型心绞痛：病程在 2 个月内，新发生的心绞痛（从无心绞痛或有心绞痛病史，但在近半年内未发作过心绞痛）。

②恶化劳力型心绞痛：病情突然加重，表现为胸痛发作次数增加，持续时间延长，诱发心绞痛的活动阈值明显减低，硝酸甘油缓解症状的作用减弱，病程在 2 个月之内。

③静息心绞痛：心绞痛发生在休息或安静状态，发作持续时间相对较长，含硝酸甘油效果欠佳，病程在 1 个月内。

④梗死后心绞痛：指 AMI 发病 24 小时后至 1 个月内发生的心绞痛。

⑤变异型心绞痛：休息或一般活动时发生的心绞痛，发作时心电图显示 S-T 段暂时性抬高。

2. 鉴别诊断

（1）急性心肌梗死　疼痛部位与心绞痛相仿，

但性质更剧烈，持续时间多超过 30 分钟，可长达数小时，可伴有心律失常、心力衰竭或（和）休克，含用硝酸甘油多不能使之缓解。心电图中面向梗死部位的导联 S-T 段抬高和（或）同时有异常 Q 波，非 S-T 段抬高性心肌梗死则多表现为 S-T 段下移和（或）T 波改变，实验室检查示白细胞计数增高、红细胞沉降率增快、心肌坏死标记物（肌红蛋白、肌钙蛋白 I 或 T、CK-MB 等）增高。

（2）心脏神经症　隐痛或短暂刺痛、部位多变、胸痛多在活动后或劳累后出现，而非运动当时发生，多数做轻微体力活动可有所缓解，硝酸甘油治疗无效或 10 分钟后起效，常伴有其他神经衰弱症状，心脏检查均为阴性。

（3）肋间神经痛和肋软骨炎　常累及 1～2 个肋间、为刺痛或灼痛、多为持续性而非发作性、体位改变或牵扯可加重疼痛、沿神经走向有压痛。

3. 中医辨证论治

证型	证候	病机概要	治法	代表方剂
心血瘀阻证	胸痛较剧，如刺如绞，痛有定处，入夜加重，伴有胸闷，日久不愈，或因暴怒而致心胸剧痛，舌质紫暗，或有瘀斑，舌下络脉青紫迂曲，脉弦涩或结代	血行瘀滞，胸阳痹阻，心脉不畅	活血化瘀，通脉止痛	血府逐瘀汤加减

证型	证候	病机概要	治法	代表方剂
痰浊内阻证	胸闷痛如窒，气短痰多，肢体沉重，形体肥胖，纳呆恶心，舌苔浊腻，脉滑	痰浊盘踞，胸阳失展，气机痹阻，脉络阻滞	通阳泄浊，豁痰开痹	瓜蒌薤白半夏汤合涤痰汤
阴寒凝滞证	猝然胸痛如绞，感寒痛甚，形寒，冷汗自出，心悸短气，舌质淡红，苔白，脉沉细或沉紧	素体阳虚，阴寒凝滞，气血痹阻，心阳不振	辛温通阳，开痹散寒	枳实薤白桂枝汤合当归四逆汤加减
气虚血瘀证	胸痛隐隐，遇劳则发，神疲乏力，气短懒言，心悸自汗，舌质淡暗，舌胖有齿痕，苔薄白，脉缓弱无力或结代	血行瘀滞，胸阳痹阻，心脉不畅	益气活血，通脉止痛	补阳还五汤加减
气阴两虚证	胸闷隐痛，时作时止，心悸气短，倦怠懒言，头晕目眩，心烦多梦，或手足心热，舌红少津，脉细弱或结代	心气不足，阴血亏耗，血行瘀滞	益气养阴，活血通络	生脉散合炙甘草汤加减
心肾阴虚证	胸闷痛，心悸盗汗，虚烦不寐，腰膝酸软，头晕耳鸣，舌红少苔，脉沉细数	水不济火，虚热内灼，心失所养，血脉不畅	滋阴益肾，养心安神	左归丸加减

续表

证型	证候	病机概要	治法	代表方剂
心肾阳虚证	心悸而痛，胸闷气短，甚则胸痛彻背，心悸汗出，畏寒，肢冷，下肢浮肿，腰酸无力，面色苍白，唇甲淡白或青紫，舌淡白或紫暗，脉沉细或沉微欲绝	阳气虚衰，胸阳不振，气机痹阻，血行瘀滞	益气壮阳，温络止痛	参附汤合右归丸加减

考点 14 ★★★　心肌梗死

1. 诊断　具备下列 3 条标准中的 2 条：①缺血性胸痛的临床病史。②心电图的动态演变。③血清心肌坏死标记物浓度的动态改变。

2. 鉴别诊断

（1）**心绞痛**　发作持续时间一般在 15 分钟以内，不伴恶心、呕吐、休克、心衰和严重心律失常，不伴血清酶增高，心电图无变化或有 S-T 段暂时性压低或抬高。

（2）**急性肺动脉栓塞**　可发生胸痛、咯血、呼吸困难和休克，心电图示 I 导联 S 波加深，III 导联 Q 波显著、T 波倒置，肺动脉造影可确诊。

（3）**急腹症**　急性胰腺炎、消化性溃疡穿孔、急性胆囊炎、胆石症等，均有上腹部疼痛，可能伴休克，仔细询问病史，进行体格检查、心电图检查、血清心肌酶和肌钙蛋白测定可协助鉴别。

（4）**急性心包炎**　可有较剧烈而持久的心前

区疼痛，但心包炎的疼痛与发热同时出现，呼吸和咳嗽时加重，早期即有心包摩擦音，后者和疼痛在心包腔出现渗液时均消失。心电图除 aVR 外，其余导联均有 S–T 段弓背向下的抬高，T 波倒置，无异常 Q 波出现。

3. 中医辨证论治

证型	证候	病机概要	治法	代表方剂
气滞血瘀证	胸中痛甚，胸闷气促，烦躁易怒，心悸不宁，脘腹胀满，唇甲青暗，舌质紫暗或有瘀斑，脉沉弦涩或结代	肝失疏泄，气机郁滞，心脉不和	活血化瘀，通络止痛	血府逐瘀汤加减
寒凝心脉证	胸痛彻背，心痛如绞，胸闷憋气，形寒畏冷，四肢不温，冷汗自出，心悸短气，舌质紫暗，苔薄白，脉沉细或沉紧	素体阳虚，阴寒凝滞，气血痹阻，心阳不振	散寒宣痹，芳温通阳	当归四逆汤合苏合香丸加减
痰瘀互结证	胸痛剧烈，如割如刺，胸闷如窒，气短痰多，心悸不宁，腹胀纳呆，恶心呕吐，舌苔浊腻，脉滑	痰浊盘踞，胸阳失展，气机痹阻，脉络阻滞	豁痰活血，理气止痛	瓜蒌薤白半夏汤合桃红四物汤加减
气虚血瘀证	胸闷心痛，动则加重，神疲乏力，气短懒言，心悸自汗，舌体胖大有齿痕，舌质暗淡，苔薄白，脉细弱无力或结代	血行瘀滞，胸阳痹阻，心脉不畅	益气活血，祛瘀止痛	补阳还五汤加减

续表

证型	证候	病机概要	治法	代表方剂
气阴两虚证	胸闷心痛，心悸不宁，气短乏力，心烦少寐，自汗盗汗，口干耳鸣，腰膝酸软，舌红，苔少或剥脱，脉细数或结代	心气不足，阴血亏耗，血行瘀滞	益气滋阴，通脉止痛	生脉散合左归饮加减
阳虚水泛证	胸痛胸闷，喘促心悸，气短乏力，畏寒肢冷，腰部、下肢浮肿，面色苍白，唇甲淡白或紫绀，舌淡胖或紫暗，苔水滑，脉沉细	脾肾阳虚，水饮内停，上凌于心	温阳利水，通脉止痛	真武汤合葶苈大枣泻肺汤加减
心阳欲脱证	胸闷憋气，心痛频发，四肢厥逆，大汗淋漓，面色苍白，口唇发绀，手足青至节，虚烦不安，甚至神志淡漠或突然昏厥，舌质青紫，脉微欲绝	心气心阳耗损之极，出现心阳暴脱，阴阳离决	回阳救逆，益气固脱	参附龙牡汤加减

考点15 ★★★　高血压病

1. 诊断

（1）按血压水平分类

分类	收缩压（mmHg）		舒张压
正常血压	< 120	和	< 80
正常高值	120 ~ 139	和/或	80 ~ 89
高血压	≥ 140	和/或	≥ 90
1级高血压	140 ~ 159	和/或	90 ~ 99
2级高血压	160 ~ 179	和/或	100 ~ 109

续表

分类	收缩压（mmHg）		舒张压
3级高血压	≥ 180	和/或	≥ 110
单纯收缩期高血压	≥ 140	和	< 90

（2）按心血管风险分层　心血管风险分层，根据血压水平、心血管危险因素、靶器官损害、临床并发症和糖尿病情况，分为低危、中危、高危和很高危四个层次。3级高血压伴1项及以上危险因素，合并糖尿病，临床心、脑血管病或慢性肾脏疾病等并发症，属于心血管风险很高危人群。见下表：

其他危险因素和病史	血压		
	1级高血压	2级高血压	3级高血压
无	低危	中危	高危
1~2个其他危险因素	中危	中危	很高危
≥ 3个其他危险因素或靶器官损害	高危	高危	很高危
临床并发症或合并糖尿病	很高危	很高危	很高危

2. 鉴别诊断

（1）**肾性高血压**

1）肾实质病变

①急性肾小球肾炎：起病急骤，发病前 1 ~ 3 周多有链球菌感染史，有发热、水肿、血尿等表现。尿常规检查可见蛋白、红细胞和管型，血

压为一过性升高，青少年多见。

②慢性肾小球肾炎：由急性肾小球肾炎转变而来，或无明显急性肾炎史，而有反复浮肿、明显贫血、血浆蛋白低、氮质血症，蛋白尿出现早而持久，血压持续升高。

2）肾动脉狭窄：有类似恶性高血压的表现，药物治疗无效，一般可见舒张压中、重度升高，可在上腹部或背部肋脊角处闻及血管杂音，大剂量断层肾盂造影、放射性核素肾图及 B 超有助于诊断，肾动脉造影可明确诊断。

（2）内分泌疾病继发的高血压

1）嗜铬细胞瘤：可出现阵发性或持续性血压升高，阵发性血压升高时还可伴心动过速、出汗、头痛、面色苍白等症状，历时数分钟或数天，一般降压药无效。发作间隙血压正常。血压升高时测血或尿中儿茶酚胺及其代谢产物香草基杏仁酸（VMA）有助于诊断，超声、放射性核素及 CT、MRI 对肾脏部位检查可显示肿瘤部位而确诊。

2）原发性醛固酮增多症：女性多见，以长期高血压伴顽固性低血钾为特征，可有多饮、多尿、肌无力、周期性麻痹等，实验室检查有低血钾、高血钠、血浆肾素活性降低、血尿醛固酮增多、安体舒通试验阳性具有诊断价值。

3）库欣综合征：库欣综合征又称皮质醇增多症，患者除有高血压之外还有满月脸、水牛背、向心性肥胖、毛发增多、血糖升高等，诊断一般不难。24小时尿中17-羟类固醇、17-酮类固醇增多，地塞米松抑制试验或肾上腺素兴奋试验有助于诊断。

3. 中医辨证论治

证型	证候	病机概要	治法	代表方剂
肝阳上亢证	头晕头痛，口干口苦，面红目赤，烦躁易怒，大便秘结，小便黄赤，舌质红苔薄黄，脉弦细有力	肝阳风火，上扰清窍	平肝潜阳	天麻钩藤饮加减
痰湿内盛证	头晕头痛，头重如裹，困倦乏力，胸闷，腹胀痞满，少食多寐，呕吐痰涎，肢体沉重，舌胖苔腻，脉濡滑	痰浊中阻，上蒙清窍，清阳不升	祛痰降浊	半夏白术天麻汤加减
瘀血内停证	头痛经久不愈，固定不移，头晕阵作，偏身麻木，胸闷，时有心前区痛，口唇发绀，舌紫，脉弦细涩	瘀血阻窍，络脉滞涩，不通则痛	活血化瘀	血府逐瘀汤加减
肝肾阴虚证	头晕耳鸣，目涩，咽干，五心烦热，盗汗，不寐多梦，腰膝酸软，大便干涩，小便热赤，舌质红少苔，脉细数或细弦	肝肾同源，肾水匮乏，水不涵木，阳亢于上，清窍被扰	滋补肝肾，平潜肝阳	杞菊地黄丸加减
肾阳虚衰证	头晕眼花，头痛耳鸣，形寒肢冷，心悸气短，腰膝酸软，夜尿频多，大便溏薄，舌淡胖，脉沉弱	肾阳虚衰，髓海失于涵养	温补肾阳	济生肾气丸加减

考点 16 ★★★　　急性胃炎

1. 诊断　确诊有赖于内镜检查（内镜检查宜在出血发生后 24 ～ 48 小时内进行），有近期服用 NSAID 史、严重疾病状态或大量饮酒者，如发生呕血或黑便，应考虑急性糜烂出血性胃炎的可能。

2. 鉴别诊断

（1）**急性胆囊炎**　突发右上腹阵发性绞痛，常在饱餐、进油腻食物后或夜间发作，右上腹压痛、反跳痛及肌紧张，墨菲征阳性，轻度白细胞升高，血清转氨酶、胆红素等升高。

（2）**急性胰腺炎**　剧烈而持续的上腹痛、恶心、呕吐，腹部压痛、肌紧张、肠鸣音减弱或消失，血清淀粉酶活性增高。

3. 中医辨证论治

证型	证候	病机概要	治法	代表方剂
寒邪客胃证	胃脘暴痛，遇冷痛剧，得热痛减，喜热饮食，脘腹胀满，舌淡苔白，脉弦紧迟	寒凝胃脘，气机阻滞，不通则痛	温中散寒，和胃止痛	香苏散合良附丸加减
脾胃湿热证	胃痛灼热，胸脘痞满，头身重着，口苦口黏，饮食呆满，肛门灼热，大便不爽，舌苔厚腻，脉象弦滑	湿热蕴结，胃气痞阻，不通则痛	清化湿热，理气止痛	清中汤加减

证型	证候	病机概要	治法	代表方剂
食积气滞证	伤食胃痛，饱胀拒按，嗳腐酸臭，厌恶饮食，恶心欲吐，吐后症轻，舌苔厚腻，脉象弦滑	饮食不节，损伤脾胃，胃失和降，不通则痛	消食导滞，调理气机	保和丸加减
肝气犯胃证	胃脘痞闷，胃部胀痛，痛窜胁背，气怒痛重，嗳气呕吐，嘈杂吐酸，舌苔薄白，脉弦	肝气郁结，横逆犯胃，胃气阻滞	疏肝和胃，理气止痛	柴胡疏肝散加减
胃络瘀阻证	胃脘疼痛如针刺，痛有定处，拒按，入夜尤甚，舌暗红或有瘀斑，脉弦涩	瘀停胃络，脉络壅滞，不通则痛	活血通络，理气止痛	失笑散合丹参饮加减
脾胃虚寒证	胃脘隐痛，喜按喜暖，纳少便溏，倦怠乏力，遇冷痛重，得暖痛减，口淡流涎，舌淡苔白，脉细弦紧	脾虚胃寒，失于温养，不荣则痛	温补脾胃，散寒止痛	黄芪建中汤加减
胃阴不足证	胃热隐痛，口舌干燥，五心烦热，渴欲含漱，嘈杂干呕，大便干燥，舌红无苔，舌有裂纹、少津，脉细数	胃痛日久，郁热伤阴，胃失濡养，不荣则痛	养阴益胃，和中止痛	一贯煎合芍药甘草汤加减

考点 17 ★★★　慢性胃炎

1. **诊断**　确诊必须依靠胃镜检查及胃黏膜活组织病理学检查。幽门螺杆菌检测有助于病因诊断。怀疑自身免疫性胃炎应检测相关自身抗体及血清胃泌素。

2. 鉴别诊断

（1）消化性溃疡 一般表现为发作性上腹疼痛，有周期性和节律性，好发于秋冬和冬春之交，钡餐造影可发现龛影或间接征象，胃镜检查可见黏膜溃疡。

（2）慢性胆囊炎 表现为反复发作右上腹隐痛，进食油脂食物常加重，B超可见胆囊炎性改变，静脉胆道造影时胆囊显影淡薄或不显影，多合并胆囊结石。

（3）功能性消化不良 表现多样，可有上腹胀满、疼痛，食欲不佳等，胃镜检查无明显胃黏膜病变或仅有轻度炎症，吞钡试验可见胃排空减慢。

（4）胃神经症 多见于年轻妇女，常伴有神经官能症的全身症状，上腹胀痛症状使用一般对症药物多不能缓解，予以心理治疗或服用镇静剂有时可获疗效，胃镜检查多无阳性发现。

3. 中医辨证论治

证型	证候	病机概要	治法	代表方剂
肝胃不和证	胃脘胀痛或痛窜两胁，每因情志不舒而病情加重，得嗳气或矢气后稍缓，嗳气频频，嘈杂泛酸，舌质淡红，苔薄白，脉弦	肝气郁结，横逆犯胃，胃气阻滞，不通则痛	疏肝理气，和胃止痛	柴胡疏肝散加减

证型	证候	病机概要	治法	代表方剂
脾胃虚弱证	胃脘隐痛，喜温喜按，食后胀满痞闷，纳呆，便溏，神疲乏力，舌质淡红，苔薄白，脉沉细	脾虚胃寒，失于温养，不荣则痛	健脾益气，温中和胃	四君子汤加减
脾胃湿热证	胃脘灼热胀痛，嘈杂，脘腹痞闷，口干口苦，渴不欲饮，身重肢倦，尿黄，舌质红，苔黄腻，脉滑	湿热蕴结，胃气痞阻，不通则痛	清利湿热，醒脾化浊	三仁汤加减
胃阴不足证	胃脘隐隐作痛，嘈杂，口干咽燥，五心烦热，大便干结，舌红少津，脉细	胃阴亏耗，胃失濡养，不荣则痛	养阴益胃，和中止痛	益胃汤加减
胃络瘀血证	胃脘疼痛如针刺，痛有定处，拒按，入夜尤甚，或有便血，舌暗红或紫暗，脉弦涩	瘀停胃络，脉络壅滞，不通则痛	化瘀通络，和胃止痛	失笑散合丹参饮加减

考点18 ★★★ 消化性溃疡

1. 诊断

（1）长期反复发生的周期性、节律性、慢性上腹部疼痛，应用制酸药物可缓解。

（2）上腹部可有局限深压痛。

（3）X线钡餐造影见溃疡龛影，有确诊价值。

（4）内镜检查见到活动期溃疡可确诊。

2. 鉴别诊断

（1）胃癌　一般多为持续疼痛，制酸药效果不佳，大便潜血试验持续阳性，X线、内镜和病理组织学检查对鉴别两者意义大。

（2）**胃泌素瘤** 其特点为多发性溃疡、不典型部位溃疡、难治、易穿孔、出血，血清胃泌素常＞500pg/mL，超声、CT等检查有助于病位诊断。

（3）**功能性消化不良** 多发于年轻女性，X线和胃镜检查正常或只有轻度胃炎，胃排空试验可见胃蠕动下降。

（4）**慢性胆囊炎和胆石症** 疼痛位于右上腹，多在进食油腻后加重，并放射至背部，可伴发热、黄疸、墨菲征阳性，胆囊B超和逆行胆道造影有助于鉴别。

3. 中医辨证论治

证型	证候	病机概要	治法	代表方剂
肝胃不和证	胃脘胀痛，痛引两胁，情志不遂而诱发或加重，嗳气，泛酸，口苦，舌淡红，苔薄白，脉弦	肝气郁结，横逆犯胃，胃气阻滞，不通则痛	疏肝理气，健脾和胃	柴胡疏肝散合五磨饮子加减
脾胃虚寒证	胃痛隐隐，喜温喜按，畏寒肢冷，泛吐清水，腹胀便溏，舌淡胖边有齿痕，苔白，脉迟缓	脾虚胃寒，失于温养，不荣则痛	温中散寒，健脾和胃	黄芪建中汤加减
胃阴不足证	胃脘隐痛，似饥而不欲食，口干而不欲饮，纳差，干呕，手足心热，大便干，舌红少津少苔，脉细数	胃阴亏耗，胃失濡养，不荣则痛	健脾养阴，益胃止痛	一贯煎合芍药甘草汤加减

证型	证候	病机概要	治法	代表方剂
肝胃郁热证	胃脘灼热疼痛，胸胁胀满，泛酸，口苦口干，烦躁易怒，大便秘结，舌红，苔黄，脉弦数	湿热蕴结，胃气痞阻，不通则痛	清胃泄热，疏肝理气	化肝煎合左金丸加减
胃络瘀阻证	胃痛如刺，痛处固定，肢冷，汗出，有呕血或黑便，舌质紫暗，或有瘀斑，脉涩	瘀停胃络，脉络壅滞，不通则痛	活血化瘀，通络和胃	活络效灵丹合丹参饮加减

考点 19 ★★　上消化道出血（2016 年新增考点）

1. 诊断

（1）上消化道出血诊断的确立　根据呕血、黑便和失血性周围循环衰竭的典型临床表现，呕吐物或黑粪潜血试验呈强阳性，血红蛋白浓度、红细胞计数及血细胞比容下降的实验室证据，排除消化道以外的出血因素，即可确立诊断。单纯便血者要判断上消化道还是下消化道出血。

（2）出血严重程度的估计和周围循环状态的判断　成人每日消化道出血＞5mL 即可出现粪便潜血试验阳性，每日出血量 50 ~ 100mL 可出现黑便，胃内蓄积血量在 250 ~ 300mL 可引起呕血，一次出血量＜400mL 时，一般不出现全身症状，出血量超过 400 ~ 500mL，可出现乏力、心慌等全身症状，短时间内出血量超过 1000mL，可出现周围循环衰竭表现。

2. 出血病因鉴别诊断

（1）慢性、周期性、节律性上腹痛多提示消化性溃疡，特别是出血前疼痛加重，出血后减轻或缓解。

（2）服用非甾体抗炎药等损伤胃黏膜的药物或应激状态，可能为急性糜烂出血性胃炎。

（3）有病毒性肝炎、血吸虫病病史或酗酒史，并有肝病与门静脉高压的临床表现者，可能是食管、胃底静脉曲张破裂出血。

（4）中年以上患者近期出现上腹痛，伴有厌食、消瘦者，警惕胃癌。

（5）肝功能试验结果异常、血常规白细胞及血小板减少等有助于肝硬化的诊断。

3. 中医辨证论治

证型	证候	病机概要	治法	代表方剂
胃中积热证	吐血紫暗或咖啡色，甚则鲜红，常混有食物残渣，大便黑如漆，口干喜冷饮，胃脘胀闷灼痛，舌红苔黄，脉滑数	胃热内盛，热伤胃络，迫血妄行	清胃泻火，化瘀止血	泻心汤合十灰散加减
肝火犯胃证	吐血鲜红或紫暗，口苦目赤，胸胁胀痛，心烦易怒，或有黄疸，舌红苔黄，脉弦数	肝火横逆犯胃，胃络损伤	泄肝清胃，降逆止血	龙胆泻肝汤加减

证型	证候	病机概要	治法	代表方剂
脾不统血证	吐血暗淡，大便漆黑稀溏，面色苍白，头晕心悸，神疲乏力，纳少，舌淡红，苔薄白，脉细弱	脾气亏虚，统摄无能，血液外溢	益气健脾，养血止血	归脾汤加减
气随血脱证	吐血倾盆盈碗，甚则紫暗，面色苍白，大汗淋漓，四肢厥冷，眩晕心悸，烦躁口干，神志恍惚，昏迷，舌淡红，脉细数无力或微细	大量失血，气随血去，中气亏虚，气不摄血，血溢胃肠	益气摄血，回阳固脱	独参汤或四味回阳饮加减

考点20 ★★★ 胃癌

1.**诊断** 凡有下列情况者，应高度警惕并及时进行胃肠钡餐 X 线检查、胃镜和活组织病理检查，以明确诊断。

（1）40 岁以后开始出现中上腹不适或疼痛，无明显节律性并伴明显食欲不振和消瘦者。

（2）胃溃疡患者，经严格内科治疗而症状仍无好转者。

（3）慢性萎缩性胃炎伴有肠上皮化生及轻度不典型增生，经内科治疗无效者。

（4）X 线检查显示胃息肉＞2cm 者。

（5）中年以上患者，出现不明原因贫血、消瘦和粪便潜血持续阳性者。

（6）胃大部切除术后 10 年以上者。

2. 鉴别诊断

（1）**胃溃疡** 长期反复发生的周期性、节律性慢性上腹部疼痛，应用制酸药物可缓解，X线钡餐造影见溃疡龛影，胃镜和活组织病理检查可鉴别。

（2）**慢性萎缩性胃炎** 患者有上腹饱胀不适、恶心、食欲不振等消化不良症状，但腹部无肿块，无淋巴结肿大，大便潜血试验阴性，依靠X线钡餐造影、胃镜和活组织病理检查可鉴别。

3. 中医辨证论治

证型	证候	病机概要	治法	代表方剂
痰气交阻证	胸膈或胃脘满闷作胀或痛，胃纳减退，厌食肉食，或有吞咽哽噎不顺，呕吐痰涎，苔白腻，脉弦滑	脾失健运，聚湿生痰，痰凝气阻血瘀	理气化痰，消食散结	海藻玉壶汤加减
肝胃不和证	胃脘痞满，时时作痛，窜及两胁，嗳气频繁或进食发噎，舌质红，苔薄白或薄黄，脉弦	肝气郁结，横逆犯胃，胃气阻滞	疏肝和胃，降逆止痛	柴胡疏肝散加减
脾胃虚寒证	胃脘隐痛，绵绵不断，喜按喜暖，食生冷痛剧，进热食则舒，时呕清水，大便溏薄，或朝食暮吐，暮食朝吐，面色无华，神疲肢凉，舌淡而胖，有齿痕，苔白滑润，脉沉细或沉缓	脾虚胃寒，失于温养	温中散寒，健脾益气	理中汤合四君子汤加减

证型	证候	病机概要	治法	代表方剂
胃热伤阴证	胃脘嘈杂灼热，痞满吞酸，食后痛胀，口干喜冷饮，五心烦热，便结尿赤，舌质红绛，舌苔黄糙或剥苔、无苔，脉细数	胃阴亏耗，胃失濡养	清热和胃，养阴润燥	玉女煎加减
瘀毒内阻证	脘痛剧烈或向后背放射，痛处固定、拒按，上腹肿块，肌肤甲错，眼眶呈暗黑，舌质紫暗或瘀斑，舌下脉络紫胀，脉弦涩	瘀停胃络，脉络壅滞	理气活血，软坚消积	膈下逐瘀汤加减
痰湿阻胃证	脘膈痞闷，呕吐痰涎，进食发噎不利，口淡纳呆，大便时结时溏，舌体胖大有齿痕，苔白厚腻，脉滑	痰湿蕴结，胃气痞阻	燥湿健脾，消痰和胃	开郁二陈汤加减
气血两虚证	神疲乏力，面色无华，少气懒言，动则气促、自汗，消瘦，舌苔薄白，舌质淡白，舌边有齿痕，脉沉细无力或虚大无力	正气不足，脾胃虚弱，气血亏虚，痰瘀互结而致	益气养血，健脾和营	八珍汤加减

考点 21 ★★★　溃疡性结肠炎

　　1. **诊断**　符合以下 3 条，可诊断为溃疡性结肠炎：

　　（1）具有持续或反复发作腹泻和黏液脓血便及腹痛，伴有（或不伴）不同程度全身症状。

　　（2）排除细菌性痢疾、阿米巴痢疾、慢性血吸虫病、肠结核等感染性肠炎及克罗恩病、缺血性肠炎、放射性肠炎等。

（3）具有结肠镜检查特征性改变中至少1项，以及黏膜活检，或具有X线钡剂灌肠检查征象中至少1项：

1）结肠镜检查特征

①黏膜血管纹理模糊、紊乱或消失，黏膜充血、水肿、易脆、出血和脓性分泌物附着，亦常见黏膜粗糙，呈细颗粒状。

②病变明显处可见弥漫性、多发性糜烂或溃疡。

③缓解期患者可见结肠袋囊变浅、变钝或消失，以及假息肉和桥形黏膜等。

2）钡剂灌肠检查征象

①黏膜粗乱和（或）颗粒样改变。

②肠管边缘呈锯齿状或毛刺样，肠壁有多发性小充盈缺损。

③肠管短缩，袋囊消失呈铅管样。

2. 鉴别诊断

（1）**慢性细菌性痢疾**　有急性菌痢病史，粪便分离出痢疾杆菌，结肠镜检查取黏液脓性分泌物培养的阳性率较高，抗菌药物治疗有效。

（2）**阿米巴肠炎**　主要侵及右侧结肠，也可累及左侧，结肠溃疡较深，边缘潜行，溃疡间结肠黏膜正常，粪便或结肠镜溃疡处取活检，可发现阿米巴的包囊或滋养体，抗阿米巴治疗有效。

（3）**大肠癌** 多见于中年之后，肛门指检可触及包块，纤维结肠镜检查、X线钡剂灌肠检查对鉴别有价值。

（4）**克罗恩病** 其与溃疡性结肠炎同属炎症性肠病，为一种慢性肉芽肿性炎症。病变可累及胃肠道各部位，而以末段回肠及其邻近结肠为主，多呈节段性、非对称性分布。临床主要表现为腹痛、腹泻、瘘管、肛门病变和不同程度的全身症状。

（5）**肠易激综合征** 粪便可有大量黏液，但无脓血。X线钡剂灌肠及结肠镜检查无器质性病变，常伴有神经官能症。

3. 中医辨证论治

证型	证候	病机概要	治法	代表方剂
湿热内蕴证	腹泻，脓血便，里急后重，腹痛灼热，发热，肛门灼热，溲赤，舌红苔黄腻，脉滑数或濡数	湿热壅滞，损伤脾胃，传化失常	清热利湿	白头翁汤加味
脾胃虚弱证	大便时溏时泻，迁延反复，粪便带有黏液或脓血，食少，腹胀，肢体倦怠，神疲懒言，舌质淡胖或边有齿痕，苔薄白，脉细弱或濡缓	脾虚失运，清浊不分	健脾渗湿	参苓白术散加减

续表

证型	证候	病机概要	治法	代表方剂
脾肾阳虚证	腹泻迁延日久，腹痛喜温喜按，腹胀，腰酸膝软，食少，形寒肢冷，神疲懒言，舌质淡，或有齿痕，苔白润，脉沉细或尺弱	命门火衰，脾失温煦	健脾温肾止泻	四神丸加味
肝郁脾虚证	腹泻前有情绪紧张或抑郁恼怒等诱因，腹痛即泻，泻后痛减，食少，胸胁胀痛，嗳气，神疲懒言，舌质淡，苔白，脉弦或弦细	肝气不舒，横逆犯脾，脾失健运	疏肝健脾	痛泻要方加味
阴血亏虚证	大便秘结或少量脓血便，腹痛隐隐，午后发热，盗汗，五心烦热，头晕眼花，舌红少苔，脉细数	湿热壅滞，日久化燥伤及阴血	滋阴养血，清热化湿	驻车丸加减
气滞血瘀证	腹痛，腹泻，泻下不爽，便血色紫暗，胸胁胀满，腹内包块，面色晦暗，肌肤甲错，舌紫或有瘀点，脉弦涩	脾胃虚弱，气滞不行，瘀血阻络	化瘀通络	膈下逐瘀汤加减

考点 22 ★　肝硬化

1.诊断

（1）病毒性肝炎或长期大量饮酒等病史。

（2）肝功能减退，门脉高压表现。

（3）肝功能试验异常和上述其他相关检查异常。

（4）B超或CT提示肝硬化，内镜发现食管静脉曲张。

（5）肝穿刺活检见假小叶形成是诊断本病的金标准。

2.鉴别诊断

（1）肝、脾肿大的鉴别　应与血液病、代谢性疾病的肝脾肿大鉴别，必要时进行肝脏活检。

（2）腹腔积液的鉴别　如结核性腹膜炎、慢性肾小球肾炎、缩窄性心包炎、腹内肿瘤、卵巢癌等。肝硬化腹腔积液为漏出液，合并自发性腹膜炎为渗出液，以中性粒细胞增多为主，结核性腹膜炎为渗出液，半腺苷脱氨酶增高，肿瘤性腹腔积液比重介于渗出液和漏出液之间，腹腔积液 LDH/ 血液 LDH ＞ 1，可找到肿瘤细胞。腹腔积液检查不能明确诊断时，可行腹腔镜检查，常有助鉴别。

3.中医辨证论治

证型	证候	病机概要	治法	代表方剂
气滞湿阻证	腹大胀满，按之软而不坚，胁下胀痛，饮食减少，食后胀甚，得嗳气或矢气稍减，小便短少，舌苔薄白腻，脉弦	肝失条达，气机郁滞，络脉失和	疏肝理气，健脾利湿	柴胡疏肝散合胃苓汤加减

续表

证型	证候	病机概要	治法	代表方剂
寒湿困脾证	腹大胀满，按之如囊裹水，甚则颜面微浮，下肢浮肿，怯寒懒动，精神困倦，脘腹痞胀，得热则舒，食少便溏，小便短少，舌苔白滑或白腻，脉缓或沉迟	脾阳不振，运化无权，土不制水	温中散寒，行气利水	实脾饮加减
湿热蕴脾证	腹大坚满，脘腹撑急，烦热口苦，渴不欲饮，或有面目肌肤发黄，小便短黄，大便秘结或溏滞不爽，舌红，苔黄腻或灰黑，脉弦滑数	湿热蕴结，肝胆失疏，络脉失和	清热利湿，攻下逐水	中满分消丸合茵陈蒿汤加减
肝脾血瘀证	腹大胀满，脉络怒张，胁腹刺痛，面色晦暗鼍黑，胁下痞块，面颈胸壁等处可见红点赤缕，手掌赤痕，口干不欲饮，或大便色黑，舌质紫暗，或有瘀斑，脉细涩	瘀血停滞，肝络痹阻	活血化瘀，化气行水	调营饮加减
脾肾阳虚证	腹大胀满，形如蛙腹，朝宽暮急，神疲怯寒，面色苍黄或白，脘闷纳呆，下肢浮肿，小便短少不利，舌淡胖，苔白滑，脉沉迟无力	脾阳不振，运化无权，土不制水	温肾补脾，化气利水	附子理中汤合五苓散加减

证型	证候	病机概要	治法	代表方剂
肝肾阴虚证	腹大胀满，甚或青筋暴露，面色晦滞，口干舌燥，心烦失眠，牙龈出血，时或鼻衄，小便短少，舌红绛少津，少苔或无苔，脉弦细数	肝肾阴亏，精血耗伤，肝络失养	滋养肝肾，化气利水	一贯煎合膈下逐瘀汤加减

考点 23 ★★　原发性肝癌（2016 年新增考点）

1. 诊断

（1）非侵入性诊断标准

1）影像学标准：两种影像学检查均显示有＞2cm 的肝癌特征性占位病变。

2）影像学结合 AFP 标准：一种影像学检查显示有＞2cm 的肝癌特征性占位病变。同时伴有 AFP ≥ 400μg/L（排除活动性肝炎、妊娠、生殖系胚胎源性肿瘤及转移性肝癌）。

（2）组织学诊断标准　肝组织学检查证实原发性肝癌，对影像学尚不能确定诊断的 ≤ 2cm 的肝内结节应通过肝穿刺活检证实原发性肝癌的组织学特征。

2. 鉴别诊断

（1）继发性肝癌　肝外癌灶转移至肝者，一般病情发展较缓慢，症状较轻，AFP 检测除少数原发癌在消化道的病例可呈阳性外，一般为阴性，但确诊的关键仍在于病理检查和找到肝外原发癌的证据。

（2）肝硬化　若肝硬化病例有明显的肝大、质硬的大结节，或肝萎缩变形而影像检查又发现占位性病变，肝癌的可能性很大。

（3）活动性肝病　肝病（急、慢性肝炎）活动时血清 AFP 往往呈短期升高，应定期多次测定血清 AFP 和 ALT 进行分析。

3. 中医辨证论治

证型	证候	病机概要	治法	代表方剂
气滞血瘀证	两胁胀痛，腹部结块，推之不移，脘腹胀闷，纳呆乏力，嗳气泛酸，大便不实，舌质红或暗红，有瘀斑，苔薄白或薄黄，脉弦或涩	肝郁日久，气滞血瘀，脉络不和，积而成块	疏肝理气，活血化瘀	逍遥散合桃红四物汤加减
湿热瘀毒证	胁下结块坚实，痛如锥刺，脘腹胀满，目肤黄染，日渐加深，面色晦暗，肌肤甲错，或高热烦渴，口苦咽干，小便黄赤，大便干黑，舌质红有瘀斑，苔黄腻，脉弦数或涩	湿热内生，蕴结肝胆，阻滞气机，气滞血瘀，积块乃成	清利湿热，化瘀解毒	茵陈蒿汤合鳖甲煎丸加减
肝肾阴虚证	腹大胀满，积块膨隆，形体羸瘦，潮热盗汗，头晕耳鸣，腰膝酸软，两胁隐隐作痛，小便短赤，大便干结，舌红少苔或光剥有裂纹，脉弦细或细数	肝肾阴虚，津液不能输布，水液停聚，血瘀不行，积而成块	养阴柔肝，软坚散结	滋水清肝饮合鳖甲煎丸加减

考点 24 ★ ★ ★　急性胰腺炎

1. 诊断

（1）胆石症、大量饮酒和暴饮暴食等病史及典型的临床表现，如上腹痛或恶心呕吐，伴有上腹部压痛或腹膜刺激征。

（2）血清、尿液或腹腔穿刺液有淀粉酶含量增加。

（3）图像检查（超声、CT）显示有胰腺炎症或手术所见胰腺炎病变。

（4）能除外其他类似临床表现的病变。

2. 鉴别诊断

（1）**胆石症和急性胰腺炎**　常有胆绞痛病史，疼痛位于右上腹，多在进食油腻后加重，常反射到右肩部，可伴发热、黄疸、墨菲征阳性。B 超和 X 线胆道造影有助于鉴别。

（2）**胃及十二指肠溃疡穿孔**　有较典型溃疡病史，腹痛突然加剧，腹肌紧张，肝浊音消失，肠鸣音消失，腹平片可见膈下游离气体，可资鉴别。

（3）**急性肾绞痛**　为阵发性绞痛，间歇期可有胀痛，以腰部为重，并向腹股沟部与睾丸部放射，如有血尿、尿频、尿急，则更有助于鉴别。

3. 中医辨证论治

证型	证候	病机概要	治法	代表方剂
肝郁气滞证	上腹或近两胁处胀痛、窜痛持续不断，阵阵加剧，按之痛重，恶心呕吐，大便不畅，发热，口苦纳呆，舌质淡红或暗红，苔薄，脉弦	肝气郁滞，不通则痛	疏肝利胆解郁	柴胡疏肝散合清胰汤加减
肝胆湿热证	上腹疼痛，绞痛、窜痛或牵引肩背，脘腹胀满拒按，常有口苦口干，恶心呕吐，不欲进食，身目发黄，尿色黄，大便秘结或不畅，舌质红润或红暗，苔黄腻，脉弦滑或弦数	湿热阻滞，脾胃升降失常，肝胆疏泄不利，不通则痛	清热化湿，疏肝利胆	大柴胡汤加减，或龙胆泻肝汤合茵陈蒿汤加减，或清胰汤加减
热毒内结证	高热不退，神志昏迷，或谵妄狂躁，腹痛拒按，持续不解，腹肌强直，口干唇燥，面目红赤，或全身深黄，皮肤瘀斑，齿龈出血，大便秘结，小便黄赤，舌红，苔燥黄或灰黑，脉细数	瘀毒互结，入营入血，侵扰心神	清热泻火解毒	黄连解毒汤加减

考点 25 ★★★ 慢性肾小球肾炎

1. 诊断

（1）水肿、高血压史 1 年以上。

（2）尿化验异常（蛋白尿、血尿及管型尿）。

（3）晚期可有肾功能减退、贫血、电解质素乱等情况出现。

2. 鉴别诊断

（1）原发性高血压肾损害　多见于中老年患者，高血压在先，继而出现蛋白尿，镜下可见少量红细胞及管型，肾小管功能损害（尿浓缩功能减退、夜尿增多）早于肾小球功能损害，常伴有高血压的心脑并发症。

（2）慢性肾盂肾炎　慢性肾盂肾炎多见于女性患者，常有反复尿路感染病史，多次尿沉渣或尿细菌培养阳性，肾功能损害以肾小管为主。

（3）Alport综合征（遗传性肾炎）　Alport综合征常起病于青少年（多在10岁以前），患者有肾（血尿、轻至中度蛋白尿及进行性肾功能损害）、眼（球形晶状体等）、耳（神经性耳聋）异常，并有阳性家族史（多为性连锁显性遗传）。

（4）继发性肾病　狼疮性肾炎、紫癜性肾炎、糖尿病肾病等继发性肾病均可表现为水肿、蛋白尿等症状，与慢性肾炎表现类似，但继发性肾病通常均存在原发性疾病的临床特征，如狼疮性肾炎多见于女性，常有发热、关节痛、皮疹、抗核抗体阳性等，紫癜性肾炎常有皮肤紫癜、关节痛、腹痛等症状，糖尿病肾病则有长期糖尿病病史、血糖升高，肾脏组织病理检查有助于鉴别。

3. 中医辨证治疗

（1）本虚证

证型	证候	病机概要	治法	代表方剂
脾肾气虚证	腰脊酸痛，神疲乏力，或浮肿，纳呆或脘胀，大便溏薄，尿频或夜尿多，舌质淡，舌有齿痕，苔薄白，脉细	脾虚失健，生化乏源，肾气不充，腰脊失养，固摄无权	补气健脾益肾	异功散加减
肺肾气虚证	颜面浮肿或肢体肿胀，疲倦乏力，少语懒言，自汗出，易感冒，腰脊酸痛，面色萎黄，舌淡，苔白润，脉细弱	肺气不足，表虚不固，肾气不充，腰脊失养，固摄无权	补益肺肾	玉屏风散合金匮肾气丸加减
脾肾阳虚证	全身浮肿，面色苍白，畏寒肢冷，腰脊冷痛，神疲，纳少，便溏，遗精，阳痿，早泄，或月经失调，舌嫩淡胖，有齿痕，脉沉细或沉迟无力	中阳亏虚，温煦乏力，运化失常，肾阳亏虚，失于温煦，固摄无权	温补脾肾	附子理中丸或济生肾气丸加减
肝肾阴虚证	目睛干涩或视物模糊，头晕耳鸣，五心烦热或手足心热，口干咽燥，腰脊酸痛，遗精，或月经失调，舌红少苔，脉弦细或细数	阴虚阳亢，上扰清空，肾精不足，失于濡养	滋养肝肾	杞菊地黄丸加减
气阴两虚证	面色无华，少气乏力，或易感冒，午后低热，或手足心热，腰酸痛，或见浮肿，口干咽燥或咽部暗红，咽痛，舌质红，少苔，脉细或弱	失治误治，以致精气损伤，气血同源，导致气虚	益气养阴	参芪地黄汤加减

（2）标实证

证型	证候	病机概要	治法	代表方剂
水湿证	颜面或肢体浮肿，舌苔白或白腻，脉细或沉细	水湿内浸，脾气受困，脾失健运，泛溢肌肤	利水消肿	五苓散合五皮饮加减
湿热证	面浮肢肿，身热汗出，口干不欲饮，胸脘痞闷，腹部胀满，纳食不香，尿黄短少，便溏不爽，舌红，苔黄腻，脉滑数	湿热壅遏三焦，三焦气化不利，膀胱气化失司，水道不通，水液潴留	清热利湿	三仁汤加减
血瘀证	面色黧黑或晦暗，腰痛固定或呈刺痛，肌肤甲错，肢体麻木，舌色紫暗或有瘀斑，脉象细涩	瘀血阻滞脉络，气行不畅，血运不畅，肌肤失养	活血化瘀	血府逐瘀汤
湿浊证	纳呆，恶心或呕吐，口中黏腻，脘胀或腹胀，身重困倦，浮肿尿少，精神萎靡，舌苔腻，脉沉细或沉缓	湿浊中阻，导致脾虚气滞	健脾化湿泄浊	胃苓汤加减

考点26 ★★★ 肾病综合征

1. 诊断

（1）大量蛋白尿（＞3.5g/d）。

（2）低蛋白血症（血浆白蛋白≤30g/L）。

（3）明显水肿。

（4）高脂血症。

其中（1）、（2）两项为诊断所必需。同时必须首先除外继发性病因和遗传性疾病才能诊断为原发性 NS，最好能进行肾活检做出病理诊断，另外还要判定有无并发症。

2. 鉴别诊断 临床上确诊原发性 NS 时，应认真排除继发性 NS 的可能性，故应注意两者的鉴别，常见的继发性 NS 有：

（1）系统性红斑狼疮性肾炎 好发于青中年女性，伴有发热、皮疹及关节痛，尤其是面部蝶形红斑最具诊断价值，免疫学检查可检测出多种自身抗体。

（2）过敏性紫癜性肾炎 好发于青少年，有典型的皮肤紫癜，可伴有关节痛、腹痛及黑便，多在皮疹出现后 1 ～ 4 周出现血尿和（或）蛋白尿。

（3）糖尿病肾病 多发生于糖尿病 10 年以上的病人，早期可发现尿微量白蛋白排出增加，以后逐渐发展成大量蛋白尿，眼底检查可见微动脉瘤。

3. 中医辨证论治

证型	证候	病机概要	治法	代表方剂
风水相搏证	起始眼睑浮肿，继则四肢、全身亦肿，皮肤光泽，按之凹陷易恢复，伴发热、咽痛、咳嗽、小便不利等症，舌苔薄白，脉浮	风邪袭表，肺气闭塞，通调失职，风遏水阻	疏风解表，宣肺利水	越婢加术汤加减

证型	证候	病机概要	治法	代表方剂
湿毒浸淫证	眼睑浮肿，延及全身，身发疮疡，恶风发热，小便不利，舌质红，苔薄黄，脉浮数或滑数	疮毒内归脾肺，三焦气化不利，水湿内停	宣肺解毒，利湿消肿	麻黄连翘赤小豆汤合五味消毒饮加减
水湿浸渍证	全身水肿，按之没指，伴有胸闷腹胀，身重困倦，纳呆，泛恶，小便短少，舌苔白腻，脉象濡缓	水湿内侵，脾气受困，脾阳不振	健脾化湿，通阳利水	五皮饮合胃苓汤加减
湿热内蕴证	浮肿明显，肌肤绷急，腹大胀满，胸闷烦热，口苦、口干，大便干结，小便短赤，舌红苔黄腻，脉沉数或濡数	湿热内盛，三焦壅滞，气滞水停	清热利湿，利水消肿	疏凿饮子加减
脾虚湿困证	浮肿，按之凹陷不易恢复，腹胀纳少，面色萎黄，神疲乏力，尿少色清，大便或溏，舌质淡，苔白腻或白滑，脉沉缓或沉弱	脾阳不振，运化无权，土不制水	温运脾阳，利水消肿	实脾饮加减
肾阳衰微证	面浮身肿，按之凹陷不起，心悸，气促，腰部冷痛酸重，小便量少或增多，形寒神疲，面色灰滞，舌质淡胖，苔白，脉沉细或沉迟无力	脾肾阳虚，水寒内聚	温肾助阳，化气行水	济生肾气丸合真武汤

续表

证型	证候	病机概要	治法	代表方剂
肾阴亏虚证	水肿反复发作，精神疲惫，腰酸遗精，口咽干燥，五心烦热，舌红，脉细弱	病情反复，湿热伤阴	滋补肾阴，兼利水湿	左归丸加泽泻、茯苓、冬葵子

考点 27 ★★★ 尿路感染

1. 诊断 临床症状和体征常不能诊断，应依靠实验室检查，泌尿系感染诊断标准为：

（1）正规清洁中段尿（要求尿停留在膀胱中 4 ~ 6 小时以上）细菌定量培养，菌落 ≥ 10^5/mL。

（2）参考清洁离心中段尿沉渣白细胞数 ≥ 10 个 / 高倍视野，或有泌尿系感染症状者。

具备上述（1）、（2）可确诊，如无（2）则应再做尿菌计数复查，如仍 ≥ 10^5/mL，且两次的细菌相同者，可以确诊。

（3）进行膀胱穿刺尿培养，细菌阳性（不论菌数多少），亦可确诊。

（4）进行尿菌培养计数有困难者，可用治疗前清晨清洁中段尿（尿停留于膀胱 4 ~ 6 小时以上）离心尿沉渣革兰染色找细菌，如细菌 > 1 个 / 油镜视野，结合临床有尿路感染症状，亦可确诊。

具备（3）、（4）任意一项均可确诊。

（5）尿细菌数在 10^4 ~ 10^5/mL 者，应复查，如仍为 10^4 ~ 10^5/mL，应结合临床表现来诊断或进行膀胱穿刺尿培养来确诊。

2. 鉴别诊断

（1）肾结核　肾结核多并发生殖道结核或有其他器官结核病史，血尿多与尿路刺激征同时发生，尿结核菌阳性或结核菌素试验和静脉肾盂造影等有助于诊断。

（2）慢性肾盂肾炎　泌尿系感染史在1年以上，经抗生素治疗效果不佳，多次尿细菌定量培养均阳性或频繁复发者，多为慢性肾盂肾炎，X线造影证实有肾盂肾盏变形，肾影不规则甚至缩小者为慢性肾盂肾炎。

（3）尿道综合征（尿频、排尿困难综合征）尿道综合征患者有明显的排尿困难、尿频，但无发热、白细胞增高等全身症状，多次尿细菌培养菌落数 $< 10^5/mL$。

3. 中医辨证论治

证型	证候	病机概要	治法	代表方剂
膀胱湿热证	小便频数，灼热刺痛，色黄赤，小腹拘急胀痛，或腰痛拒按，或见恶寒发热，或见口苦，大便秘结，舌质红，苔薄黄腻，脉滑数	湿热蕴结下焦，膀胱气化失司	清热利湿通淋	八正散加减

续表

证型	证候	病机概要	治法	代表方剂
气滞血瘀证	小便不畅，少腹胀满疼痛，小便灼热刺痛，有时可见血尿，烦躁易怒，情绪不稳，口苦口黏，舌质暗红，可见瘀点，脉弦或弦细	气机郁结，瘀血内阻，膀胱气化不利	活血化瘀，疏肝理气	丹栀逍遥散加减
脾肾亏虚，湿热屡犯证	小便淋沥不已，时作时止，每于劳累后发作或加重，尿热，或有尿痛，面色无华，神疲乏力，少气懒言，腰膝酸软，食欲不振，口干不欲饮水，舌质淡，苔薄白，脉沉细	湿热留恋，脾肾两虚，膀胱气化无权	健脾补肾	无比山药丸加减
肾阴不足，湿热留恋证	小便频数，滞涩疼痛，尿黄赤混浊，腰膝酸软，手足心热，头晕耳鸣，四肢乏力，口干口渴，舌质红少苔，脉细数	肾阴不足，湿热留恋，膀胱气化无权	滋阴益肾，清热通淋	知柏地黄丸加减

考点 28 ★★★　慢性肾衰竭

1. 诊断

（1）**诊断要点**　慢性肾衰竭诊断主要依据病史、肾功能检查及相关临床表现。

（2）**肾功能分期**　目前国际公认的慢性肾脏病分期依据美国肾脏基金会制定的指南分为 1 ～

5 期，见下表。

分期	特征	GRF [mL/min·1.73m²]
1	GFR 正常或升高	≥ 90
2	GFR 轻度降低	60 ~ 89
3a	GFR 轻到中度降低	45 ~ 59
3b	GFR 中到重度降低	30 ~ 44
4	GFR 重度降低	15 ~ 29
5	ESRD	< 15 或透析

2. 鉴别诊断　慢性肾衰竭有时需与急性肾衰竭鉴别。如有无导致慢性肾衰竭的慢性肾脏疾病或可能影响到肾脏的全身疾病的病史，或有无导致急性肾衰竭的肾前性、肾性、肾后性原发病因，如贫血、尿量增多、夜尿增多，常是慢性肾衰竭的一个较明显的临床症状，而急性肾衰竭时常无此症状，慢性肾衰竭患者的 X 线腹部平片或 B 超检查可发现双肾缩小，或形态中皮髓分界不清，而急性肾衰竭时，肾脏大小常正常或稍增大。

3. 中医辨证论治
（1）本虚证

证型	证候	病机概要	治法	代表方剂
脾肾气虚证	倦怠乏力，气短懒言，纳呆腹胀，腰酸膝软，大便溏薄，口淡不渴，舌淡有齿痕，苔白或白腻，脉沉细	脾虚运化无力，升清降浊失职	补气健脾益肾	六君子汤加减
脾肾阳虚证	面色萎黄或黧黑晦暗，下肢浮肿，按之凹陷难复，神疲乏力，纳差便溏或五更泄泻，口黏淡不渴，腰膝酸痛或腰部冷痛，畏寒肢冷，夜尿频多清长，舌淡胖嫩，齿痕明显，脉沉弱	肾中阳气虚衰，气化不及州都	温补脾肾	济生肾气丸加减
气阴两虚证	面色少华，神疲乏力，腰膝酸软，口干唇燥，饮水不多，或手足心热，大便干燥或稀，夜尿清长，舌淡有齿痕，脉沉细	脾胃气虚，中气下陷，无以气化，肾阴虚亏，灼伤津液	益气养阴，健脾补肾	参芪地黄汤加减
肝肾阴虚证	头晕头痛，耳鸣眼花，两目干涩或视物模糊，口干咽燥，渴而喜饮或饮水不多，腰膝酸软，大便易干，尿少色黄，舌淡红少津，苔薄白或少苔，脉弦或细弦，常伴血压升高	肾精亏虚，肝木失养，阳亢风动	滋肾平肝	杞菊地黄汤加减

证型	证候	病机概要	治法	代表方剂
阴阳两虚证	浑身乏力，畏寒肢冷，或手足心热，口干欲饮，腰膝酸软，或腰部酸痛，大便稀溏或五更泄泻，小便黄赤或清长，舌胖润有齿痕，舌苔白，脉沉细，全身虚弱症状明显	脾肾虚衰，不能化气行水、升清降浊，水液中停，湿浊中阻	温扶元阳，补益真阴	金匮肾气丸或全鹿丸加减

（2）标实证

证型	证候	病机概要	治法	代表方剂
湿浊证	恶心呕吐，胸闷纳呆，或口淡黏腻，口有尿味	湿蕴成浊，升降失司，浊阴不降	和中降逆、化湿泄浊	小半夏加茯苓汤加减
湿热证	中焦湿郁化热，常见口干口苦，甚则口臭，恶心频频，舌苔黄腻；下焦湿热可见小溲黄赤或溲解不畅，尿频、尿急、尿痛等	湿热秽浊之邪上犯膀胱，膀胱气化不利	中焦湿热宜清化和中；下焦湿热宜清利湿热	中焦湿热者以黄连温胆汤加减；下焦湿热者以四妙丸加减
水气证	面、肢浮肿或全身浮肿，甚则有胸水、腹水	水湿内停，泛溢肌肤而为肿	利水消肿	五皮饮或五苓散加减
血瘀证	面色晦暗或黧黑或口唇紫暗，腰痛固定或肢体麻木，舌紫暗或有瘀点瘀斑，脉涩或细涩	久病入络，从虚致瘀或从湿致瘀	活血化瘀	桃红四物汤加减

续表

证型	证候	病机概要	治法	代表方剂
肝风证	头痛头晕，手足蠕动，筋惕肉瞤，抽搐痉厥	肾精亏虚，肝木失养，阳亢风动	镇肝息风	天麻钩藤饮加减

考点29 ★★ 缺铁性贫血

1.诊断

（1）小细胞低色素性贫血，男性 Hb < 120g/L，女性 Hb < 110g/L，孕妇 Hb < 100g/L，MCV < 80fl，MCH < 27pg，MCHC < 30%。

（2）有明确的缺铁病因和临床表现。

（3）血清铁浓度常 < 8.9μmol/L，总铁结合力 > 64.41μmol/L。

（4）转铁蛋白饱和度 < 15%。

（5）血清铁蛋白 < 12μg/L。

（6）骨髓铁染色显示骨髓小粒可染铁消失，铁粒幼红细胞 < 15%。

（7）红细胞内游离原卟啉 > 0.9μmol/L。

（8）铁剂治疗有效。

符合第1条和第2~8条中任何2条以上者，可诊断为缺铁性贫血。

2.鉴别诊断

（1）地中海贫血 有家族史，网织红细胞增高达5%以上，血清铁蛋白及骨髓可染铁均增多，血红蛋白电泳异常，HbF 及 HbA_2 均升高，而缺铁性贫血 HbF 正常，HbA_2 反而减少。

（2）慢性病性贫血　慢性炎症、感染或肿瘤等引起的铁代谢异常性贫血，多为正色素小细胞性贫血，偶见低色素小细胞性贫血，血清铁蛋白和骨髓铁增多，血清铁、血清转铁蛋白饱和度、总铁结合力减低。

（3）铁粒幼细胞性贫血　是由于血红蛋白在幼红细胞线粒体内的合成发生障碍而引起的铁失利用性贫血，较罕见，多见于中年和老年人。外周血片上可见双型性贫血表现（有的红细胞为正色素性，有的为低色素性），血清铁增高，而总铁结合力降低，铁饱和度增高，骨髓铁染色可见典型的环状铁粒幼细胞。

3. 中医辨证论治

证型	证候	病机概要	治法	代表方剂
脾胃虚弱证	面色萎黄，口唇色淡，爪甲无泽，神疲乏力，食少便溏，恶心呕吐，舌质淡，苔薄腻，脉细弱	脾虚失健，生化乏源	健脾和胃，益气养血	香砂六君子汤合当归补血汤加减
心脾两虚证	面色苍白，倦怠乏力，头晕目眩，心悸失眠，少气懒言，食欲不振，毛发干脱，爪甲裂脆，舌淡胖，苔薄，脉濡细	心血亏虚，心失所养，脾虚失健，生化乏源	益气补血，养心安神	归脾汤或八珍汤加减

续表

证型	证候	病机概要	治法	代表方剂
脾肾阳虚证	面色苍白,形寒肢冷,腰膝酸软,神倦耳鸣,唇甲淡白,或周身浮肿,甚则腹水,大便溏薄,小便清长,男子阳痿,女子经闭,舌质淡或有齿痕,脉沉细	中阳亏虚,温煦无力,运化失常,肾阳亏虚,失于温煦,固摄无权	温补脾肾	八珍汤合无比山药丸加减
虫积证	面色萎黄少华,腹胀,善食易饥,恶心呕吐,或有便溏,嗜食生米、泥土、茶叶等,神疲肢软,气短头晕,舌质淡,苔白,脉虚弱	虫积日久,脾胃受损,同时大量吸收人体精微,导致生化乏源	杀虫消积,补益气血	化虫丸合八珍汤加减

考点 30 ★★★ 再生障碍性贫血

1. 诊断

(1)全血细胞减少,网织红细胞绝对值减少,淋巴细胞比例增高。

(2)一般无肝、脾肿大。

(3)骨髓检查显示至少一部位增生减低或重度减低(如增生活跃,巨核细胞应明显减少),骨髓小粒成分中应见非造血细胞增多(有条件者应做骨髓活检等检查)。

(4)能除外其他引起全血细胞减少的疾病,如阵发性睡眠性血红蛋白尿、骨髓增生异常综合征中的难治性贫血、急性造血功能停滞、骨髓纤维化、急性白血病、恶性组织细胞病等。

（5）一般抗贫血药物治疗无效。

2. 鉴别诊断 注意与阵发性睡眠性血红蛋白尿、骨髓增生异常综合征及低增生性白血病等相鉴别。

3. 中医辨证论治

证型	证候	病机概要	治法	代表方剂
肾阴虚证	面色苍白，唇甲色淡，心悸乏力，颧红盗汗，手足心热，口渴思饮，腰膝酸软，出血明显，便结，舌质淡，舌苔薄，或舌红少苔，脉细数	肾精不足，失于濡养	滋阴补肾，益气养血	左归丸合当归补血汤加减
肾阳亏虚证	形寒肢冷，气短懒言，面色苍白，唇甲色淡，大便稀溏，面浮肢肿，出血不明显，舌体胖嫩，舌质淡，苔薄白，脉细无力	肾阳亏虚，失于温煦，固摄无权	补肾助阳，益气养血	右归丸合当归补血汤加减
肾阴阳两虚证	面色苍白，倦怠乏力，头晕心悸，手足心热，腰膝酸软，畏寒肢冷，齿鼻衄血或紫斑，舌质淡，苔白，脉细无力	肾精不足，失于濡养，肾阳亏虚，失于温煦，固摄无权	滋阴助阳，益气补血	左归丸、右归丸合当归补血汤加减
肾虚血瘀证	心悸气短，周身乏力，面色晦暗，头晕耳鸣，腰膝酸软，皮肤紫斑，肌肤甲错，胁痛，出血不明显，舌质紫暗，有瘀点或瘀斑，脉细或涩	肾虚气血不畅，瘀血阻滞，新血不生	补肾活血	六味地黄丸或金匮肾气丸合桃红四物汤加减

续表

证型	证候	病机概要	治法	代表方剂
气血两虚证	面白无华，唇淡，头晕心悸，气短乏力，动则加剧，舌淡，苔薄白，脉细弱	元气虚损，精血虚少，气血生化不足	补益气血	八珍汤加减
热毒壅盛证	壮热，口渴，咽痛，鼻衄、齿衄、皮下紫癜、瘀斑，心悸，舌红而干，苔黄，脉洪数	湿热疫毒炽盛，深入营血，内陷心肝	清热凉血，解毒养阴	清瘟败毒饮加减

考点 31 ★★　急性白血病（2016 年新增考点）

1. 诊断　根据临床表现、血象和骨髓象特点，诊断一般不难，由于白血病类型不同，治疗方案及预后亦不尽相同，因此诊断成立后，应进一步分型。

2. 鉴别诊断

（1）**骨髓增生异常综合征（MDS）**　该病除病态造血外，外周血中有原始和幼稚细胞，全血细胞减少和染色体异常，易与白血病相混淆，但骨髓中原始细胞小于 20%。

（2）**某些感染引起的白细胞异常**　如传染性单核细胞增多症，血象中出现异形淋巴细胞，但形态与原始细胞不同，血清中嗜异性抗体效价逐步上升，病程短，可自愈。百日咳、传染性淋巴细胞增多症、风疹等病毒感染时，血象中淋巴细胞增多，但淋巴细胞形态正常，预后较好，多可自愈。

（3）**巨幼细胞贫血**　巨幼细胞贫血有时可与红白血病混淆，但前者骨髓中原始细胞不增多，幼红细胞 PAS 反应常为阴性，予以叶酸、维生素 B_{12} 治疗有效。

（4）**急性粒细胞缺乏症恢复期**　在药物或某些感染引起的粒细胞缺乏症的恢复期，骨髓中原、幼粒细胞明显增加，但该症多有明确病因，血小板正常，原、幼粒细胞中无 Auer 小体及染色体异常，短期内骨髓成熟粒细胞恢复正常。

3. 中医辨证论治

证型	证候	病机概要	治法	代表方剂
热毒炽盛证	壮热，口渴多汗，烦躁，头痛面赤，身痛，口舌生疮，咽喉肿痛，面颊肿胀疼痛，或咳嗽、咳黄痰，皮肤、肛门疖肿，便秘尿赤，或见吐血、衄血、便血、尿血、斑疹，或神昏谵语，舌质红绛，苔黄，脉大	热毒炽盛，迫血妄行	清热解毒，凉血止血	黄连解毒汤合清营汤加减
痰热瘀阻证	腹部积块，颌下、腋下、颈部有痰核，单个或成串，痰多，胸闷，头重，纳呆，发热，肢体困倦，心烦口苦，目眩，骨痛，胸部刺痛，口渴而不欲饮，舌质紫暗，或有瘀点、瘀斑，舌苔黄腻，脉滑数或沉细而涩	痰热瘀阻血脉，气血生化失常	清热化痰，活血散结	温胆汤合桃红四物汤加减

续表

证型	证候	病机概要	治法	代表方剂
阴虚火旺证	皮肤瘀斑，鼻衄，齿龈出血，发热或五心烦热，口苦口干，盗汗，乏力，体倦，面色晦滞，舌质红，苔黄，脉细数	虚火内炽，灼伤脉络，血溢肌腠	滋阴降火，凉血解毒	知柏地黄丸合二至丸加减
气阴两虚证	低热，自汗，盗汗，气短，乏力，面色不华，头晕，腰膝酸软，手足心热，皮肤瘀点、瘀斑，鼻衄，齿衄，舌淡有齿痕，脉沉细	气阴两虚，气不摄血	益气养阴，清热解毒	五阴煎加减
湿热内蕴证	发热，有汗而热不解，头身困重，腹胀纳呆，关节酸痛，大便不爽或下利不止，肛门灼热，小便黄赤而不利，舌红，苔黄腻，脉滑数	湿热困脾，脾失健运	清热解毒，利湿化浊	葛根芩连汤加减

考点 32 ★★ 慢性粒细胞白血病（2016 年新增考点）

1. 诊断 凡有不明原因的持续性白细胞数增高，根据典型的血象、骨髓象改变，脾肿大，Ph 染色体阳性，BCR-ABL 融合基因阳性即可做出诊断，Ph 染色体尚可见于 2% 的 AML、5% 的儿童 ALL 及 25% 的成人 ALL，应注意鉴别。

2. 鉴别诊断

（1）其他原因引起的脾大　血吸虫病、慢性疟疾、黑热病、肝硬化、脾功能亢进等均有脾大，但各病均有各自原发病的临床特点，并且血象及骨髓象无 CML 的典型改变，Ph 染色体及 BCR-ABL 融合基因均阴性。

（2）骨髓纤维化　原发性骨髓纤维化脾大显著，血象中白细胞增多，并出现幼粒细胞等，易与 CML 混淆，但骨髓纤维化外周血白细胞数一般比 CML 少，多不超过 30×10^9/L，且波动不大，NAP 阳性。此外，幼红细胞持续出现于外周血中，红细胞形态异常，特别是泪滴状红细胞易见，Ph 染色体及 BCR-ABL 融合基因阴性，多次多部位骨髓穿刺干抽，骨髓活检网状纤维染色阳性。

（3）类白血病反应　常并发于严重感染、恶性肿瘤等基础疾病，并有相应原发病的临床表现，白细胞数可达 50×10^9/L，粒细胞胞浆中常有中毒颗粒和空泡，嗜酸性粒细胞和嗜碱性粒细胞不增多，NAP 反应强阳性，Ph 染色体及 BCR-ABL 融合基因阴性，血小板和血红蛋白大多正常，原发病控制后，白细胞恢复正常。

3. 中医辨证论治

证型	证候	病机概要	治法	代表方剂
阴虚内热证	低热，多汗或盗汗，头晕目眩，虚烦，面部潮红，口干口苦，消瘦，手足心热，皮肤瘀斑或鼻衄、齿衄，舌质光红，苔少，脉细数	虚火内炽，灼伤脉络，血溢肌腠	滋阴清热，解毒祛瘀	青蒿鳖甲汤加减
瘀血内阻证	形体消瘦，面色晦暗，胸骨按痛，胁下积块，按之坚硬、刺痛，皮肤瘀斑、鼻衄、齿衄、尿血或便血，舌质紫暗，脉细涩	瘀阻血脉，气血生化失常	活血化瘀	膈下逐瘀汤加减
气血两虚证	面色萎黄或苍白，头晕眼花，心悸，疲乏无力，气短懒言，自汗，食欲减退，舌质淡，苔薄白，脉细弱	脾胃亏虚，气血生化失常	补益气血	八珍汤加减
热毒壅盛证	发热甚或壮热，汗出，口渴喜冷饮，衄血发斑或便血、尿血，身疼骨痛，左胁下积块进行性增大，硬痛不移，倦怠神疲，消瘦，舌红，苔黄，脉数	热毒炽盛，迫血妄行	清热解毒为主，佐以扶正祛邪	清营汤合犀角地黄汤加减

考点 33 ★★★　特发性血小板减少性紫癜

1. 诊断

（1）广泛出血累及皮肤、黏膜及内脏。

（2）多次检查血小板计数减少。

（3）脾不大或轻度大。

（4）骨髓巨核细胞增多或正常，有成熟障碍。

（5）具备下列五项中任何一项：

1）泼尼松治疗有效。

2）脾切除治疗有效。

3）PAIg 阳性。

4）PAC_3 阳性。

5）血小板生存时间缩短。

2. 鉴别诊断 本病确诊应排除继发性血小板减少症，如再生障碍性贫血、白血病、系统性红斑狼疮、药物性免疫性血小板减少等，本病与过敏性紫癜不难鉴别。

3. 中医辨证论治

证型	证候	病机概要	治法	代表方剂
血热妄行证	皮肤紫癜，色泽新鲜，起病急骤，紫斑以下肢最为多见，形状不一，大小不等，有的甚至互相融合成片，发热、口渴、便秘、尿黄，常伴有鼻衄、齿衄，或有腹痛，甚则尿血、便血，舌质红，苔薄黄，脉弦数或滑数	热壅经络，迫血妄行，血溢肌腠	清热解毒，凉血止血	十灰散加减
阴虚火旺证	紫斑较多，颜色紫红，下肢尤甚，时发时止，头晕目眩，耳鸣，低热颧红，心烦盗汗，齿衄鼻衄，月经量多，舌红少津，脉细数	虚火内炽，灼伤脉络，血溢肌腠	滋阴降火，清热止血	茜根散或玉女煎加减

续表

证型	证候	病机概要	治法	代表方剂
气不摄血证	斑色暗淡，多散在出现，时起时消，反复发作，过劳则加重，可伴神情倦怠、心悸、气短、头晕目眩、食欲不振、面色苍白或萎黄，舌质淡，苔白，脉弱	中气亏虚，统摄无力，血溢肌腠	益气摄血，健脾养血	归脾汤加减
瘀血内阻证	肌衄、斑色青紫、鼻衄、吐血、便血，血色紫暗，月经有血块，毛发枯黄无泽，面色黧黑，下睑色青，舌质紫暗或有瘀斑、瘀点，脉细涩或弦	瘀血阻滞，血行不畅，致血不循经，溢于脉外	活血化瘀止血	桃红四物汤加减

考点 34 ★ 甲状腺功能亢进症

1. 诊断

（1）诊断要点 典型病例诊断不困难，有诊断意义的临床表现有怕热、多汗、易激动、易饥多食、消瘦、手颤、腹泻、心动过速及眼征、甲状腺肿大等。在甲状腺部位听到血管杂音和触到震颤，则更具有诊断意义。对一些轻症或临床表现不典型的病例，常须借助实验室检查才能明确诊断，在确诊甲亢的基础上，排除其他原因所致的甲亢，结合患者眼征、弥漫性甲状腺肿、TSAb阳性，即可诊断。

（2）特殊类型

1）甲状腺危象：临床表现为原有的甲亢症状加重，包括高热（39℃以上）、心动过速（140～240 次/分）、心房颤动或心房扑动、烦躁不安、呼吸急促、大汗淋漓、厌食、恶心呕吐、腹泻等，严重者出现虚脱、休克、嗜睡、谵妄、昏迷，部分患者有心力衰竭、肺水肿，偶有黄疸，主要诱因包括感染、手术、放射碘治疗、创伤、严重的药物反应、心肌梗死等。

2）甲状腺功能亢进性心脏病：主要表现为心房颤动和心力衰竭。

3）淡漠型甲状腺功能亢进症：多见于老年患者，起病隐匿，高代谢综合征、眼征和甲状腺肿均不明显，主要表现为明显消瘦、心悸、乏力、头晕、昏厥、神经质或神志淡漠、腹泻、厌食，可伴有心房颤动、震颤和肌病等体征，70%患者无甲状腺肿大。

4）妊娠期甲状腺功能亢进症：妊娠期由于TBG 增高导致 TT_4、TT_3 增高，故妊娠期甲亢的诊断必须依赖 FT_4、FT_3、TSH 测定。

2. 鉴别诊断

（1）单纯性甲状腺肿　除甲状腺肿大外，无甲亢的症状和体征，虽然测甲状腺摄 ^{131}I 率有时可增高，但高峰不前移，且 T_3 抑制试验可被抑制，TRH 兴奋试验正常，血清 T_3、T_4 水平正常。

（2）神经官能症　神经官能症的患者由于植物神经调节紊乱，也可出现心悸、气短、易激动、手颤、乏力、多汗等症状，与甲亢患者临床表现相似，但无突眼，甲状腺不肿大，血清 T_3、T_4 水平及甲状腺摄 ^{131}I 率等检查结果正常。

3. 中医辨证论治

证型	证候	病机概要	治法	代表方剂
气滞痰凝证	颈前肿胀，烦躁易怒，胸闷，两胁胀满，善太息，失眠，月经不调，腹胀便溏，舌质淡红，舌苔白腻，脉弦或弦滑	肝气郁滞，气滞痰凝，壅于颈前，气郁化火，耗气伤阴	疏肝理气，化痰散结	逍遥散合二陈汤加减
肝火旺盛证	颈前肿胀，眼突，烦躁易怒，易饥多食，手指颤抖，恶热多汗，面红烘热，心悸失眠，头晕目眩，口苦咽干，大便秘结，月经不调，舌质红，舌苔黄，脉弦数	气滞痰凝，气郁化火，耗气伤阴	清肝泻火，消瘿散结	龙胆泻肝汤加减
阴虚火旺证	颈前肿大，眼突，心悸汗多，手颤，易饥多食，消瘦，口干咽燥，五心烦热，急躁易怒，失眠多梦，月经不调，舌质红，舌苔少，脉细数	素体阴虚，在痰气郁滞时易于化火，火旺更伤阴	滋阴降火，消瘿散结	天王补心丹加减

证型	证候	病机概要	治法	代表方剂
气阴两虚证	颈前肿大，眼突，心悸失眠，手颤，消瘦，神疲乏力，气短汗多，口干咽燥，手足心热，纳差，大便溏薄，舌质红或淡红，舌苔少，脉细或细数无力	久病阴损气耗，气阴两虚，气血运行不畅	益气养阴，消瘿散结	生脉散加减

考点 35 ★★★　糖尿病

1. 诊断

（1）有糖尿病症状（如：多尿、多食、不明原因的消瘦）加上随机血糖 ≥ 11.1mmol/L 或 200mg/dL，随机血糖指一天中任何时候的血糖。

（2）空腹血糖 ≥ 7mmol/L 或 126mg/dL，空腹血糖指禁食至少 8 小时后的血糖。

（3）75 克糖 OGTT 2 小时血糖 ≥ 11.1mmol/L 或 200mg/dL。

附：美国糖尿病协会（ADA）糖尿病医学诊疗标准（2014）：

（1）HbA_{1C} ≥ 6.5%，应在实验室中采取美国国家 HbA_{1C} 标准化计划（NGSP）认可的方法，按照糖尿病控制与并发症试验（DCCT）规定的标准进行检测（若无明显高血糖表现，应重复检测以验证结果）。

（2）FPG ≥ 126mg/dL（7.0mmol/L），至少禁

食8小时方为空腹（若无明显高血糖表现，应重复检测以验证结果）。

（3）OGTT中2hPG ≥ 200mg/dL（11.1mmol/L），应按照WHO描述的方式，使用与75g无水葡萄糖水溶液相当的制剂作为负荷量。

（4）有典型高血糖表现或出现高血糖危象的患者，随机血糖 ≥ 200mg/dL（11.1mmol/L）。

2.鉴别诊断

（1）其他原因所致的尿糖阳性 如肾性糖尿、甲状腺功能亢进症、胃空肠吻合术后、弥散性肝病等。

（2）药物对糖耐量的影响 噻嗪类利尿药、糖皮质激素、口服避孕药等，引起糖耐量降低，血糖升高，尿糖阳性。

（3）继发性糖尿病 胰腺炎、胰腺癌、肢端肥大症、皮质醇增多症、嗜铬细胞瘤可分别引起继发性糖尿病或糖耐量异常。

3.中医辨证论治

（1）无症状期

证候	病机概要	治法	代表方剂
一般没有突出的临床症状，食欲旺盛，而耐劳程度减退，化验检查一般血糖偏高，但常无尿糖，应激情况下血糖可明显升高，出现尿糖		滋养肾阴	麦味地黄汤加减

（2）症状期

证型		证候	病机概要	治法	代表方剂
阴虚燥热证	上消（肺热津伤证）	烦渴多饮，口干舌燥，尿频量多，多汗，舌边尖红，苔薄黄，脉洪数	肺脏燥热，津液失布	清热润肺，生津止渴	消渴方加减
	中消（胃热炽盛证）	多食易饥，口渴多尿，形体消瘦，大便干燥，苔黄，脉滑实有力	胃火内炽，胃热消谷，耗伤津液	清胃泻火，养阴增液	玉女煎加减
	下消（肾阴亏虚证）	尿频量多，混浊如脂膏，或尿有甜味，腰膝酸软，乏力，头晕耳鸣，口干唇燥，皮肤干燥，瘙痒，舌红少苔，脉细数	肾阴亏虚，肾失固摄	滋阴固肾	六味地黄丸加减
气阴两虚证		口渴引饮，能食与便溏并见，或饮食减少，精神不振，四肢乏力，体瘦，舌质淡红，苔白而干，脉弱	燥热亢盛，伤津耗气	益气健脾，生津止渴	七味白术散加减
阴阳两虚证		小便频数，混浊如膏，甚则饮一溲一，面色黧黑，耳轮焦干，腰膝酸软，形寒畏冷，阳痿，舌淡苔白，脉沉细无力	阴损及阳，肾阳衰微，肾失固摄	滋阴温阳，补肾固摄	肾气丸加减

续表

证型	证候	病机概要	治法	代表方剂
痰瘀互结证	"三多"症状不明显，形体肥胖，胸脘腹胀，肌肉酸胀，四肢沉重或刺痛，舌暗或有瘀斑，苔厚腻，脉滑	阴虚津亏，血液黏滞或气虚无力运血，燥热内炽，炼液成痰	活血化瘀祛痰	平胃散合桃红四物汤加减
脉络瘀阻证	面色晦暗，消瘦乏力，胸中闷痛，肢体麻木或刺痛，夜间加重，唇紫，舌暗或有瘀斑，或舌下青筋紫暗怒张，脉弦或沉涩	阴虚津亏，血液黏滞或气虚无力运血	活血通络	血府逐瘀汤加减

（3）并发症

证型	证候	病机概要	治法	代表方剂
疮痈	消渴易并发疮疡痈疽，反复发作或日久难愈，甚则高热神昏，舌红，苔黄，脉数	燥热内结，营血被灼，蕴毒成脓	清热解毒	五味消毒饮合黄芪六一散加减
白内障、雀目、耳聋	初期视物模糊，渐至昏蒙，直至失明，或夜间不能视物，白昼基本正常，也可出现暴盲，或见耳鸣、耳聋，逐渐加重	肝肾阴虚，精血不能上承耳目	滋补肝肾，益精养血	杞菊地黄丸、羊肝丸、磁朱丸加减

考点 36 ★★★　类风湿关节炎

1. 诊断　美国风湿病学会 1987 年修订的 RA 分类标准如下，≥ 4 条可以确诊 RA。

1）晨僵至少 1 小时（≥ 6 周）。

2）3 个或 3 个以上的关节受累（≥ 6 周）。

3）手关节（腕、MCP 或 PIP 关节）受累（≥ 6 周）。

4）对称性关节炎（≥ 6 周）。

5）有类风湿皮下结节。

6）X 线片改变。

7）血清类风湿因子阳性（滴度 > 1：32）。

2. 鉴别诊断　应与系统性红斑狼疮、风湿性关节炎、骨关节炎、强直性脊柱炎、痛风相鉴别。

3. 中医辨证论治

（1）活动期

证型	证候	病机概要	治法	代表方剂
湿热痹阻证	发热，口苦，饮食无味，纳呆或有恶心，泛泛欲吐，关节肿痛以下肢为重，全身困乏无力，下肢沉重酸胀，浮肿或有关节积液，舌苔黄腻，脉滑数	风湿热邪壅滞经脉，气血闭阻不通	清热利湿，祛风通络	四妙丸加减

续表

证型	证候	病机概要	治法	代表方剂
阴虚内热证	午后或夜间发热，盗汗或兼自汗，口干咽燥，手足心热，关节肿胀疼痛，小便赤涩，大便秘结，舌质红，少苔，脉细数	热伤阴津，血脉干涩	养阴清热，祛风通络	丁氏清络饮加减
寒热错杂证	低热，关节灼热疼痛，或有红肿，形寒肢凉，阴雨天疼痛加重，得温则舒，舌质红，苔白，脉弦细或数	风寒湿邪，郁而化热，变生热毒，阻滞血脉，流注关节	祛风散寒，清热化湿	桂枝芍药知母汤加减

（2）缓解期

证型	证候	病机概要	治法	代表方剂
痰瘀互结，经脉痹阻证	关节肿痛且变形，屈伸受限，或肌肉刺痛，痛处不移，皮肤失去弹性，按之稍硬，肌肤紫暗，面色黧黑，或有皮下结节，肢体顽麻，舌质暗红或有瘀点、瘀斑，苔薄白，脉弦涩	痰瘀互结，留滞肌肤，闭阻经脉	活血化瘀，祛痰通络	身痛逐瘀汤合指迷茯苓丸加减
肝肾亏损，邪痹筋骨证	形体消瘦，关节变形，肌肉萎缩，屈伸不利，僵硬，活动受限，筋脉拘急，或筋惕肉瞤，腰膝酸软无力，眩晕，心悸气短，指甲淡白，舌淡苔薄，脉细弱	肝肾不足，筋脉失于濡养、温煦	益肝肾，补气血，祛风湿，通经络	独活寄生汤加减

考点37 ★★ 系统性红斑狼疮(2016年新增考点)

1.诊断 美国风湿病学会1982年的SLE分类标准, 对诊断有价值:

①颧部红斑: 平的或高于皮肤的固定性红斑。②盘状红斑: 面部的隆起红斑, 上覆有鳞屑。③光过敏: 日晒后皮肤过敏。④口腔溃疡: 经医生证实。⑤关节炎: 非侵蚀性关节炎 ≥ 2 个外周关节。⑥浆膜炎: 胸膜炎或心包炎。⑦肾脏病变: 蛋白尿 > 0.5g/d 或有细胞管型。⑧神经系统病变: 癫痫发作或精神症状。⑨血液系统异常: 溶血性贫血或血白细胞减少或淋巴细胞绝对值减少或血小板减少。⑩免疫学异常: 狼疮细胞阳性或抗双链 DNA 或抗 Sm 抗体阳性或梅毒血清试验假阳性。⑪抗核抗体阳性。

在上述 11 项中, 如果有超过 4 项阳性 (包括在病程中任何时候发生的), 则可诊断为 SLE, 其特异性为 85%, 敏感性为 95%。

2.鉴别诊断

(1) 类风湿关节炎 少数 SLE 患者发病初期以对称性多关节滑膜炎为突出表现, RF 可能阳性, 抗核抗体阴性或低度阳性, 且部分 SLE 患者实验室检查类风湿因子也可阳性, 类风湿关节炎 10% ~ 20% 的患者免疫荧光抗核抗体也可阳性。但是 SLE 关节病变的特点是: 关节的疼痛、肿胀、晨僵等均较类风湿关节炎轻且持续时间短，少有骨质侵蚀，不遗留关节畸形，且多伴有特征性的皮疹，以及肾脏、血液、中枢神经等多系统的损害，脏器受累多且重，一般无类风湿结节。

（2）心包炎与心肌炎　以浆膜炎为突出表现的 SLE 易被误诊为病毒性心肌炎或心包炎，应反复检测抗核抗体、抗双链 DNA 抗体、Sm 抗体，需要时抽吸浆膜腔积液进行检测。

（3）肾小球肾炎与肾病综合征　对有面部蝶形红斑或颊部红色斑丘疹等典型皮损的狼疮性肾炎，临床不难鉴别。但对缺乏典型皮损的 SLE 患者，当累及肾脏出现水肿及尿蛋白时，应注意与慢性肾炎及肾病综合征相鉴别。SLE 除肾脏损害外，往往具有多系统和多脏器受累的表现，且某些免疫学检查，如抗核抗体、抗双链 DNA 抗体、抗 Sm 抗体、LE 细胞和 LBT 试验等均呈阳性，对早期不典型、临床难以确诊者，必要时可进行肾活检鉴别。

（4）原发性血小板减少性紫癜　部分 SLE 患者血液系统异常比较突出，贫血、白细胞减少、血小板减少，且伴发血管炎，酷似原发性血小板减少性紫癜，但原发性血小板减少性紫癜多有骨髓巨核细胞增多或正常，有成熟障碍，血小板生存时间缩短，有 PAIg、PAC_3 阳性，脾切除治疗有效，而抗核抗体、抗双链 DNA 抗体、抗 Sm 抗体等均为阴性，二者不难鉴别。

3. 中医辨证论治

证型	证候	病机概要	治法	代表方剂
气营热盛证	高热，不恶寒，满面红赤，皮肤红斑鲜红，咽干，口渴喜冷饮，尿赤而少，关节疼痛，舌红绛苔黄，脉滑数或洪数	热毒内盛，痹阻脉络，内侵脏腑	清热解毒，凉血化斑	清瘟败毒饮加减
阴虚内热证	长期低热，手足心热，面色潮红而有暗紫斑片，口干咽痛，渴喜冷饮，目赤齿衄，关节肿痛，烦躁不寐，舌质红少苔或苔薄黄，脉细数	热毒内盛，耗灼阴精，阴虚火旺	养阴清热	玉女煎合增液汤加减
热郁积饮证	胸闷胸痛，心悸怔忡，时有微热，咽干口渴，烦热不安，红斑皮疹，舌红苔厚腻，脉滑数、濡数，偶有结代	邪热内盛，积饮内停，血脉不通，皮肤受损	清热蠲饮	葶苈大枣泻肺汤合泻白散加减
瘀热痹阻证	手足瘀点累累，斑疹斑块暗红，两手白紫相继，两腿青斑如网，脱发，口糜，口疮、鼻衄、肌衄，关节肿痛，月经愆期，小便短赤，有蛋白尿、血尿，低热或自觉烘热，烦躁多怒，苔薄舌红，舌光红起刺或边有瘀斑，脉细弦或涩数	热毒内盛，瘀血内停，痹阻脉络，内侵脏腑	清热凉血，活血散瘀	犀角地黄汤加减

续表

证型	证候	病机概要	治法	代表方剂
脾肾两虚证	面色不华，但时有潮红，两手指甲亦无华色，神疲乏力，畏寒肢冷，时而午后烘热，口干，小便短少，两腿浮肿如泥，进而腰股俱肿，腹大如鼓，舌胖、舌偏红或偏淡，苔薄白或薄腻，脉弦细、细数、细弱	脾肾两虚，水失运化	滋肾填精，健脾利水	济生肾气丸加减
气血两亏证	心悸怔忡，健忘失眠，多梦，面色不华，肢体麻木，舌质淡，苔薄白，脉细缓	脾胃亏虚，气血生化失常	益气养血	八珍汤加减
脑虚瘀热证	病情危笃，身灼热，肢厥，神昏谵语，或昏愦不语，或痰壅气粗，舌謇，舌鲜绛，脉细数	瘀阻脑络，蒙蔽清窍	清心开窍	清宫汤送服或鼻饲安宫牛黄丸或至宝丹加减
瘀热伤肝证	低热绵绵，口苦纳呆，两胁胀痛，月经提前，经血暗紫带块，烦躁易怒，或黄疸、肝脾肿大，皮肤斑、瘀斑，舌质紫暗或有瘀斑，脉弦	热毒内盛，瘀血内停，伤及肝脏	疏肝清热，凉血活血	茵陈蒿汤合柴胡疏肝散加减

考点 38 ★★★ 脑梗死

1.诊断

（1）起病较急，多于安静状态下发病。

（2）多见于有动脉硬化、高血压、糖尿病及心脏病病史的中老年人。

（3）一般无头痛、呕吐、昏迷等全脑症状。

（4）有颈内动脉系统和（或）椎-基底动脉系统体征和症状，这些症状与体征可在发病后数小时至几天内逐渐加重。

（5）头颅 CT、MRI 发现梗死灶，或排除脑出血、瘤卒中和炎症性疾病等。

2. 鉴别诊断

（1）脑出血　临床上脑梗死主要应与脑出血进行鉴别。比较而言，脑出血起病更急，常有头痛、呕吐、打哈欠等颅内压增高症状及不同程度的意识障碍，血压增高明显，典型者不难鉴别，但大面积梗死与脑出血、轻型脑出血与一般脑梗死临床症状相似，鉴别困难，往往需要做 CT 等检查才能鉴别。

（2）脑栓塞　起病急骤，一般临床症状常较重，常有心脏病史，特别是有心房纤颤、感染性心内膜炎、心肌梗死或其他易产生栓子的疾病时应考虑脑栓塞。

3. 中医辨证论治

证型	证候	病机概要	治法	代表方剂
肝阳暴亢，风火上扰证	平素头晕头痛，耳鸣目眩，突然发生口眼㖞斜，舌强语謇，或手足重滞，甚则半身不遂，或伴麻木等症，舌质红，苔黄，脉弦	肝火偏旺，阳亢化风，横窜络脉	平肝潜阳，活血通络	天麻钩藤饮加减
风痰瘀血，痹阻脉络证	肌肤不仁，手足麻木，突然口眼㖞斜，语言不利，口角流涎，舌强语謇，甚则半身不遂，或兼见手足拘挛，关节酸痛，恶寒发热，舌苔薄白，脉浮数	脉络空虚，风痰乘虚入中，气血闭阻	祛风化痰通络	真方白丸子加减
痰热腑实，风痰上扰证	半身不遂，舌强语謇或不语，口眼㖞斜，偏身麻木，口黏痰多，腹胀便秘，头晕目眩，舌红，苔黄腻或黄厚燥，脉弦滑	痰热互结，腑气壅结，内生浊毒，夹风阳之邪上扰清窍，神机失灵	通腑泄热，化痰理气	星蒌承气汤加减
气虚血瘀证	肢体不遂，软弱无力，形体肥胖，气短声低，面色萎黄，舌质淡暗或有瘀斑，苔薄，脉细弱或沉弱	气虚血瘀，脉阻络痹	益气养血，化瘀通络	补阳还五汤加减

续表

证型	证候	病机概要	治法	代表方剂
阴虚风动证	突然发生口眼㖞斜, 舌强语謇, 半身不遂, 平素头晕头痛, 耳鸣目眩, 膝酸腿软, 舌红, 苔黄, 脉弦细而数或弦滑	肝肾亏虚, 阴血不足, 筋脉失养	滋阴潜阳, 镇肝息风	镇肝息风汤加减
痰热内闭清窍证	突然昏仆, 口噤目张, 气粗息高, 或两手握固, 或躁扰不宁, 口眼㖞斜, 半身不遂, 昏不知人, 颜面潮红, 大便干结, 舌红, 苔黄腻, 脉弦滑数	痰热互结, 腑气壅结, 内生浊毒, 上扰清窍, 神机失灵	清热化痰, 醒神开窍	首先灌服(或鼻饲)至宝丹或安宫牛黄丸以辛凉开窍, 继以羚羊角汤加减
痰湿蒙闭心神证	突然昏仆, 不省人事, 牙关紧闭, 口噤不开, 痰涎壅盛, 静而不烦, 四肢欠温, 舌淡, 苔白滑而腻, 脉沉	痰浊偏盛, 上壅清窍, 内蒙心神, 神机闭塞	辛温开窍, 豁痰息风	急用苏合香丸灌服, 继用涤痰汤加减
元气败脱, 心神涣散证	突然昏仆, 不省人事, 目合口开, 鼻鼾息微, 手撒肢冷, 汗多不止, 二便自遗, 肢体软瘫, 舌痿, 脉微欲绝	正不胜邪, 元气衰微, 阴阳欲绝	益气回阳, 救阴固脱	大剂参附汤合生脉散加减

考点 39 ★★★ 脑出血

1. 诊断 典型者诊断不困难, 有以下特点:
(1) 50岁以上, 多有高血压史, 在体力活动或情绪激动时突然起病，发病迅速。

（2）早期有意识障碍及头痛、呕吐等颅内压增高症状，并有脑膜刺激征及偏瘫、失语等局灶症状。

（3）头颅CT示高密度阴影。

2. 鉴别诊断

（1）有明显意识障碍者，应与可引起昏迷的全身性疾病，如肝性脑病、尿毒症、糖尿病昏迷、低血糖、药物中毒、一氧化碳中毒等相鉴别，此类疾病多无神经系统局灶定位体征，但有时全身性疾病与脑出血可同时存在。

（2）有神经系统局灶定位征者，应与其他颅内占位性病变、闭合性脑外伤特别是硬膜下血肿、脑膜炎、脑炎相鉴别。

（3）考虑为脑血管疾病后，应与脑梗死及蛛网膜下腔出血鉴别，单从临床表现分析，有时轻症脑出血与脑梗死的鉴别还是很困难的，此时可做CT检查以资诊断。

3. 中医辨证论治 参见"脑梗死"的中医治疗。

考点40 ★★★ 癫痫

1. 诊断 癫痫的临床诊断主要根据癫痫患者的发作病史，特别是可靠目击者所提供的详细发作过程和表现，辅以脑电图痫性放电即可诊断。

脑电图是诊断癫痫最常用的一种辅助检查方法，40%~50%癫痫病人在发作间歇期的首次EEG检查可见棘波、尖波或棘-慢、尖、慢波等痫性放电波形。

神经影像学检查可确定脑结构性异常或损害。

2. 鉴别诊断 晕厥因全脑短暂缺血引起意识丧失和跌倒，但无抽搐，脑电图正常，发病前常先有头晕、心慌、黑蒙等症状，可有见血、直立、排尿等诱因，清醒后常有肢体发冷、乏力等，平卧后可逐渐恢复，但无抽搐，脑电图正常。

3. 中医辨证论治

证型	证候	病机概要	治法	代表方剂
风痰上扰证	发则突然跌仆，目睛上视，口吐白沫，手足抽搐，喉间痰鸣，舌苔白腻，脉弦滑	痰浊素盛，肝阳化风痰随风动，风痰闭阻，上干清窍	涤痰息风，开窍定痫	定痫丸加减
痰热内扰证	发作时猝然仆倒，不省人事，四肢抽搐，口中有声，口吐白沫，烦躁不安，气高息粗，痰鸣辘辘，口臭，便干，舌暗红，苔黄腻，脉弦滑	积痰内伏，郁而化热，蒙蔽心神清窍	清热化痰，息风定痫	黄连温胆汤加减
肝郁痰火证	平素性情急躁，心烦失眠，口苦咽干，时吐痰涎，大便秘结，发作则昏仆抽搐，口吐涎沫，舌红，苔黄，脉弦滑数	痰浊蕴结，气郁化火，痰火内盛，上扰脑神	清肝泻火，化痰息风	龙胆泻肝汤合涤痰汤加减

续表

证型	证候	病机概要	治法	代表方剂
瘀阻清窍证	发则猝然昏仆，抽搐，或单见口角、眼角、肢体抽搐，颜面口唇青紫，舌质紫暗或有瘀斑，脉涩或沉弦	瘀血阻窍，脑络闭塞，脑神失养而动风	活血化瘀，通络息风	通窍活血汤加减
脾虚痰湿证	痫病日久，神疲乏力，眩晕时作，面色不华，胸闷痰多，或恶心欲呕，纳少便溏，舌淡胖，苔白腻，脉濡弱	痫发日久，耗伤气血，心脾两伤，心神失养	健脾和胃，化痰息风	醒脾汤加减
肝肾阴虚证	痫病久发，头晕目眩，两目干涩，心烦失眠，腰膝酸软，舌质红少苔，脉细数	痫病日久，肝肾精血亏虚，髓海不足，脑失所养	补益肝肾，育阴息风	左归丸加减

考点 41 ★★ 帕金森病（2016 年新增考点）

1. 诊断 帕金森病的诊断主要依靠病史、临床症状及体征。根据隐袭起病、逐渐进展的特点，单侧受累进而发展至对侧，表现为静止性震颤和行动迟缓，排除非典型帕金森病样症状即可进行临床诊断，对左旋多巴制剂治疗有效则更加支持诊断。

2. 鉴别诊断

（1）**继发性帕金森病** 有明确病因可寻，如感染、药物、中毒、动脉硬化和外伤等。

1）脑炎后帕金森病：20世纪上半叶曾流行的甲型脑炎，病后常遗留帕金森病，目前已罕见。

2）药物或中毒性帕金森病：用药或毒物接触史可有助于鉴别。

3）动脉硬化性帕金森病：多发性脑梗死偶可致帕金森病。

（2）抑郁症　抑郁症不具有帕金森病的肌强直和震颤，抗抑郁剂治疗有效，可资鉴别。

（3）特发性震颤　震颤以姿势性或运动性为特征，发病年龄早，饮酒或用心得安后震颤可显著减轻，无肌强直和运动迟缓，1/3患者有家族史。

（4）肝豆状核变性　发病年龄小，有肝损害和角膜K-F环，血清铜、铜蓝蛋白、铜氧化酶活性降低，尿铜增加。

3. 中医辨证论治

证型	证候	病机概要	治法	代表方剂
气血两虚证	肢体震颤日久，震颤程度严重，颈项强直，或肢体拘痉，活动减少，行走不稳，气短乏力，头晕眼花，自汗，口角流涎，舌胖，有齿痕，舌质暗淡，苔薄白或白腻，脉细无力	气血两虚，筋脉失濡，肌肉拘挛	益气养血，息风通络	八珍汤合天麻钩藤饮加减

续表

证型	证候	病机概要	治法	代表方剂
肝肾阴虚证	表情呆板，肢体震颤幅度很大，动作迟缓，肢体拘痉，活动笨拙，头晕目眩，耳鸣健忘，急躁易怒，多梦，腰膝酸软，舌体瘦小，舌质红，苔少，脉弦细数	肝肾阴虚，筋脉失濡，肌肉拘挛	补肾养阴，柔肝息风	大定风珠加减
风痰阻络证	肢体震颤，四肢拘痉，动作不利，胸胁满闷，痰涎增多，舌体胖，舌质淡，苔白腻，脉弦滑	痰浊内生，风痰夹杂，阻滞经脉	行气化痰，息风通络	导痰汤加减
血瘀动风证	表情呆板，面色灰暗，肢体强直，屈伸不利，震颤幅度较大，可有肩背疼痛，舌謇语涩，舌紫暗或夹有瘀斑，脉弦涩	瘀阻经络，血脉不通，筋脉失养	活血化瘀，息风通络	补阳还五汤加减
阴阳两虚证	震颤日久，表情呆板，肢体强直，行动迟缓，言语困难，日常生活能力严重下降，面色无华，神疲乏力，自汗畏寒，纳呆，失眠，舌淡，脉沉细弱	肝肾阴虚，阴损及阳，阴阳两虚，筋脉失养	阴阳双补，兼以息风	地黄饮子加减

考点 42 ★★★ 病毒性肝炎

1. 诊断

（1）流行病学资料

1）甲型肝炎：病前是否去过甲肝流行区，有无进食未煮熟海产品及饮用污染水史，多发生于冬春季，儿童多见。

2）乙型肝炎：患者是否有输血、不洁注射史，是否有与 HBV 感染者接触史，家庭成员有无 HBV 感染者，特别是婴儿母亲是否 HBsAg 阳性等有助于乙型肝炎的诊断。

3）丙型肝炎：有输血及血制品、静脉吸毒、血液透析、多个性伴侣、母亲为 HCV 感染者等病史的肝炎患者应怀疑丙型肝炎。

4）丁型肝炎：同乙型肝炎，我国以西南部感染率较高。

5）戊型肝炎：基本同甲型肝炎，暴发以水传播为多见，多累及成年人。

（2）临床诊断

1）急性肝炎：起病较急，常有畏寒、发热、乏力、头痛、纳差、恶心、呕吐等急性感染或黄疸前期症状，肝大，质偏软，ALT 显著升高，黄疸型肝炎血清胆红素 < 17μmol/L，尿胆红素阳性，黄疸型肝炎的黄疸前期、黄疸期、恢复期三期经过明显，病程 6 个月以内。

2）慢性肝炎：病程超过半年或发病日期不明确而有慢性肝炎症状、体征、实验室检查改变者，常有乏力、厌油、肝区不适等症状，可有肝病面容、肝掌、蜘蛛痣、胸前毛细血管扩张、肝大质偏硬、脾大等体征。

3）重型肝炎：主要表现为极度疲乏，严重消化道症状，如频繁呕吐、呕逆，黄疸迅速加深，出现胆酶分离现象，肝脏进行性缩小，出血倾向，PTA ＜ 40%，皮肤、黏膜出血，出现肝性脑病、肝肾综合征、腹水等严重并发症。急性黄疸型肝炎病情迅速恶化，2 周内出现 Ⅱ 度以上肝性脑病或其他重型肝炎表现者，为急性重型肝炎，15 天至 24 周出现上述表现者为亚急性重型肝炎，在慢性肝炎或肝硬化基础上出现的重型肝炎为慢性重型肝炎。

4）淤胆型肝炎：起病类似急性黄疸型肝炎，黄疸持续时间长，症状轻，有肝内梗阻的表现，注意排除其他原因引起的肝内外梗阻。

5）肝炎肝硬化：多有慢性肝炎病史，有乏力、腹胀、尿少、肝掌、蜘蛛痣、脾大、腹水、下肢水肿、胃底和食管下段静脉曲张、白蛋白下降、A/G 倒置等肝功能受损和门脉高压表现。

（3）病原学诊断

1）甲型肝炎：有急性肝炎临床表现，并具备下列任何一项均可确诊为甲型肝炎：抗 HAV IgM 阳性，抗 HAV IgG 急性期阴性，恢复期阳性，粪便中检出 HAV 颗粒或抗原或 HAV RNA。

2）乙型肝炎：有以下任何一项阳性，可诊断为现症 HBV 感染：血清 HBsAg，血清 HBV DNA，血清抗 HBC IgM，肝组织 HBCAg 和（或）HBsAg，或 HBV DNA。

3）丙型肝炎：抗 HCV 阳性或 HCV RNA 阳性，可诊断为丙型肝炎，无任何症状和体征，肝功能和肝组织学正常为无症状 HCV 携带者。

4）丁型肝炎：具备急、慢性肝炎临床表现，有现症 HBV 感染，同时血清 HDAg 或抗 HD IgM 或高滴度抗 HD IgG 或 HDV RNA 阳性，或肝内 HDAg 或 HDV RNA 阳性，可诊断为丁型肝炎。低滴度抗 HD IgG 有可能为过去感染，不具备临床表现，仅血清 HBsAg 和 HDV 血清标记物阳性时，可诊断为无症状 HDV 携带者。

5）戊型肝炎：具备急性肝炎临床表现，同时血 HEV RNA 阳性，或粪便 HEV RNA 阳性或检出 HEV 颗粒，可确诊为戊型肝炎。抗 HEV IgG 高滴度，或由阴性转为阳性，或由低滴度到高滴度，或由高滴度到低滴度甚至阴转，均可诊断为 HEV 感染，抗 HEV IgM 阳性，可作为诊断参考，但需排除假阳性。

2. 鉴别诊断

（1）其他原因引起的黄疸

1）溶血性黄疸：常有药物或感染等诱因，表现为贫血、腰痛、发热、血红蛋白尿、网织红细胞升高，黄疸大多较轻，主要为间接胆红素升高。

2）肝外梗阻性黄疸：常见病因有胆囊炎、胆石症、胰头癌、壶腹周围癌、肝癌、胆管癌、阿米巴肝脓肿等，有原发病症状、体征，肝功能损害轻，以直接胆红素升高为主，影像学证实有肝内外胆管扩张。

（2）其他原因引起的肝炎

1）其他病毒所致的肝炎：如巨细胞病毒感染、传染性单核细胞增多症等，应根据原发病的临床特点和病原学、血清学检查结果进行鉴别。

2）感染中毒性肝炎：如肾病综合征、出血热、恙虫病、伤寒、钩端螺旋体病、阿米巴肝病、急性血吸虫病、华支睾吸虫病等，主要根据原发病的临床特点和实验室检查加以鉴别。

3）药物性肝损害：有使用肝损害药物的历史，停药后肝功能可逐渐恢复，肝炎病毒标志物阴性。

4）酒精性肝病：有长期大量饮酒的历史，肝炎病毒标志物阴性。

5）自身免疫性肝炎：主要有原发性胆汁性肝硬化（PBC）和自身免疫性慢性活动性肝炎（ACAH），PBC主要累及肝内胆管，ACAH主要破坏肝细胞，诊断主要依靠自身抗体的检测。

6）脂肪肝及妊娠期急性脂肪肝：脂肪肝大多继发于肝炎后或身体肥胖者，血中甘油三酯多增高，B超有较特异的表现，妊娠急性脂肪肝多以急性腹痛起病或并发急性胰腺炎，黄疸深，有严重低血糖及低蛋白血症，尿胆红素阴性。

3. 中医辨证论治

（1）急性黄疸型肝炎

证型	证候	病机概要	治法	代表方剂
阳黄证	尿黄，身目俱黄，色泽鲜明，恶心，厌油，纳呆，口干苦，头身困重，胸脘痞满，乏力，大便干，小便黄赤，苔黄腻，脉弦滑数	湿热熏蒸，困遏脾胃，壅滞肝胆，胆汁泛溢	清热解毒、利湿退黄	茵陈蒿汤合甘露清毒丹加减
阴黄证	身目发黄，色泽晦暗，形寒肢冷，大便溏薄，舌质淡，舌体胖，苔白滑，脉沉缓无力	中阳不振，寒湿滞留，肝胆失于疏泄	健脾和胃、温化寒湿	茵陈术附汤加减

（2）急性无黄疸型肝炎

证型	证候	病机概要	治法	代表方剂
湿阻脾胃证	脘闷不饥，肢体困重，怠惰嗜卧，或见浮肿，口中黏腻，大便溏泄，苔腻，脉濡缓	湿热蕴结，脾胃失和	清热利湿、健脾和胃	茵陈五苓散加减
肝郁气滞证	胁肋胀痛，胸闷不舒，善太息，情志抑郁，不欲饮食，或口苦喜呕，头晕目眩，苔白滑，妇女月经不调，痛经，或经期乳房作胀	肝失条达，气机郁滞，络脉失和	疏肝理气	柴胡疏肝散加减

（3）慢性病毒性肝炎

证型	证候	病机概要	治法	代表方剂
湿热中阻证	右胁胀痛，脘腹满闷，恶心厌油，身目黄或不黄，小便黄赤，大便黏滞臭秽，舌苔黄腻，脉弦滑数	湿热熏蒸，困遏脾胃，壅滞肝胆	清利湿热，凉血解毒	茵陈蒿汤合甘露消毒丹加减
肝郁脾虚证	胁肋胀满，精神抑郁性急，面色萎黄，纳食减少，口淡乏味，脘腹痞胀，大便溏薄，舌淡苔白，脉沉弦	肝脾不调，疏运失职	疏肝解郁，健脾和中	逍遥散加减
肝肾阴虚证	头晕耳鸣，两目干涩，咽干，失眠多梦，五心烦热，腰膝酸软，女子经少经闭，舌红体瘦少津或有裂纹，脉细数	肝肾阴亏，水不涵木，阴不维阳，阳亢于上	养血柔肝，滋阴补肾	一贯煎加减
脾肾阳虚证	畏寒喜暖，少腹腰膝冷痛，食少便溏，食谷不化，甚则滑泄失禁，下肢浮肿，舌质淡胖，脉沉无力或迟	命门火衰，脾失温煦	健脾益气，温肾扶阳	附子理中汤合五苓散或四君子汤合肾气丸加减
瘀血阻络证	面色晦暗或见赤缕红斑，肝脾肿大，质地较硬，或有蜘蛛痣、肝掌，女子行经腹痛，经水色暗有块，舌质暗紫或有瘀斑，脉沉细或细涩	瘀血阻络，气血不畅，肝失所养	活血化瘀，散结通络	膈下逐瘀汤加减

（4）重型肝炎

证型	证候	病机概要	治法	代表方剂
毒热炽盛证	病势凶险，高热烦渴，或渴不欲饮，胸腹胀满，黄疸迅速加深，烦躁不安，神昏谵语，皮肤瘀斑，舌红绛，苔黄腻，脉弦数	湿热疫毒炽盛，深入营血，内陷心肝	清热解毒，凉血救阴	神犀丹加减
脾肾阳虚，痰湿蒙闭证	黄疸色不鲜，面色白，神疲倦怠，口中黏腻，喉中有痰声，腰膝冷痛，腹胀尿少，便溏，舌淡胖，脉细小	寒湿瘀滞，中阳不振，脾虚失运，胆液为湿邪所阻	健脾温肾，行气利水，化痰开窍	茵陈四逆汤合菖蒲郁金汤加减
气阴两虚，脉络瘀阻证	极度乏力，面色黧黑，黄疸晦暗，皮肤花纹瘀斑，两胁胀痛，尿少甚或无尿，舌质暗红或绛，苔少或薄白，脉弦细涩	气阴两虚，气郁而湿滞，湿滞而郁久化热，热郁而生痰，痰结而血不行	益气救阴，活血化瘀	生脉饮合桃红四物汤加减

考点43 ★★　乳腺增生病

1. 诊断

（1）患者多为中青年妇女，常伴有月经不调。

（2）乳房胀痛，有周期性，常发生或加重于月经前期，经后可减轻或消失，也可随情志的变化而加重或减轻。

（3）双侧或单侧乳房内有肿块，常为多发性，呈数目不等、大小不一、形态不规则的结节状，质韧而不硬，推之能移，有压痛。

（4）部分病人可有乳头溢液，呈黄绿色、棕色或血性，少数为无色浆液。

（5）钼靶X线乳房摄片、B型超声波检查、分泌物涂片细胞学检查、活体组织病理切片检查等均有助诊断。

2. 鉴别诊断

（1）**乳腺纤维腺瘤** 多见于20～30岁妇女，多为单个发病，少数属多发性，肿块多为圆形或卵圆形，表面光滑，边缘清楚，质地坚韧，活动，常在检查时的手指下滑脱，生长缓慢。

（2）**乳腺导管扩张症** 常发生于45～52岁的中老年妇女，常在乳头、乳晕及其附近部位出现细小的结节，乳头常溢出棕黄色或血性分泌物，有时可挤出粉渣样分泌物。

（3）**乳腺癌** 本病早期应注意与乳腺囊性增生病的结节状肿块鉴别，乳腺癌早期的肿块多为单发性，质地坚硬，活动性差，无乳房胀痛，主要应依据活体组织病理切片检查进行鉴别。

3. 中医辨证论治

证型	证候	病机概要	治法	代表方剂
肝郁气滞证	乳房胀痛或有肿块，一般月经来潮前疼痛加重和肿块稍肿大，行经后好转，常伴有情绪抑郁、心烦易怒、失眠多梦、胸胁胀满等，舌质淡红，苔薄白，脉细涩	肝郁气滞，气血凝结乳络	疏肝理气，散结止痛	逍遥散加减
痰瘀凝结证	乳中结块，多为片块状，边界不清，质地较韧，乳房刺痛或胀痛，舌边有瘀斑，苔薄白或薄而微黄，脉弦或细涩	肝郁气滞，气血凝结乳络又兼脾失健运，痰湿内生，气滞痰凝、瘀血结聚形成肿块	活血化瘀，软坚祛痰	失笑散合开郁散加减
气滞血瘀证	乳房疼痛及肿块没有随月经周期变化的规律性，乳房疼痛以刺痛为主，痛处固定，肿块坚韧，伴有经行不畅，经血量少，色暗红，夹有血块，少腹疼痛，舌质淡红，边有瘀点或瘀斑，脉涩	冲任失和，使气血凝滞，经脉阻塞	行气活血，散瘀止痛	桃红四物汤合失笑散加减

续表

证型	证候	病机概要	治法	代表方剂
冲任失调证	乳房肿块表现突出，结节感明显，经期前稍有增大变硬，经后可稍有缩小变软，乳房胀痛较轻微，或有乳头溢液，常可伴有月经紊乱，量少色淡，腰酸乏力等症，舌质淡红，苔薄白，脉弦细或沉细	冲任失调，使气血瘀滞，或阳虚痰湿内结，经脉阻塞	调理冲任，温阳化痰，活血散结	二仙汤加减

考点44 ★★ 急性阑尾炎

1. 诊断 根据转移性右下腹疼痛的病史，以及右下腹局限性压痛的典型阑尾炎特点，一般即可做出诊断。症状不典型的阑尾炎，或异位阑尾炎的诊断有一定困难，应结合详细病史、仔细进行体格检查，并辅以化验及特殊检查，综合判断，以提高阑尾炎的诊断率。

2. 鉴别诊断

（1）**胃、十二指肠溃疡穿孔** 多有上消化道溃疡病史，突然出现上腹部剧烈疼痛并迅速波及全腹，部分病人穿孔后，胃肠液可沿升结肠旁沟流至右下腹，出现类似急性阑尾炎的转移性右下腹痛，可出现休克，腹膜刺激征明显，多有肝浊音界消失，肠鸣音消失。X线检查：膈下游离气体，必要时可行诊断性腹腔穿刺。

（2）**急性胃肠炎** 多有饮食不洁史，临床表现与急性阑尾炎相似，腹部压痛部位不固定，肠鸣音亢进，无腹膜刺激征，大便常规检查有脓细胞、未消化食物。

（3）急性胆囊炎、胆石症　右上腹持续性疼痛，阵发性加剧，可伴有右肩部放射痛，部分病人可出现黄疸，高位阑尾炎时，腹痛位置较高，胆囊位置较低时，腹痛点比正常降低，腹膜刺激征以右上腹为甚，墨菲征阳性，必要时可借助超声波和 X 线等检查。

（4）右侧输尿管结石　右侧腰腹部位突然出现剧烈绞痛，向会阴部及大腿内侧放射，可伴有尿频、尿急、尿痛或肉眼血尿等症状，多无发热，腹部体征不明显，肾区叩击痛明显，X 线片可见阳性结石。

（5）异位妊娠破裂　有停经史，有急性失血症状和下腹疼痛症状，妇科检查阴道内有血液，阴道后穹隆穿刺有血。

3. 中医辨证论治

证型	证候	病机概要	治法	代表方剂
瘀滞证	转移性右下腹痛，呈持续性、进行性加剧，右下腹局限性压痛或拒按，伴恶心纳差，可有轻度发热，苔白腻，脉弦滑或弦紧	饮食不节，餐后奔走，损伤脾胃，导致肠道功能失调，糟粕积滞，积结肠道，气血瘀滞而成痈	行气活血，通腑泄热	大黄牡丹汤合红藤煎剂加减

续表

证型	证候	病机概要	治法	代表方剂
湿热证	腹痛加剧，右下腹或全腹压痛、反跳痛，腹皮挛急，右下腹可扪及包块，壮热，恶心纳差，便秘或腹泻，舌红苔黄腻，脉弦数或滑数	糟粕积滞，积结肠道，湿热内结，蕴酿成脓	通腑泄热、利湿解毒	大黄牡丹汤合红藤煎加败酱草、白花蛇舌草、蒲公英
热毒证	腹痛剧烈，全腹压痛、反跳痛，腹皮挛急，高热不退或恶寒发热，恶心纳差，便秘或腹泻，舌红绛，苔黄厚，脉洪数或细数	肠内痞塞，气机不畅，食积痰凝，瘀结化热，热毒炽盛，渐入血分	通腑排毒、养阴清热	大黄牡丹汤合透脓散加减

考点 45 ★★　肠梗阻（2016 年新增考点）

1. 诊断　典型的肠梗阻具有痛、呕、胀、闭四大症状，腹部可见肠型及肠蠕动波，肠鸣音亢进，可出现全身脱水等体征，结合腹部 X 线检查，明确诊断并不困难，但有时并不完全具有这些典型表现，如某些绞窄性肠梗阻的早期，易与急性坏死性胰腺炎、输尿管结石、卵巢囊肿蒂扭转等疾病混淆，临床上应予以注意。

2. 鉴别诊断

（1）机械性与动力性肠梗阻的鉴别　机械性肠梗阻具有上述典型的症状及体征，早期腹胀不明显，麻痹性肠梗阻则腹胀显著，多无阵发性腹部绞痛，肠鸣音减弱或消失，常继发于腹腔内严重感染、腹膜后出血、腹部大手术后等。X线检查可显示大、小肠全部均匀胀气，而机械性肠梗阻胀气限于梗阻以上的肠管，即使晚期并发肠绞窄和肠麻痹，结肠也不会全部胀气。

（2）单纯性与绞窄性肠梗阻的鉴别　这一区别极为重要，因为两者在预后和处理上截然不同。绞窄性肠梗阻的肠管存在血运障碍，若不及时手术处理，必导致肠坏死、腹膜炎而出现感染性休克，危及生命，单纯性肠梗阻多考虑采用非手术治疗。当肠梗阻有下列临床表现时，应考虑绞窄性肠梗阻的可能：

1）腹痛发作急骤、剧烈，呈持续性并有阵发性加重。

2）呕吐出现早而频繁，呕吐物为血性或肛门排出血性液体，或腹穿抽出血性液体。

3）早期出现脉率加快，体温升高，白细胞增高，甚至出现休克。

4）腹膜刺激征明显且固定，肠鸣音由亢进变为减弱，甚至消失。

5）腹胀不对称，有局部隆起或可触及孤立胀大的肠袢。

6）X线检查可见孤立胀大的肠袢，位置固定，不随时间而改变，或肠间隙增宽，提示有腹腔积液。

7）经积极非手术治疗后症状体征无明显改善。

（3）高位肠梗阻与低位肠梗阻的鉴别 高位小肠梗阻的特点是呕吐发生早而频繁，腹胀不明显，低位小肠梗阻的特点是腹胀明显，呕吐出现晚而次数少，并可吐出粪样物，结肠梗阻与低位小肠梗阻的临床表现相似，通过 X 线检查有助于鉴别诊断。低位小肠梗阻时，扩张的肠袢在腹中部，呈阶梯状液平，而结肠内无积气，结肠梗阻扩大的肠袢分布在腹部周围，可见结肠袋，胀气的结肠阴影在梗阻部位突然中断，盲肠胀气最显著，小肠内胀气不明显，并可借助钡剂灌肠造影明确诊断。

3. 中医辨证论治

证型	证候	病机概要	治法	代表方剂
气滞血瘀证	腹痛阵作，胀满拒按，恶心呕吐，无排气排便，舌质淡红，苔薄白，脉弦或涩	气机郁滞，络脉瘀滞，致肠道通降功能失常，壅滞上逆	行气活血，通腑攻下	桃核承气汤加减
肠腑热结证	腹痛腹胀，痞满拒按，恶心呕吐，发热，口渴，小便黄赤，甚者神昏谵语，舌质红，苔黄燥，脉洪数	胃肠积热，燥屎内结，致肠道通降功能失常，壅滞上逆	活血清热，通里攻下	复方大承气汤加减

证型	证候	病机概要	治法	代表方剂
肠腑寒凝证	起病急骤，腹痛剧烈，遇冷加重，得热稍减，腹部胀满，恶心呕吐，无排气排便，脘腹怕冷，四肢畏寒，舌质淡红，苔薄白，脉弦紧	寒邪凝滞肠间，导致肠管气血痞结，通降功能失常，壅滞上逆	温中散寒，通里攻下	温脾汤加减
水结湿阻证	腹痛阵阵加剧，肠鸣辘辘有声，腹胀拒按，恶心呕吐，口渴不欲饮，无排气、排便，尿少，舌质淡红，苔白腻，脉弦缓	肠腑气机不利，滞塞不通，痰饮水停	理气通下，攻逐水饮	甘遂通结汤加减
虫积阻滞证	腹痛绕脐阵作，腹胀不甚，腹部有条索状团块，恶心呕吐，呕吐蛔虫，或有便秘，舌质淡红，苔薄白，脉弦	蛔虫堵塞肠道，致肠腑通过障碍，气机逆乱	消导积滞，驱蛔杀虫	驱蛔承气汤加减

考点 46 ★★ 胆石症（2016 年新增考点）

1. 诊断

（1）胆囊结石　有典型的胆绞痛病史，右上腹有轻度压痛，提示胆囊结石可能，影像学检查可确诊，B超阳性率可高达 95%。

（2）肝外胆管结石　当出现典型的胆绞痛发作，伴有黄疸时，除考虑胆囊结石外，需考虑肝外胆管结石的可能，主要依据影像学检查，根据结石的部位和是否合并感染的不同，临床表现存在差异。结石位于肝总管则触不到胆囊，结石在胆总管，可触到肿大的胆囊，合并胆道感染时，有寒战、高热及右上腹和剑突下压痛，出现腹膜刺激征者较少，B超可见到扩张的肝内、外胆管及结石影像，CT、MRI和ERCP检查可有助于诊断。

（3）**肝内胆管结石**　其临床症状取决于结石的部位、范围、炎症轻重和梗阻程度，常有典型的胆石梗阻和急性胆管炎病史，如不合并感染，常有肝区、胸背部的深在而持续性疼痛，如肝内胆管结石脱落，成为继发肝外胆管结石，其临床症状和体征同肝外胆管结石的表现，肝区可有叩击痛，合并感染时临床表现和体征同胆管炎，影像学可确定诊断。

2. 鉴别诊断

（1）**胃、十二指肠溃疡**　溃疡病多有反复发作病史，男性多于女性，胆石症多有胆绞痛发作诱因，如饱食、高脂肪性食物、暴饮暴食、过度疲劳等，女性多于男性，临床表现相似，鉴别存在困难，胃镜和B超可提供鉴别诊断。

（2）**传染性肝炎**　传染性肝炎常有肝炎接触病史及食欲不振、全身乏力等症状，肝脏可有肿大并触痛，很少有全身感染症状，胆石症一般有胆道感染病史，常有胆绞痛、寒战、高热症状，右上腹常有压痛阳性的体征。黄疸鉴别：胆石性梗阻引起黄疸以直接胆红素增高为主，肝炎引起黄疸直接、间接胆红素均可升高，肝炎引起的黄疸 ALT、AST 增高显著。血常规检查：肝炎周围血白细胞一般不高，有时淋巴细胞增高，胆石性梗阻多伴有不同程度感染，血中白细胞和中性粒细胞增高。B 超、CT 等影像学检查可见肝内外胆管扩张及结石影像。

3. 中医辨证论治

证型	证候	病机概要	治法	代表方剂
肝郁气滞证	右上腹间歇性绞痛或闷痛，有时可向右肩背部放射，右上腹有局限性压痛，伴低热、口苦、食欲减退，舌质淡红，苔薄白或微黄，脉弦紧	肝郁气滞，疏泄失常，累及胆腑，精汁通降不畅，久积成石	疏肝利胆，理气开郁	金铃子散合大柴胡汤加减
肝胆湿热证	右上腹有持续性胀痛，多向右肩背部放射，右上腹肌紧张，有压痛，有时可摸到肿大之胆囊，伴高热、恶寒、口苦咽干、恶心呕吐、不思饮食，部分病人出现身目发黄，舌质红，苔黄腻，脉弦滑或弦数	湿热蕴蒸于肝胆，湿热与胆汁互结，日久而成砂石	疏肝利胆，清热利湿	茵陈蒿汤合大柴胡汤加减
肝胆脓毒证	右上腹硬满灼痛，痛而拒按，或可触及肿大的胆囊，黄疸日深，壮热不止，舌质红绛，苔黄燥，脉弦数	热积不散，热毒炽盛，致热扰营血	泻火解毒，养阴利胆	茵陈蒿汤合黄连解毒汤加减

续表

证型	证候	病机概要	治法	代表方剂
肝阴不足证	胁肋隐痛，绵绵不已，可向右肩背部放射，遇劳加重，口干咽燥，心中烦热，两目干涩，头晕目眩，舌红少苔，脉弦细	肝阴不足，疏泄失常，累及胆腑，精汁通降不畅，久积成石	滋阴柔肝，养血通络	一贯煎加减

考点 47 ★ 前列腺增生症

1. 诊断 男性 50 岁后出现进行性尿频、排尿困难，应考虑前列腺增生的可能，有的患者可出现急性尿潴留、充溢性尿失禁、血尿，部分老年患者虽无明显排尿困难，但有膀胱炎、膀胱结石、肾功能不全时，也应注意有无前列腺增生，结合其他体征、直肠指检、实验室检查可明确诊断。

2. 鉴别诊断 前列腺增生应与神经源性膀胱功能障碍、膀胱结石、尿路狭窄、膀胱颈痉挛、前列腺癌及膀胱癌相鉴别。

3. 中医辨证论治

证型	证候	病机概要	治法	代表方剂
湿热下注证	小便频数，排尿不畅，甚或点滴而下，尿黄而热，尿道灼热或涩痛，小腹拘急胀痛，口苦而黏，或渴不欲饮，舌红，苔黄腻，脉弦数或滑数	湿热壅结下焦，膀胱气化不利	清热利湿，通闭利尿	八正散加减

证型	证候	病机概要	治法	代表方剂
气滞血瘀证	小便不畅，尿线变细或尿液点滴而下，或尿道闭塞不通，小腹拘急胀痛，舌质紫暗或有瘀斑，脉弦或涩	肝气失于疏泄，三焦气机失宣，膀胱气化不利	行气活血，通窍利尿	沉香散加减
脾肾气虚证	尿频不爽，排尿无力，尿线变细，滴沥不畅，甚者夜间遗尿，倦怠乏力，气短懒言，食欲不振，面色无华，或气坠脱肛，舌淡，苔白，脉细弱无力	脾虚运化无力，升清降浊失职	健脾温肾，益气利尿	补中益气汤加减
肾阳衰微证	小便频数，夜间尤甚，排尿无力，滴沥不爽或闭塞不通，神疲倦怠，畏寒肢冷，面色㿠白，舌淡，苔薄白，脉沉细	肾中阳气虚衰，气化不及州都	温补肾阳，行气化水	济生肾气丸加减
肾阴亏虚证	小便频数不爽，滴沥不尽，尿少热赤，神疲乏力，头晕耳鸣，五心烦热，腰膝酸软，咽干口燥，舌红，苔少或薄黄，脉细数	肾阴不足，虚火扰动阴血	滋补肾阴，清利小便	知柏地黄丸加减

考点 48 ★　下肢动脉硬化性闭塞症

1. 诊断

（1）45 岁以上发病，男性多见，常伴有高血压病、冠心病、糖尿病或脑血管硬化疾病等。

（2）可有眼底动脉硬化以及血胆固醇、甘油三酯、β–脂蛋白增高。

（3）X线可有高血压心脏病改变及动脉钙化斑点。

（4）心电图检查有冠状动脉供血不足、心律失常、陈旧性心梗等。

（5）超声多普勒肢体血流检查提示动脉内管腔狭窄或闭塞，动脉腔内有硬化斑块形成。

（6）磁共振血管造影（MRA）或数字减影（DSA）检查可直观地显示动脉闭塞改变。

（7）肢体远端缺血改变，如皮肤颜色苍白、潮红，皮温降低，足背及胫后动脉搏动减弱或消失等。

2. 鉴别诊断

（1）血栓闭塞性脉管炎　多见于青壮年，一般不伴有冠心病、高血压、高脂血症、糖尿病和其他动脉病变，受累血管为中小动静脉，可见游走性浅静脉炎表现，受累动脉无钙化改变，且在动脉造影中呈节段性闭塞，病变段的近、远侧血管壁光滑。

（2）大动脉炎　10～20岁女性好发，病变主要累及主动脉弓头臂动脉起始部，其次是腹主动脉和主要分支，髂、股动脉闭塞或狭窄少见，起病缓慢，多伴风湿症状。

3. 中医辨证论治

证型	证候	病机概要	治法	代表方剂
寒凝血脉证	肢体肢端发凉、冰冷，肤色苍白，肢体疼痛，舌质淡，苔白，脉沉迟或弦细	寒湿外袭，寒凝血瘀，经脉闭塞	温经散寒，活血化瘀	阳和汤加减
血瘀脉络证	肢体发凉麻木、刺痛，夜间静息疼痛，病位有瘀点或瘀斑，皮色潮红或紫红色，舌有瘀点、瘀斑，或舌质红绛、紫暗，脉弦涩或沉细	血脉不畅，脉道不通，渐致脉道闭阻	活血化瘀，通络止痛	桃红四物汤加减
热毒蕴结证	肢体坏疽或呈干性或伴脓出，局部红肿疼痛，或伴瘀点瘀斑，可有发热，恶寒，严重者神志失常，舌质红绛，舌苔初白腻、黄腻，久之黄燥或黑苔，脉滑数、弦数或洪数	热毒蕴结，煎熬阴血，扰乱心神	清热解毒，利湿通络	四妙勇安汤加减
脾肾阳虚证	年老体弱，全身怕冷，肢体发凉，肌肉枯萎，神疲乏力，足跟及腰膝酸痛，阳痿，性欲减退，食少纳呆，膀胱胀满，舌质淡，苔白，脉沉细	脾肾阳虚，经脉失于温养	补肾健脾，益气活血	八珍汤合右归丸或左归丸加减

考点 49 ★★　湿疹（2016 年新增考点）

1. 诊断　主要根据病史、皮损特点及病程诊断。

（1）急性湿疹　本病起病较快，皮损呈多形性，对称分布，以头、面、四肢远端、阴囊等处多见，可泛发全身，自觉灼热、剧烈瘙痒，可发展成亚急性或慢性湿疹。

（2）亚急性湿疹 常由急性湿疹病程迁延所致，皮损渗出较少，以丘疹、丘疱疹、结痂、鳞屑为主，有轻度糜烂，颜色较暗红，自觉瘙痒剧烈。

（3）慢性湿疹 常由急性湿疹或亚急性湿疹长期不愈转化而来，皮损多局限于某一部位，境界清楚，有明显的肥厚浸润，表面粗糙，或呈苔藓样变，颜色褐红或褐色，常伴有丘疱疹、痂皮、抓痕，常反复发作，时轻时重，有阵发性瘙痒。

2. 鉴别诊断

（1）接触性皮炎 与急性湿疹相鉴别，本病有接触过敏物病史，常见于暴露部位或接触部位，皮损以红斑、水疱或大疱为主，边界清楚，去除病因后很快痊愈，不复发。

（2）药物性皮炎 与急性湿疹相鉴别，发病突然，皮损广泛而多样，一般发病前有明确的服药史。

（3）神经性皮炎 与慢性湿疹相鉴别，本病多发于颈、肘、尾骶部，常不对称，有典型的苔藓样变，无多形性皮损，无渗出。

3. 中医辨证论治

证型	证候	病机概要	治法	代表方剂
湿热浸淫证	发病急，皮损潮红灼热，瘙痒无休，抓破渗液流脂水，伴身热、心烦、口渴、大便干、尿短赤，舌质红，苔黄或黄腻，脉滑或数	湿热之邪浸淫肌肤，肤失濡养	清热利湿	萆薢渗湿汤合三妙丸加减
脾虚湿蕴证	发病缓慢，皮损潮红、瘙痒，抓后糜烂渗出，可见鳞屑，伴有纳少、腹胀便溏，舌淡胖，苔白或腻，脉弦缓	脾失健运，湿邪内生，肤失濡养	健脾利湿	除湿胃苓汤加减
血虚风燥证	病程久，皮损色暗或色素沉着，剧痒，或皮损粗糙肥厚，伴口干不欲饮、纳差腹胀，舌质淡，苔白，脉弦细	病久耗伤阴血，血虚生风化燥，致肌肤失养	养血润肤，祛风止痒	当归饮子加减

考点 50 ★★ 功能失调性子宫出血

1. 诊断

（1）病史　详细了解异常子宫出血的类型、发病时间、病程经过、流血前有无停经病史及其以往的治疗情况，注意患者的年龄、月经史、婚育史、避孕措施、激素类药物的使用情况，既往是否患有肝病、血液病、甲状腺功能亢进或减退等。

（2）临床表现　不规则子宫出血。

（3）体格检查　检查有无贫血、甲减、甲亢、多囊卵巢综合征及出血性疾病的阳性体征，妇科检查应排除阴道、宫颈及子宫器质性病变，注意出血来自宫颈表面还是宫颈管内。

2. 鉴别诊断　妇女出现子宫出血原因很多，因此在诊断功血时必须排除生殖道局部病变或全身性疾病所导致的生殖道出血，尤其青春期少女的阴道或宫颈部恶性肿瘤，育龄妇女子宫黏膜下肌瘤和滋养细胞肿瘤，以及绝经过渡期、绝经期妇女子宫内膜癌所致出血最易误诊为功血，应特别注意鉴别。

（1）异常妊娠或妊娠并发症　如异位妊娠、流产、滋养细胞疾病、子宫复旧不良、胎盘残留、胎盘息肉等。

（2）生殖道肿瘤　如子宫内膜癌、子宫颈癌、滋养细胞肿瘤、子宫肌瘤、卵巢肿瘤等。

（3）生殖道感染　如急慢性子宫内膜炎、子宫肌炎等。

（4）性激素药物使用不当　如口服避孕药或口服其他激素类药引起的突破性或撤退性出血等。

3. 中医辨证治疗

证型		证候	病机概要	治法	代表方剂
血热证	虚热证	经血非时突然而下，量多势急，或淋沥少许，血色鲜红而质稠，烦躁、潮热，或小便黄少，或大便干结，苔薄黄，脉细数	阴虚内热，热扰冲任血海	滋阴清热，止血调经	上下相资汤
	实热证	经血非时大下或忽然暴下，或淋沥日久不断，色深红，质稠，口渴烦热，小便黄，大便干结，舌红，苔黄，脉洪数	实热内蕴，损伤冲任，血海沸溢，迫血妄行	清热凉血，止血调经	清热固经汤
肾虚证	肾气虚证	多见青春期少女或经断前后妇女出血经乱无期，出血量多势急如崩，或淋沥日久不净，或由崩而漏，由漏而崩反复发作，色淡红或淡暗，质清稀，面色晦暗，眼眶暗，小腹空坠，腰脊酸软，舌淡暗，苔白润，脉沉弱	肾气亏虚，封藏失职，冲任失摄，经血妄行	补肾益气，固冲止血	加减苁蓉菟丝子丸
	肾阳虚证	经来无期，经量或多或少，色淡质清，畏寒肢冷，面色晦暗，腰腿酸软，小便清长，舌质淡，苔薄白，脉沉细	肾阳虚衰，阳不摄阴，封藏失司，冲任不固	温肾固冲，止血调经	右归丸

续表

证型		证候	病机概要	治法	代表方剂
肾虚证	肾阴虚证	经乱无期，出血量少，或淋沥不净，色鲜红，质黏稠，伴头晕耳鸣，腰膝酸软或心烦，舌质红，苔少，脉细数	元阴不足，虚火妄动，血不守舍	滋肾养阴，调经止血	左归丸合二至丸
脾虚证		经血非时暴下，继而淋沥不止，色淡，质稀，倦怠懒言，面色白，或肢体面目浮肿，舌淡，苔白，脉缓无力	脾虚中气虚弱甚或下陷，则冲任不固，血失统摄	补气摄血，固冲调经	固本止崩汤合举元煎
血瘀证		经血骤然而下或淋沥不断，或经闭数日又忽然暴下，色暗质稠，夹有血块，小腹胀痛，块下则减，舌紫暗，苔薄白，脉涩	瘀血内阻，新血不得归经，发为崩漏	活血化瘀，止血调经	桃红四物汤合失笑散

考点 51 ★★　闭经（2016 年新增考点）

1.诊断　先寻找闭经原因，确定病变部位，然后再明确是何种疾病所引起。

（1）病史　详细询问月经史，包括初潮年龄、月经周期、经期、经量和闭经期限及伴随症状等，发病前有无导致闭经的诱因，已婚妇女应询问生育史及产后并发症史，原发闭经应询问第二性征发育情况，了解生长发育史，有无先天缺陷或其他疾病及家族史。

（2）**体格检查** 检查全身发育状况，包括智力、身高、体重、第二性征发育情况，有无体格发育畸形，甲状腺有无肿大，乳房有无溢乳，皮肤色泽及毛发分布，测量身高、体重、四肢与躯干比例，五官特征。原发性闭经伴性征幼稚还应检查有无嗅觉缺失，观察精神状态、智力发育、营养和健康状况，妇科检查还应注意内外生殖器发育，有无先天缺陷、畸形，已有性生活妇女可通过检查阴道及宫颈黏液了解体内雌激素的水平。此外，还要观察腹股沟区有无肿块、第二性征如毛发分布、乳房发育是否正常、乳房有无乳汁分泌等，其中第二性征检查有助于鉴别原发性闭经的原因，多数解剖异常可通过体格检查发现，但无阳性体征仍不能排除有解剖异常。

2. 鉴别诊断

（1）**妊娠停经** 生育妇女月经停闭达6个月以上者，需与妊娠停经相鉴别，妊娠停经虽有停经史，但可有厌食、择食、恶心呕吐等早孕反应，乳头着色、乳房增大等妊娠体征，妇科检查宫颈着色、软，B超提示子宫增大、宫腔内见胚芽甚至胚胎或胎儿，闭经者停经前大部分有月经紊乱，继而闭经，无妊娠反应和其他妊娠变化。

（2）**围绝经期停经** 年龄进入围绝经期，月经正常或紊乱，继而闭经，可伴有面部烘热汗出、心悸、心烦、失眠、心神不宁等围绝经期症状，妇科检查子宫大小正常或稍小，血清性激素可出现围绝经期变化。

3. 中医辨证治疗

证型	证候	病机概要	治法	代表方剂
气血虚弱证	月经周期延迟、量少、色淡红、质薄，渐至经闭不行，神疲肢倦，头晕眼花，心悸气短，面色萎黄，舌淡，苔薄，脉沉缓或细弱	气血虚弱，冲任不充，血海空虚，无血可下	益气养血调经	人参养荣汤
肾气亏损证	年逾16岁尚未行经，或月经初潮延迟，时有停经，或月经周期建立后，由月经周期延后、经量减少渐至月经停闭，或体质虚弱，全身发育欠佳，第二性征发育不良，或腰膝酸软，头晕耳鸣，倦怠乏力，夜尿频多，舌淡暗，苔薄白，脉沉细	肾气亏损，精血匮乏，源断其流，冲任失养，血海不足	补益肾气，调理冲任	加减苁蓉菟丝子丸
阴虚血燥证	月经周期延后，经量少，色红质稠，渐至月经停闭不行，五心烦热、颧红唇干，盗汗甚至骨蒸劳热，干咳或咳嗽唾血，舌红，苔少，脉细数	阴虚生热，燥灼营阴，血海干涸，发为经闭	养阴清热调经	加减一阴煎

证型	证候	病机概要	治法	代表方剂
气滞血瘀证	月经停闭不行，胸胁、乳房胀痛，精神抑郁，少腹胀痛拒按，烦躁易怒，舌紫暗有瘀点，脉沉弦而涩	气滞血瘀相因为患，冲任瘀滞，故经水不行	理气活血，祛瘀通经	血府逐瘀汤
痰湿阻滞证	月经延后，经量少，色淡质黏腻，渐至月经停闭，伴形体肥胖，胸闷泛恶，神疲倦怠，纳少痰多或带下量多，色白，苔腻，脉滑	痰、湿阻滞冲任，胞脉壅塞而经不行	健脾燥湿化痰，活血调经	四君子汤合苍附导痰丸

考点 52 ★　盆腔炎

1. **诊断**　盆腔炎性疾病的诊断标准（2006年美国 CDC 诊断标准）：

（1）**最低标准**　宫颈举痛或子宫压痛或附件压痛。

（2）**附加标准**　体温超过 38.3℃（口表），宫颈或阴道异常黏液脓性分泌物，阴道分泌物 0.9% 氯化钠溶液涂片见到大量白细胞，红细胞沉降率升高，血 C 反应蛋白升高，实验室证实的宫颈淋病奈瑟菌或衣原体阳性。

（3）**特异标准**　子宫内膜活检组织学证实子宫内膜炎，阴道超声或磁共振检查显示输卵管增粗、输卵管积液，伴或不伴有盆腔积液、输卵管卵巢肿块，以及腹腔镜检查发现 PID 征象，最低诊断标准提示性活跃的女性或者具有性传播疾病的高危人群，若出现下腹痛，并可排除其他引起下腹痛的原因，妇科检查符合最低诊断标准，即可给予经验性抗生素治疗。

附加标准可增加诊断的特异性，多数盆腔炎性疾病患者有宫颈黏液脓性分泌物，或阴道分泌物在 0.9％生理盐水涂片中见到白细胞，若宫颈分泌物正常且镜下看不到大量白细胞，盆腔炎性疾病的诊断需谨慎。

特异标准基本可诊断盆腔炎性疾病，但因检查有创或费用较高，该标准仅适用于一些有选择的病例。

在做出盆腔炎性疾病的诊断后，还需进一步明确病原体。

2. **鉴别诊断**　应与急性阑尾炎、输卵管妊娠流产或破裂、卵巢囊肿蒂扭转或破裂等急症相鉴别。

3. **中医辨证治疗**

证型	证候	病机概要	治法	代表方剂
热毒炽盛证	高热腹痛，恶寒或寒战，下腹疼痛拒按，咽干口苦，大便秘结，小便短赤，带下量多，色黄，或赤白相间，质稠，如脓血，味臭秽，月经量多或淋沥不净，舌红，苔黄厚，脉滑数	邪毒内侵，客于胞宫，滞于冲任，化热酿毒	清热解毒、利湿排脓	五味消毒饮合大黄牡丹汤

続表

证型	证候	病机概要	治法	代表方剂
湿热瘀结证	下腹部疼痛拒按，或胀满，热势起伏，寒热往来，带下量多、色黄、质稠、味臭秽，经量增多，经期延长，淋沥不止，大便溏或燥结，小便短赤，舌红有瘀点，苔黄厚，脉弦滑	湿热内侵，与瘀血相搏，瘀血与湿热内结，滞于少腹	清热利湿，化瘀止痛	仙方活命饮加薏苡仁、冬瓜仁

另外，对于盆腔炎性后遗症，可参考以下证候治疗。

证型	证候	病机概要	治法	代表方剂
寒湿凝滞证	少腹冷痛，得温则舒或坠胀疼痛，月经后期，量少色暗有块，白带增多，舌略胖，色滞，苔白腻，脉沉迟	寒湿之邪乘虚侵袭，与胞宫内余血浊液相结，凝结瘀滞	温经散寒，活血化瘀	少腹逐瘀汤
气滞血瘀证	少腹胀痛或刺痛，带下增多，经行腹痛，血块排出则痛减，经前乳胀，情志抑郁，舌暗滞，有瘀点或瘀斑，苔薄，脉弦弱	气机不畅，瘀血内停，脉络不通	理气活血，消癥散结	膈下逐瘀汤

续表

证型	证候	病机概要	治法	代表方剂
气虚血瘀证	下腹部疼痛结块，缠绵日久，痛连腰骶，经行加重，经血量多有块，带下量多，精神不振，疲乏无力，食少纳呆，舌体暗红，有瘀点、瘀斑，苔白，脉弦涩无力	正气内伤，外邪侵袭，留注于冲任，血行不畅	益气健脾，化瘀散结	理冲汤

考点 53 ★ 先兆流产

1. 诊断要点 有无停经史，有无阴道出血及腹痛。

2. 鉴别诊断

（1）**异位妊娠** 有腹痛、停经、不规则阴道出血症状，妇科检查宫颈有举痛，附件可触及包块、压痛，B超检查宫内无胚胎，宫外有包块或孕囊，尿妊娠试验阳性，后穹隆穿刺抽出不凝血。

（2）**葡萄胎** 停经后阴道不规则出血，恶心、呕吐较重，子宫大于孕周，血HCG检查明显升高，B超检查不见胎体及胎盘的反射图像，只见雪花样影像，称为"落雪状"改变。

（3）**功能失调性子宫出血** 可引起阴道不规则流血，一般无停经史，无早孕反应，尿妊娠试验阴性，B超检查无宫内外妊娠迹象。

（4）**子宫肌瘤** 子宫增大可不均匀，且子宫硬，一般无停经史，无早孕反应，尿妊娠试验阴性，可借助血 HCG 和 B 超检查鉴别。

3. 中医辨证治疗

证型	证候	病机概要	治法	代表方剂
肾虚证	妊娠期，阴道少量出血，色淡红或暗红，或伴腰酸腹坠痛，头晕耳鸣，小便频数而清长，或曾屡孕屡堕，舌淡苔白，脉沉滑尺弱	肾虚冲任失固，蓄以养胎之血下泄，胎元不固	补肾健脾，益气安胎	寿胎丸加味
气血虚弱证	妊娠期，阴道少量出血，色淡红，质稀薄，或伴小腹空坠隐痛、腰酸，神疲肢倦，面色㿠白，心悸气短，舌质淡，苔薄白，脉细滑无力	气血虚弱，冲任匮乏，不能载胎养胎，胎元不固	益气养血，固肾安胎	胎元饮加味
血热证	妊娠期，阴道少量出血，色红或深红，或腰腹坠胀作痛，不喜温按，心烦少寐，渴喜冷饮，手足心热，便秘溲赤，舌红，苔黄，脉滑数	热邪直犯冲任，内扰胎元，胎元不固	滋阴清热，养血安胎	保阴煎加味
血瘀证	妊娠期，阴道少量流血，色红或暗红，质黏稠，或伴小腹疼痛拒按，舌质暗红，或有瘀斑，脉弦滑	胎居子宫，癥积瘀血碍其长养，胎元不固	祛瘀消癥，固冲安胎	桂枝茯苓丸合寿胎丸加减

续表

证型	证候	病机概要	治法	代表方剂
外伤	妊娠期，跌仆闪挫，或劳累过度，致阴道少量流血，腰酸，或伴小腹坠痛，舌质正常，脉滑无力	外伤导致气血不调，瘀阻子宫、冲任，使胎元失养而不固	益气养血，固肾安胎	圣愈汤加减

考点 54 ★★ 异位妊娠（2016 年新增考点）

1.诊断 输卵管妊娠未发生流产或破裂前，临床表现不明显，诊断较困难，应结合以下辅助检查，协助尽早诊断。

（1）血 β-HCG 定量 异位妊娠时，该值通常低于同期正常宫内妊娠。

（2）血孕酮定量 输卵管妊娠时，孕酮一般偏低。

（3）超声检查 有助于诊断异位妊娠，阴道超声优于腹部超声，超声与血 β-HCG 结合对确诊帮助很大。

（4）阴道后穹隆穿刺 适用于疑有腹腔内出血的患者，可抽出不凝血液。

（5）腹腔镜检查术 是诊断的"金标准"。

（6）子宫内膜病理检查 适用于超声不能确定妊娠部位者，对于诊断不明确的，尤其子宫内膜较厚或者宫内有囊性区者，可刮宫后 24 小时复

查血清 β-HCG，以较术前有无明显下降或上升，协助支持诊断。

2. 鉴别诊断 应与流产、急性输卵管炎、急性阑尾炎、卵巢囊肿蒂扭转、黄体破裂相鉴别。

3. 中医辨证治疗

证型		证候	病机概要	治法	代表方剂
未破损期		停经后可有早孕反应，或下腹一侧有隐痛，双合诊可触及一侧附件有软性包块，有压痛，尿妊娠试验为阳性，脉弦滑	少腹宿有瘀滞，冲任不畅，孕卵未能移行胞宫	活血化瘀，消癥杀胚	宫外孕Ⅱ号方
已破损期	休克型	突发下腹剧痛，面色苍白，四肢厥逆，或冷汗淋漓，恶心呕吐，血压下降或不稳定，有时烦躁不安，脉微欲绝或细数无力，并有腹部及妇科检查的体征	孕卵未能移行胞宫，胀破脉络，阴血内溢于少腹，发生厥脱	益气固脱，活血祛瘀	生脉散合宫外孕Ⅰ号方
	不稳定型	腹痛拒按，腹部有压痛及反跳痛，但逐渐减轻，可触及界限不清的包块，兼有少量阴道流血，血压平稳，脉细缓	孕卵未能移行胞宫，胀破脉络，阴血内溢于少腹，气虚血瘀	活血祛瘀，佐以益气	宫外孕Ⅰ号方加党参、黄芪

续表

证型		证候	病机概要	治法	代表方剂
已破损期	包块型	腹腔血肿包块形成，腹痛逐渐减轻，可有下腹坠胀或便意感，阴道出血逐渐停止，脉细涩	孕卵未能移行胞宫，胀破脉络，阴血内溢于少腹，发生血瘀	活血祛瘀消癥	宫外孕Ⅱ号方

考点 55 ★★ 产褥感染（2016 年新增考点）

1.诊断

（1）病史 详细询问病史及分娩经过，排除引起产褥病率的其他疾病。

（2）全身及局部体检 仔细检查腹部、盆腔及会阴伤口，确定感染的部位和严重程度。

（3）确定病原体 病原体培养，分泌物涂片检查，病原体抗原和特异抗体检查。

2.鉴别诊断 主要与上呼吸道感染、急性乳腺炎、泌尿系感染相鉴别。

3.中医辨证治疗

证型	证候	病机概要	治法	代表方剂
感染邪毒证	产后高热寒战，小腹疼痛拒按，恶露量多或少，色紫暗如败酱，有臭气，心烦口渴，尿少色黄，大便燥结，舌红，苔黄而干，脉数有力	产后血室正开，胞脉空虚，邪毒乘虚入侵直犯胞宫	清热解毒，凉血化瘀	五味消毒饮合失笑散加味或解毒活血汤加减

证型	证候	病机概要	治法	代表方剂
热入营血证	高热汗出，心烦不安，斑疹隐隐，舌红绛，苔黄燥，脉弦细数	邪毒炽盛，与血相搏，传变迅速，热入营血	清营解毒，凉血养阴	清营汤加味
热入心包证	壮热不退，神昏谵语，甚至昏迷，面色苍白，四肢厥冷，舌红绛，脉微而数	邪毒炽盛，与血相搏，逆传心包	凉血托毒，清心开窍	清营汤送服安宫牛黄丸或紫雪丹
血瘀证	产后乍寒乍热，恶露不下，或下亦甚少，色紫暗有块，小腹疼痛拒按，舌紫暗，或有瘀点瘀斑，脉弦涩有力	瘀血停滞，阻碍气机，营卫不通，郁而发热	活血祛瘀，和营退热	生化汤

考点 56 ★★ 子宫肌瘤（2016 年新增考点）

1. 诊断 根据病史及体征诊断多无困难，B超是常用的辅助检查，能区分子宫肌瘤与其他盆腔肿块，MRI 可准确判断肌瘤大小、数目和数量。

2. 鉴别诊断

（1）**妊娠** 有停经史，早孕反应，尿 HCG 及 B 超可鉴别。

（2）**卵巢肿瘤** 一般无月经改变，B 超可鉴别，难以鉴别时可在腹腔镜下明确。

（3）**子宫腺肌病** 有继发性、渐进性痛经病史，子宫多呈均匀增大，但很少超过孕 3 月子宫大小，质硬，亦可有经量增多等症状，B 超检查可鉴别。

（4）**子宫肥大症** 多发生于经产妇，其子宫增大一般不超过孕2月子宫大小，外形规则、均匀、无结节，宫腔形态正常，B超有助于诊断。

（5）**盆腔炎性包块** 子宫附件炎性包块与子宫紧密粘连，尤其是输卵管结核，有时也需与子宫肌瘤相鉴别。盆腔炎性包块往往有急性或亚急性生殖道感染史，妇检以双侧性肿块为多，固定且压痛，质地较肌瘤软，B超检查有助于鉴别。

3. 中医辨证治疗

证型	证候	病机概要	治法	代表方剂
气滞血瘀证	小腹包块坚硬，月经量少，经行不畅，精神抑郁，经前乳房胀痛，胸胁胀痛，或心烦易怒，腹有癥瘕，小腹胀痛或有刺痛，舌苔薄，舌边有瘀点或瘀斑，脉弦	肝郁气滞，血行受阻，瘀留胞宫	行气活血，软坚散结	膈下逐瘀汤
寒湿凝滞证	小腹包块坚硬，月经后期、量少色暗有血块，或量多色暗，经期延长，下腹冷痛喜温，四末不温，带下多色白清稀，大便不坚，舌淡紫，苔薄白而润，脉沉紧	寒湿之邪入侵胞脉，致气血凝滞，瘀阻胞宫，日久渐增而成癥	温经散寒，活血消癥	少腹逐瘀汤

证型	证候	病机概要	治法	代表方剂
痰湿瘀阻证	小腹有包块，月经后期，量少不畅，或量多有血块，色紫暗，或夹黏稠白带，下腹胀满，脘腹多痰，形体肥胖，舌胖紫，苔白腻，脉沉滑	痰浊与气血搏结，聚于胞宫而为癥	化痰除湿，活血消癥	开郁二陈汤加减
湿热夹瘀证	小腹包块，经行量多色红有血块，经期延长，下腹疼痛，腰骶酸痛下坠，时有发热，带下多色黄而臭，舌红苔黄腻，脉滑数	湿热瘀血互结，壅塞经脉，聚于胞宫	清热利湿，活血消癥	清宫消癥汤
阴虚内热证	经行量不多，偶尔崩下，经色暗红，头晕心悸，腰酸，口干咽燥，大便干结，舌红苔薄，脉细数	阴虚内热，热伤冲任，崩漏不愈	养阴清热，凉血止血	清海丸

考点 57 ★★★　小儿肺炎

1. **诊断**　根据临床有发热、咳嗽、气促或呼吸困难，肺部有较固定的中、细湿啰音，一般不难诊断，胸片有斑片影，可协助诊断，确诊后，应进一步判断病情的轻重，有无并发症，并进行病原学诊断，以指导治疗和评估预后。

2. **鉴别诊断**

（1）**急性支气管炎**　以咳嗽为主，一般无发热或仅有低热，肺部听诊呼吸音粗糙或有不固定的干、湿啰音。

（2）**支气管异物**　吸入异物可继发感染引起肺

部炎症，根据异物吸入史，突然出现呛咳及胸部 X 线检查可予以鉴别，支气管纤维镜检查可确定诊断。

（3）**肺结核** 婴幼儿活动性肺结核的临床症状及 X 线影像改变与支气管肺炎有相似之处，但肺部啰音常不明显，应根据结核接触史、结核菌素试验、血清结核抗体检测、X 线胸片随访观察加以鉴别。

3. 中医辨证论治

（1）常证

证型	证候	病机概要	治法	代表方剂
风寒闭肺证	恶寒发热，无汗，呛咳气急，痰白而稀，口不渴，咽不红，舌质不红，舌苔薄白或白腻，脉浮紧，指纹浮红	风寒之邪闭阻肺气，肺气郁闭	辛温开闭，宣肺止咳	华盖散加减
风热闭肺证	发热恶风，微有汗出，咳嗽气急，痰多，痰黏稠或黄，口渴咽红，舌红，苔薄白或黄，脉浮数，重者则见高热，咳嗽微喘，气急鼻扇，喉中痰鸣，面赤，便干尿黄，舌红，苔黄，脉滑数，指纹浮紫或紫滞	风热之邪闭阻肺气，肺气郁闭	辛凉开闭，清肺止咳	银翘散合麻杏石甘汤加减
痰热闭肺证	发热，烦躁，咳嗽喘促，气急鼻扇，喉间痰鸣，口唇青紫，面赤口渴，胸闷胀满，泛吐痰涎，舌质红，舌苔黄腻，脉弦滑	痰热俱甚，郁闭于肺	清热涤痰，开肺定喘	五虎汤合葶苈大枣泻肺汤加减

证型	证候	病机概要	治法	代表方剂
毒热闭肺证	高热持续，咳嗽剧烈，气急鼻扇，喘憋，涕泪俱无，鼻孔干燥，面赤唇红，烦躁口渴，小便短黄，大便秘结，舌红而干，舌苔黄，脉滑数	毒热之邪内闭肺气	清热解毒，泻肺开闭	黄连解毒汤合麻杏石甘汤加减
阴虚肺热证	病程较长，干咳少痰，低热盗汗，面色潮红，五心烦热，舌质红乏津，舌苔花剥、少苔或无苔，脉细数	病程迁延，阴津耗伤，肺热减而未清	养阴清肺，润肺止咳	沙参麦冬汤加减
肺脾气虚证	咳嗽无力，喉中痰鸣，低热起伏不定，面白少华，动辄汗出，食欲不振，大便溏，舌质偏淡，舌苔薄白，脉细无力	病情常迁延难愈，日久耗气而致肺脾气虚	补肺健脾，益气化痰	人参五味子汤加减

（2）变证

证型	证候	病机概要	治法	代表方剂
心阳虚衰证	突然面色苍白，口唇青紫，呼吸困难，或呼吸浅促，额汗不温，四肢厥冷，烦躁不安，或神萎淡漠，肝脏迅速增大，舌质略紫，苔薄白，脉细弱而数，指纹青紫，可达命关	邪毒炽盛，损伤原本不足之心阳，肺闭气郁导致血滞而络脉瘀阻	温补心阳，救逆固脱	参附龙牡救逆汤加减

续表

证型	证候	病机概要	治法	代表方剂
邪陷厥阴证	壮热烦躁，神昏谵语，四肢抽搐，口噤项强，两目窜视，舌质红绛，指纹青紫，可达命关，或透关射甲	邪热炽盛，内陷手厥阴心包经和足厥阴肝经	平肝息风，清心开窍	羚角钩藤汤合牛黄清心丸加减

考点 58 ★★★ 小儿腹泻

1. 诊断 根据发病季节、病史（包括喂养史和流行病学资料）、临床表现和大便性状易于做出临床诊断。必须判定有无脱水（程度和性质）、电解质紊乱和酸碱失衡，同时注意寻找病因。一般大便无或偶见少量白细胞者，为侵袭性细菌以外的病因（如病毒、非侵袭性细菌、寄生虫等肠道内、外感染或喂养不当）引起的腹泻，多为水泻，有时伴脱水症状，大便有较多白细胞者，常由各种侵袭性细菌感染所致。

2. 鉴别诊断

（1）生理性腹泻 多见于6个月以内婴儿，外观虚胖，常有湿疹，生后不久即出现腹泻，除大便次数增多外，无其他症状，食欲好，不影响生长发育。近年来发现此类腹泻可为乳糖不耐受的一种特殊类型，添加辅食后，大便即转为正常。

（2）导致小肠消化吸收功能障碍的各种疾病如乳糖酶缺乏、葡萄糖－半乳糖吸收不良、失氯性腹泻、原发性胆酸吸收不良、过敏性腹泻等，可根据各病特点进行鉴别。

（3）细菌性痢疾　常有流行病学接触史，便次多，量少，脓血便伴里急后重，大便镜检有较多脓细胞、红细胞和吞噬细胞，大便细菌培养有痢疾杆菌生长可确诊。

（4）坏死性肠炎　中毒症状较严重，腹痛，腹胀，频繁呕吐，高热，大便糊状呈暗红色，渐出现典型的赤豆汤样血便，常伴休克，腹部X线摄片呈小肠局限性充气扩张，肠间隙增宽，肠壁积气等。

3. 中医辨证论治

（1）常证

证型	证候	病机概要	治法	代表方剂
风寒泻	大便清稀，夹有泡沫，臭气不甚，肠鸣腹痛，或伴恶寒发热，鼻流清涕，咳嗽，舌质淡，苔薄白，脉浮紧，指纹淡红	风寒袭表，寒湿内盛，脾失健运，清浊不分	疏风散寒，化湿和中	藿香正气散加减
湿热泻	大便水样，或如蛋花汤样，泻下急迫，量多次频，气味秽臭，或泻下不爽，腹痛时作，食欲不振，或伴呕恶，神疲乏力，或发热烦闹，口渴，小便短黄，舌质红，苔黄腻，脉滑数，指纹紫	湿热壅滞，损伤脾胃，传化失常	清肠解热，化湿止泻	葛根黄芩黄连汤加减

续表

证型	证候	病机概要	治法	代表方剂
伤食泻	大便稀溏，夹有乳凝块或食物残渣，气味酸臭，或如败卵，脘腹胀满，便前腹痛，腹痛拒按，泻后痛减，嗳气酸馊，或有呕吐，不思乳食，夜卧不安，舌苔厚腻，或微黄，脉滑实，指纹滞	宿食内停，阻滞肠胃，传化失司	消食化滞，运脾和胃	保和丸加减
脾虚泻	大便稀溏，色淡不臭，多于食后作泻，时轻时重，神疲倦怠，面色萎黄，腹胀纳呆，舌淡苔白，脉缓弱，指纹淡	脾虚失运，清浊不分	健脾益气，助运止泻	参苓白术散加减
脾肾阳虚泻	久泻不止，大便清稀，澄澈清冷，完谷不化，或见脱肛，形寒肢冷，面色白，精神萎靡，睡时露睛，舌淡苔白，脉细弱，指纹色淡	命门火衰，脾失温煦	温补脾肾，固涩止泻	附子理中汤合四神丸加减

（2）变证

证型	证候	病机概要	治法	代表方剂
气阴两伤证	泻下过度，质稀如水，心烦不安或精神不振，啼哭少泪，目眶及囟门凹陷，皮肤干燥或枯瘪，口渴引饮，小便短少，甚至无尿，唇红而干，舌红少津，苔少或无苔，脉细数	久泻不止，耗气伤阴，致气阴两伤	益气养阴，酸甘敛阴	人参乌梅汤加减

证型	证候	病机概要	治法	代表方剂
阴竭阳脱证	泻下不止，次频量多，面色青灰或苍白，精神萎靡，表情淡漠，哭声微弱，啼哭无泪，少尿或无尿，四肢厥冷，舌淡无津，脉沉细欲绝	久泻不止，耗气伤阴，阴损及阳，阴阳俱耗而成	挽阴回阳，救逆固脱	生脉散合参附龙牡救逆汤加减

考点 59 ★★★　急性肾小球肾炎

1. 诊断　根据急性起病，1～3 周前有链球菌感染史（上呼吸道或皮肤感染），典型表现为浮肿、高血压和血尿，不同程度蛋白尿，急性期血清 ASO 滴度升高，总补体及 C_3 暂时性下降，可临床诊断为急性肾小球肾炎。

2. 鉴别诊断

（1）*IgA 肾病*　以血尿为主要症状，表现为反复发作的肉眼血尿，多在上呼吸道感染 24～48 小时出现，多无水肿、高血压，血清 C_3 正常，肾脏组织活检可确诊。

（2）*继发性肾炎*　因过敏性紫癜性肾炎、狼疮性肾炎、乙型肝炎病毒相关性肾炎等一些继发性肾炎也可以急性起病，故应注意排除。

（3）*原发性肾病综合征*　具有肾病综合征表现的急性肾炎需与原发性肾病综合征鉴别，若患儿呈急性起病，有明确的链球菌感染证据，血清

C_3 降低，肾活检病理为毛细血管内增生性肾炎者有助于急性肾炎的诊断。

（4）慢性肾炎急性发作　既往肾炎史不详，无明显前期感染，除有肾炎症状外常有贫血、肾功能异常、低比重尿或固定低比重尿、尿改变以蛋白增多为主。

3. 中医辨证论治

（1）常证

证型	证候	病机概要	治法	代表方剂
风水相搏证	起病迅速，头面眼睑先肿，继而四肢及全身水肿，皮肤光亮，压之凹陷，随手即起，尿少或有血尿，常有发热、恶风、咳嗽、肢痛，苔薄白，脉浮	风邪袭表，肺气闭塞，通调失职，风遏水阻	疏风利水	麻黄连翘赤小豆汤加减
湿热内侵证	浮肿或轻或重，尿少色赤，皮肤生疮或咽喉肿痛，头身困重，脘闷纳呆，口渴口苦，心烦，大便秘结或溏而不爽，或伴发热，舌红，苔黄腻，脉滑数	湿热郁遏肌表，内犯肺脾，肺失通调，脾失健运，水溢肌肤	清热利湿，凉血止血	五味消毒饮合小蓟饮子加减
气虚邪恋证	水肿不著，身倦乏力，面色萎黄，纳少便溏，自汗出，易于感冒，或有镜下血尿，舌淡红，苔白腻，脉缓弱	病情反复，脾失健运，痰湿内生	健脾益气，兼化湿浊	参苓白术散加减

证型	证候	病机概要	治法	代表方剂
阴虚邪恋证	水肿不著，血尿迁延，时轻时重，神倦头晕，手足心热，盗汗，或有反复咽红，舌红少苔，脉细数	病情反复，湿热伤阴，阴虚邪恋	滋阴补肾，兼清余热	知柏地黄丸合二至丸加减

（2）变证

证型	证候	病机概要	治法	代表方剂
水凌心肺证	全身浮肿，尿少或无尿，咳嗽气急，心悸，胸闷，烦躁不能平卧，口唇青紫，四末不温，指甲发绀，舌苔白或白腻，脉细数无力	水邪泛滥，上凌心肺，损及心阳，闭阻肺气	泻肺逐水，宁心安神	己椒苈黄丸合参附汤加减
邪陷心肝证	面目肢体浮肿，尿少色赤，头痛眩晕，视物模糊，口苦烦躁，甚或神昏抽搐，舌红，苔黄糙，脉弦	湿热毒邪，内陷厥阴，致肝风内动，心窍闭阻	平肝泻火，清心利水	龙胆泻肝汤合羚角钩藤汤加减
水毒内闭证	全身浮肿，尿少或尿闭，头晕，头痛，恶心呕吐，纳差，畏寒肢冷，神疲无力，嗜睡，甚或昏迷，舌质淡胖，苔腻，脉弦或数	湿浊内盛，脾肾衰竭，三焦壅塞，气机升降失司，水湿不得通泄	辛开苦降，辟秽解毒	温胆汤合附子泻心汤加减

考点 60 ★★ 过敏性紫癜（2016 年新增考点）

1. 诊断 主要依靠典型的皮肤紫癜，或同时伴腹痛、便血、关节肿痛、肾损害等表现来进行诊断。

2. 鉴别诊断 以单一症状起病的初期需与以下疾病鉴别：

（1）特发性血小板减少性紫癜 皮肤、黏膜可见出血点及瘀斑，不高出皮肤，分布在全身各处，血小板计数减少，出血时间延长，骨髓中成熟巨核细胞减少。

（2）细菌感染 如脑膜炎双球菌菌血症、败血症及亚急性细菌性心内膜炎均可出现紫癜样皮疹，这些疾病的紫癜一开始即为瘀血斑，其中心部位可有坏死，起病急骤，全身中毒症状重，血培养阳性。

3. 中医辨证论治

证型	证候	病机概要	治法	代表方剂
风热伤络证	起病较急，紫癜以下肢和臀部为多，呈对称性，颜色鲜红，呈丘疹或红斑，大小形态不一，可融合成片，或有痒感，伴发热恶风，咳嗽咽痛，舌质红，苔薄黄，脉浮数	风热之邪侵袭肌表，由表入里，伤及脉络，血不循经	疏风清热，凉血止血	银翘散加减
血热妄行证	起病急骤，面赤咽干，皮肤瘀点瘀斑密集或成片，或伴关节肿痛，或伴腹痛、便血尿血，或有发热、大便干燥，舌质红绛，苔黄燥，脉弦数	邪热入血，迫血妄行，血不循经	清热解毒，凉血化斑	犀角地黄汤加减

证型	证候	病机概要	治法	代表方剂
湿热痹阻证	皮肤紫癜多见于关节周围，尤以膝踝关节为主，关节肿胀灼痛，影响肢体活动，偶见腹痛、尿血，舌质红，苔黄腻，脉滑数或弦数	湿热之邪，痹阻关节经络	清热利湿，通络止痛	四妙丸加减
阴虚火旺证	起病缓慢，时发时隐，或紫癜已退，仍有腰背酸软，五心烦热，潮热盗汗，头晕耳鸣，尿血、便血，舌质红，少苔，脉细数	阴虚火旺，迫血妄行，血不循经	滋阴补肾，活血化瘀	知柏地黄丸加减
气虚血瘀证	病情反复发作，斑疹紫暗，腹痛绵绵，神疲倦怠，面色少华，纳少，舌淡，边尖有瘀点瘀斑，苔薄白，脉细弱	病情反复发作后脏腑虚损，气虚血瘀，血不循经	补中益气，化瘀止血	补中益气汤加减

考点 61 ★ 水痘

1. 诊断　典型水痘根据流行病学资料、临床表现，尤其皮疹形态、分布特点，不难做出诊断，非典型病例需靠实验室检测进行确诊。

2. 鉴别诊断

（1）丘疹样荨麻疹　本病多见于婴幼儿，系皮肤过敏性疾病，皮疹多见于四肢，可分批出现，为红色丘疹，顶端有小水痘，壁较坚实，痒感显著，周围无红晕，不结痂。

（2）**手足口病** 本病皮疹多以疱疹为主，疱疹出现的部位以口腔、臀部、手掌、足底为主，疱疹分布以离心性为主。

3. 中医辨证治疗

证型	证候	病机概要	治法	代表方剂
邪郁肺卫证	无热或微热，鼻塞流涕，偶有轻咳，24小时左右出小红疹，数小时到1天后，大多变成椭圆形疱疹，疹壁薄，疱浆清亮，根盘微红晕，痘疹稀疏，多见于躯干、颜面及头皮，舌质淡，苔薄白，脉浮数	水痘时邪从口鼻而入，蕴郁于肺，宣肃失司	疏风清热，解毒利湿	银翘散加减
毒炽气营证	壮热烦躁，口渴引饮，面赤唇红，口舌生疮，痘疹密布，疹色紫暗，疱浆混浊，甚至出现出血性皮疹，大便干结，小便黄赤，舌质红绛，舌苔黄糙而干，脉洪数	邪盛正衰，邪毒炽盛，则内传气营	清气凉营，化湿解毒	清胃解毒汤加减

考点62 ★ 流行性腮腺炎

1. 诊断 主要根据流行病学史、接触史以及腮腺肿大疼痛的临床表现，诊断一般不困难，对疑似病例应根据血清学检查或病毒分离确诊。

2. 鉴别诊断

（1）**化脓性腮腺炎** 中医名发颐，多为一侧腮腺肿大，局部疼痛剧烈拒按，红肿灼热明显，挤压腮腺时有脓液自腮腺管口流出，无传染性，白细胞总数和中性粒细胞百分数明显增高。

（2）其他病毒性腮腺炎 流感病毒、副流感病毒、肠道病毒中的柯萨奇 A 组病毒等均可以引起腮腺炎，对再次发生病毒性腮腺炎的病例，应根据血清学检查和病毒分离进行鉴别。

（3）急性淋巴结炎 耳前、颈部、颌下淋巴结炎，有时易与腮腺炎、颌下腺炎相混淆，应注意鉴别。淋巴结发炎时，局部疼痛较重，肿胀的淋巴结边缘清楚，质地较硬，不以耳垂为中心，局部红肿灼热明显，腮腺管口无红肿，常有头面或口咽部感染灶，周围血象白细胞总数及中性粒细胞增高。

3. 中医辨证论治

（1）常证

证型	证候	病机概要	治法	代表方剂
邪犯少阳证	轻微发热，一侧或双侧耳下腮部或颌下漫肿疼痛，边缘不清，触之痛甚，咀嚼不便，或有咽红，舌质红，舌苔薄白或薄黄，脉浮数	病毒从口鼻而入，侵犯足少阳胆经	疏风清热，散结消肿	柴胡葛根汤加减

续表

证型	证候	病机概要	治法	代表方剂
热毒蕴结证	高热不退,多见两侧腮部肿胀疼痛,坚硬拒按,张口、咀嚼困难、口渴引饮,烦躁不安,或伴头痛,咽红肿痛,食欲不振,呕吐,便秘溲赤,舌质红,舌苔黄,脉滑数	时邪病毒壅盛于少阳经脉,循经上攻腮颊,气血凝滞不通	清热解毒,软坚散结	普济消毒饮加减

（2）变证

证型	证候	病机概要	治法	代表方剂
邪陷心肝证	在腮部尚未肿大或腮肿后4～5天,壮热不退,头痛项强,嗜睡,严重者昏迷、惊厥、抽搐,舌质绛,舌苔黄,脉数	热毒炽盛者,邪盛正衰,邪陷厥阴,扰动肝风,蒙蔽心包	清热解毒,息风开窍	清瘟败毒饮加减
毒窜睾腹证	腮部肿胀渐消,男性多有一侧或两侧睾丸肿胀疼痛,女性多有一侧或两侧少腹疼痛,伴有发热、呕吐,舌质红,舌苔黄,脉数	足厥阴肝经循少腹络阴器,邪毒内传,引睾窜腹	清肝泻火,活血止痛	龙胆泻肝汤加减

考点 63 ★★★ 颈椎病

1.诊断

（1）有慢性劳损或外伤史,或有颈椎先天性畸形、颈椎退行性病变,多发于 40 岁以上的中年人、长期低头工作者，往往呈慢性发病。

（2）颈、肩背疼痛，头痛头晕，颈部板硬，上肢麻木。

（3）颈部活动受限，病变颈椎棘突、患侧肩胛骨内上角常有压痛，可摸到条索状硬块，可有上肢肌力减弱和肌肉萎缩。

（4）臂丛牵拉试验阳性，颈椎间孔挤压试验阳性。

（5）X线正位摄片显示钩椎关节增生，张口位可有齿状突偏歪，侧位片显示颈椎曲度变直，椎间隙变窄，有骨质增生或钙化，斜位片可见椎间孔变小等改变，CT和MRI检查可进行定性、定位诊断。

2. 鉴别诊断

（1）**脊髓肿瘤**　脊髓型颈椎病与脊髓肿瘤有类似之处，但脊髓肿瘤多逐渐加重，而颈椎病症状多有间歇性，X线片、脊髓造影、MRI可鉴别。

（2）**肩周炎**　肩周炎主要症状和体征是肩关节疼痛及功能受限，有自愈倾向。

（3）**颈椎骨关节炎**　颈椎骨关节炎可有颈背痛或一侧上肢麻木，但无放射痛及感觉障碍或腱反射异常。

（4）**冠状动脉供血不全**　冠状动脉供血不全有心前区疼痛、胸闷、气短等症，无上肢颈脊神经根刺激的体征，心电图可有异常改变，服用硝酸甘油类药物可缓解。

3. 中医辨证论治

证型	证候	病机概要	治法	代表方剂
风寒湿阻证	可见颈、肩、上肢窜痛麻木，以痛为主，头有沉重感，颈部僵硬，活动不利，恶寒畏风，舌淡红，苔薄白，脉弦紧	风寒湿三邪侵袭颈部筋肉，使颈筋气血凝滞，经络闭阻，筋脉不舒	祛风除湿，温经通络	羌活胜湿汤加减
气滞血瘀证	可见颈肩部、上肢刺痛，痛处固定，伴有肢体麻木，舌质暗有瘀斑，脉弦	颈部筋肉损伤，瘀阻不行，气机受阻，不通则痛	行气活血，化瘀通络	活血舒筋汤加减
痰湿阻络证	可见头晕目眩，头重如裹，四肢麻木不仁，纳呆，舌暗红，苔厚腻，脉弦滑	风痰相搏，阻滞经络	除湿化痰，蠲痹通络	天麻钩藤饮加减
肝肾不足证	可见眩晕头痛，耳鸣耳聋，失眠多梦，肢体麻木，面红目赤，舌红少津，苔薄或苔少，脉弦	肝肾亏虚，筋骨失健，气血循行不畅	补益肝肾，活血通络	六味地黄丸加减
气血亏虚证	可见头晕目眩，面色苍白，心悸气短，四肢麻木，倦怠乏力，舌淡苔少，脉细弱	气血虚弱，不能濡养经筋	益气养血，活血通络	黄芪桂枝五物汤加减

考点 64 ★　不寐

1. 诊断

（1）轻者入寐困难或寐而易醒，醒后不寐，连续 3 周以上，重者彻夜难眠。

（2）常伴有头痛、头昏、心悸、健忘、神疲乏力、心神不宁、多梦等症。

（3）本病证患者常有饮食不节，情志失常，劳倦、思虑过度，病后，体虚等病史。

2. 病证鉴别　不寐应与一时性失眠、生理性少寐、他病痛苦引起的失眠相区别。

不寐是指单纯以失眠为主症，表现为持续的、严重的睡眠困难，若因一时性情志影响或生活环境改变引起的暂时性失眠不属病态，至于老年人少寐早醒，亦多属生理状态。若因其他疾病痛苦引起失眠者，则应以祛除有关病因为主。

3. 辨证论治

证型	证候	病机概要	治法	代表方剂
肝火扰心证	不寐多梦，甚则彻夜不眠，急躁易怒，伴头晕头胀，目赤耳鸣，口干而苦，不思饮食，便秘溲赤，舌红苔黄，脉弦而数	肝郁化火，上扰心神	疏肝泻火，镇心安神	龙胆泻肝汤加减
痰热扰心证	心烦不寐，胸闷脘痞，泛恶嗳气，伴口苦，头重，目眩，舌偏红，苔黄腻，脉滑数	湿食生痰，郁痰生热，扰动心神	清化痰热，和中安神	黄连温胆汤加减

续表

证型	证候	病机概要	治法	代表方剂
心脾两虚证	不易入睡，多梦易醒，心悸健忘，神疲食少，伴头晕目眩，四肢倦怠，腹胀便溏，面色少华，舌淡苔薄，脉细无力	脾虚血亏，心神失养，神不安舍	补益心脾，养血安神	归脾汤加减
心肾不交证	心烦不寐，入睡困难，心悸多梦，伴头晕耳鸣，腰膝酸软，潮热盗汗，五心烦热，咽干少津，男子遗精，女子月经不调，舌红少苔，脉细数	肾水亏虚，不能上济于心，心火炽盛，不能下交于肾	滋阴降火，交通心肾	六味地黄丸合交泰丸加减
心胆气虚证	虚烦不寐，触事易惊，终日惕惕，胆怯心悸，伴气短自汗，倦怠乏力，舌淡，脉弦细	心胆虚怯，心神失养，神魂不安	益气镇惊，安神定志	安神定志丸合酸枣仁汤加减

考点 65 ★★ 头痛

1. 辨病思路 头痛是指额、顶、颞及枕部的疼痛，为最常见的临床症状之一。西医学的偏头痛、群集性头痛、紧张性头痛、高血压病、副鼻窦炎、颅内肿瘤等出现以头痛为主症者均可参考本病辨证论治。

（1）偏头痛 偏头痛为发作性的血管－神经功能障碍，以反复发生的偏侧或双侧头痛为特征。部分患者有头部不适、烦躁等前驱症状及视觉改变（暗点、亮光异彩或较复杂的幻觉）的先兆。发作频率不定，每年一至数次或者每月一至数次不等，女性多于男性。

（2）三叉神经痛 原发性三叉神经痛常呈阵发性电击样剧痛，沿三叉神经分布区域放射。

（3）群集性头痛 群集性头痛是一种表现为眶部和头部疼痛的神经－血管功能障碍，以反复的密集性发作为特征。男性多于女性，部分病人有家族史。

（4）紧张性头痛 大多由于忧虑或焦虑所致的持久性头、面、颈部的血管收缩所引起，女性较常见。

（5）高血压病头痛 与血压升高的水平相关，恼怒、失眠、劳累是诱发和（或）加重头痛的因素，血压检测有助于诊断。

（6）副鼻窦炎 头痛是由于副鼻窦的炎症引起，脓性鼻涕与头痛并见是本病的临床特点。

（7）颅内肿瘤 持续性、加重性头痛是其临床特征，头颅 CT、MRI 等提示有占位性病变。

2. 辨证论治

证型	证候	病机概要	治法	代表方剂
风寒头痛	头痛起病较急，痛连项背，恶风畏寒，遇风受寒加重，常喜裹头，口不渴，或兼鼻塞流清涕等症，舌苔薄白，脉浮或浮紧	风寒外袭，上犯颠顶，凝滞经脉	疏风散寒	川芎茶调散加减

续表

证型	证候	病机概要	治法	代表方剂
风热头痛	头痛而胀，甚则头痛如裂，发热恶风，面红目赤，口渴喜饮，大便不畅或便秘，小便黄，舌红苔黄，脉浮数	风热外袭，上扰清空，窍络失和	祛风清热	芎芷石膏汤加减
风湿头痛	头痛如裹，肢体困重，胸闷纳呆，大便溏薄，小便不利，苔白腻，脉濡滑	风湿之邪，上蒙头窍，困遏清阳	祛风胜湿	羌活胜湿汤加减
肝阳头痛	头痛而眩，时作筋掣，两侧为甚，心烦易怒，睡眠不宁，胁痛，面红目赤，口苦，舌红，苔薄黄，脉弦有力或弦细数	肝失条达，气郁化火，阳亢风动	平肝潜阳	天麻钩藤饮加减
肾虚头痛	头痛且空，每兼眩晕，腰痛酸软，神疲乏力，遗精带下，耳鸣少寐，舌红少苔，脉细无力	肾精亏虚，髓海不足，脑窍失荣	补肾填精	大补元煎加减
血虚头痛	头痛而晕，心悸不宁，面色少华，神疲乏力，舌质淡，苔薄，脉细	气血不足，不能上荣，窍络失养	养血滋阴	加味四物汤加减
痰浊头痛	头痛昏蒙，胸脘满闷，纳呆呕恶，舌苔白腻，脉滑数或弦滑	脾失健运，痰浊中阻，上蒙清窍	化痰降逆	半夏白术天麻汤加减
瘀血头痛	头痛经久不愈，痛处固定不移，痛如锥刺，或有头部外伤史，舌紫或有瘀斑、瘀点，苔薄白，脉沉细或涩	瘀血阻窍，络脉滞涩，不通则痛	化瘀通窍	通窍活血汤加减

考点 66 ★★　眩晕（2016 年新增考点）

1. **辨病思路**　在临床上脑动脉硬化症、高血压病、椎 – 基底动脉供血不足、低血压、低血糖、贫血、慢性充血性心力衰竭、梅尼埃病等均可表现以头晕目眩为主要症状。

（1）脑动脉硬化症　多见于 60 岁左右的中老年人，眩晕缠绵难愈，常伴有记忆力减退、腰膝酸软。头颅影像学检查可见脑沟变宽，少数患者可发展为痴呆。

（2）高血压病　有血压的升高（舒张压升高、收缩压升高，或二者共同升高）。常伴面部潮红、性情焦躁、失眠等症状。

（3）椎 – 基底动脉供血不足　眩晕多伴复视、共济失调、平衡障碍、偏瘫等，脑多普勒可见动脉血流改变。

（4）低血压　临床特点是血压的下降低于正常标准，常伴面色苍白、乏力、汗出，眩晕症状的出现常与体位的改变相关。

（5）低血糖　低血糖是以患者血清中糖的浓度降低为特点，除了头晕目眩、面色苍白、乏力外，甚至出现晕厥。

（6）贫血　外周血液在单位体积中的血红蛋白浓度、红细胞计数和（或）红细胞压积低于正常最低值，其中以血红蛋白的浓度最重要。皮肤、黏膜苍白是各种贫血的共同特点，心悸、气短是贫血的常见症状。

（7）**慢性充血性心力衰竭**　由于心脏排血量的降低、循环淤血，导致大脑血液灌注不足引起头晕目眩，常有心脏病史、心衰体征，心脏B超有助鉴别。

（8）**梅尼埃病**　梅尼埃病是由于内耳前庭系统病变引起的，以眩晕及共济失调的临床表现为特征，有耳鸣和听力下降。

2.辨证论治

证型	证候	病机概要	治法	代表方剂
肝阳上亢证	眩晕耳鸣，头胀痛，急躁易怒，失眠多梦，脉弦，或兼面红、目赤、口苦、便秘尿赤，舌红苔黄，脉弦数，或兼腰膝酸软，健忘、遗精，舌红少苔，脉弦而数，甚或眩晕欲仆，泛泛欲呕，头痛如掣，肢麻震颤，语言不利，步履不正	肝阳风火，上扰清窍	平肝潜阳，清火息风	天麻钩藤饮或羚羊角汤加减
气血亏虚证	眩晕，动则加剧，劳累即发，神疲懒言，气短声低，面白少华，心悸失眠，纳减，或兼食后腹胀，大便溏薄，或兼畏寒肢冷，唇甲淡白，或兼诸失血症，舌质淡胖嫩，边有齿印，苔少或厚，脉细或虚大	气血亏虚，清阳不展，脑失所养	补益气血，健运脾胃	八珍汤加减

证型	证候	病机概要	治法	代表方剂
肾精不足证	眩晕，精神萎靡，腰膝酸软，或遗精、滑泄、耳鸣、发落、齿摇、少寐多梦、健忘，舌瘦嫩或嫩红，少苔或无苔，脉弦细或弱或细数	肾精不足，髓海空虚，脑失所养	补益肾精，充养脑髓	河车大造丸加减
痰浊内蕴证	眩晕，倦怠或头重如蒙，胸闷恶心，呕吐痰涎，少食多寐，舌胖，苔白腻，脉弦滑	痰浊中阻，上蒙清窍，清阳不升	燥湿祛痰，健脾和胃	半夏白术天麻汤加减
瘀血阻窍证	眩晕，头痛，兼见健忘、失眠、心悸、精神不振、耳鸣耳聋、面唇紫暗，舌暗有瘀斑，脉涩或细涩	瘀血阻络，气血不畅，脑失所养	祛瘀生新，活血通窍	通窍活血汤加减

考点 67 ★★ 呕吐（2016 年新增考点）

1. 诊断

（1）初起呕吐量多，呕吐物多有酸腐气味，久病呕吐，时作时止，呕吐物不多，酸臭气味不甚。

（2）新病邪实，呕吐频频，常伴有恶寒发热、脉实有力，久病正虚，呕吐无力，常伴精神萎靡、倦怠、面色萎黄、脉弱无力等症。

（3）本病常有饮食不节、过食生冷、恼怒气郁，或久病不愈等病史。

2. 病证鉴别

（1）反胃与呕吐　两者同系胃部病变，同系胃失和降，胃气上逆，同有呕吐的临床表现。反胃病机多系脾胃虚寒，胃中无火，难以腐熟食入之谷物所致，症状特点以朝食暮吐，暮食朝吐，食后或吐前胃脘胀满，吐后转舒，呕吐与进食时间相距较长，吐出量一般较多。呕吐的病机为胃失和降，胃气上逆，症状特点是呕吐与进食无明确的时间关系，吐出物多为当日之食，呕吐量有大有小，食后或吐前胃脘并非一定胀满。

（2）噎膈与呕吐　两者皆有呕吐症状，然噎膈虽有呕吐症状，症状特点是饮食咽下过程中梗塞不顺，初起并无呕吐，后期格拒时出现呕吐，甚至因噎废食，系饮食不下或食入即吐，呕吐与进食时间关系密切，因食停食管，并未入胃，故吐出量较小，多伴胸膈疼痛，噎膈病情较重，病程较长，治疗困难，预后不良。呕吐病位在胃，病机为胃失和降，胃气上逆，症状特点是进食顺利，食已入胃，呕吐与进食无明确的时间关系，呕吐量有大有小，可伴胃脘疼痛。

3. 辨证论治

（1）实证

证型	证候	病机概要	治法	代表方剂
外邪犯胃证	突然呕吐，胸脘满闷，恶寒发热，头身疼痛，舌苔白腻，脉濡缓	外邪犯胃，中焦气滞，浊气上逆	疏邪解表，化湿和中	藿香正气散加减

证型	证候	病机概要	治法	代表方剂
饮食停滞证	呕吐酸腐，脘腹胀满，嗳气厌食，大便或溏或结，舌苔厚腻，脉滑实	食积内停，气机受阻，浊气上逆	消食化滞，和胃降逆	保和丸加减
痰饮内阻证	呕吐清水痰涎，脘闷不食，头眩心悸，舌苔白腻，脉滑	痰饮内停，中阳不振，胃气上逆	温中化饮，和胃降逆	小半夏汤合苓桂术甘汤加减
肝气犯胃证	呕吐吞酸，嗳气频繁，胸胁胀痛，舌质红，苔薄腻，脉弦	肝气郁结，横逆犯胃，胃失和降	疏肝理气，和胃降逆	四七汤加减

（2）虚证

证型	证候	病机概要	治法	代表方剂
脾胃虚弱证	食欲不振，食入难化，恶心呕吐，脘部痞闷，大便不畅，舌苔白滑，脉象虚弦	脾胃气虚，纳运无力，胃虚气逆	健脾益气，和胃降逆	香砂六君子汤加减
脾胃阳虚证	饮食稍多即吐，时作时止，面白，倦怠乏力，喜暖恶寒，四肢不温，口干而不欲饮，大便溏薄，舌质淡，脉濡弱	脾胃虚寒，失于温煦，运化失职	温中健脾，和胃降逆	理中汤加减
胃阴不足证	呕吐反复发作，或时作干呕，似饥而不欲食，口燥咽干，舌红少津，脉象细数	胃阴不足，胃失濡润，和降失司	滋养胃阴，降逆止呕	麦门冬汤加减

考点 68 ★★ 腹痛（2016 年新增考点）

1. 诊断

（1）凡是以胃脘以下，耻骨毛际以上部位的疼痛为主要表现者，即为腹痛。

其疼痛性质各异，若病因外感，突然剧痛，伴发症状明显者，属于急性腹痛，病因内伤，起病缓慢，痛势缠绵者，则为慢性腹痛。

（2）注意与腹痛相关的病因，与脏腑经络相关的症状。

如涉及肠腑，可伴有腹泻或便秘，寒凝肝脉痛在少腹，常牵引睾丸疼痛，膀胱湿热可见腹痛牵引前阴，小便淋沥，尿道灼痛，蛔虫作痛多伴嘈杂吐涎，时作时止，瘀血腹痛常有外伤或手术史，少阳表里同病腹痛可见痛连腰背，伴恶寒发热，恶心呕吐。

（3）注意鉴别受病脏腑，根据性别、年龄、婚况，以及与饮食、情志、受凉等关系，起病经过，其他伴发症状，来鉴别何脏何腑受病，明确病理性质。

2. 病证鉴别

（1）**腹痛与胃痛** 胃处腹中，与肠相连，腹痛常伴有胃痛的症状，胃痛亦时有腹痛的表现，常需鉴别。胃痛部位在心下胃脘之处，常伴有恶心、嗳气等胃病见症，腹痛部位在胃脘以下，上述症状在腹痛中较少见。

（2）腹痛与其他内科疾病中的腹痛症状　许多内科疾病常见腹痛的表现，此时的腹痛只是该病的症状，如痢疾之腹痛，伴有里急后重、下痢赤白脓血，积聚之腹痛，以腹中包块为特征等，而腹痛病证，当以腹部疼痛为主要表现。

（3）腹痛与外科、妇科腹痛　内科腹痛常先发热后腹痛，疼痛一般不剧，痛无定处，压痛不显，外科腹痛多后发热，疼痛剧烈，痛有定处，压痛明显，见腹痛拒按，腹肌紧张等，妇科腹痛多在小腹，与经、带、胎、产有关，如痛经、先兆流产、宫外孕、输卵管破裂等，应及时进行妇科检查，以明确诊断。

3.辨证论治

证型	证候	病机概要	治法	代表方剂
寒邪内阻证	腹痛拘急，遇寒痛甚，得温痛减，口淡不渴，形寒肢冷，小便清长，大便清稀或秘结，舌质淡，苔白腻，脉沉紧	寒邪凝滞，中阳被遏，脉络痹阻	散寒温里，理气止痛	良附丸合正气天香散加减
湿热壅滞证	腹痛拒按，烦渴引饮，大便秘结，或溏滞不爽，潮热汗出，小便短黄，舌质红，苔黄燥或黄腻，脉滑数	湿热内结，气机壅滞，腑气不通	泄热通腑，行气导滞	大承气汤加减

续表

证型	证候	病机概要	治法	代表方剂
饮食积滞证	脘腹胀满，疼痛拒按，嗳腐吞酸，厌食呕恶，痛而欲泻，泻后痛减，或大便秘结，舌苔厚腻，脉滑	食滞内停，运化失司，胃肠不和	消食导滞，理气止痛	枳实导滞丸加减
肝郁气滞证	腹痛胀闷，痛无定处，痛引少腹，或兼痛窜两胁，时作时止，得嗳气或矢气则舒，遇忧思恼怒则剧，舌质红，苔薄白，脉弦	肝气郁结，气机不畅，疏泄失司	疏肝解郁，理气止痛	柴胡疏肝散加减
瘀血内停证	腹痛较剧，痛如针刺，痛处固定，经久不愈，舌质紫暗，脉细涩	瘀血内停，气机阻滞，脉络不通	活血化瘀，和络止痛	少腹逐瘀汤加减
中虚脏寒证	腹痛绵绵，时作时止，喜温喜按，形寒肢冷，神疲乏力，气短懒言，胃纳不佳，面色无华，大便溏薄，舌质淡，苔薄白，脉沉细	中阳不振，气血不足，失于温养	温中补虚，缓急止痛	小建中汤加减

考点 69 ★★　　泄泻（2016 年新增考点）

1.诊断

（1）以大便粪质稀溏为诊断的主要依据，或完谷不化，或粪如水样，大便次数增多，每日三五次以至十数次以上。

（2）常兼有腹胀、腹痛、肠鸣、纳呆。

（3）起病或急或缓，暴泻者多有暴饮暴食或误食不洁之物的病史，迁延日久，时发时止者，常由外邪、饮食或情志等因素诱发。

2.病证鉴别

（1）泄泻与痢疾　两者均为大便次数增多、粪质稀薄的病证，泄泻以大便次数增加，粪质稀溏，甚则如水样，或完谷不化为主症，大便不带脓血，也无里急后重，或无腹痛，而痢疾以腹痛、里急后重、便下赤白脓血为特征。

（2）泄泻与霍乱　霍乱是一种上吐下泻并作的病证，发病特点是来势急骤，变化迅速，病情凶险，起病时先突然腹痛，继则吐泻交作，所吐之物均为未消化之食物，气味酸腐热臭，所泻之物多为黄色粪水，或吐下如米泔水，常伴恶寒、发热，部分病人在吐泻之后，津液耗伤，迅速消瘦，或发生转筋，腹中绞痛，若吐泻剧烈，可致面色苍白，目眶凹陷，汗出肢冷等津竭阳衰之危候，而泄泻以大便稀溏，次数增多为特征，一般预后良好。

3.辨证论治

（1）暴泻

证型	证候	病机概要	治法	代表方剂
寒湿内盛证	泄泻清稀，甚则如水样，脘闷食少，腹痛肠鸣，或兼外感风寒，则恶寒、发热，头痛，肢体酸痛，舌苔白或白腻，脉濡缓	寒湿内盛，脾失健运，清浊不分	芳香化湿，解表散寒	藿香正气散加减

续表

证型	证候	病机概要	治法	代表方剂
湿热伤中证	泄泻腹痛，泻下急迫，或泻而不爽，粪色黄褐，气味臭秽，肛门灼热，烦热口渴，小便短黄，舌质红，苔黄腻，脉滑数或濡数	湿热壅滞，损伤脾胃，传化失常	清热燥湿，分利止泻	葛根芩连汤加减
食滞肠胃证	腹痛肠鸣，泻下粪便臭如败卵，泻后痛减，脘腹胀满，嗳腐酸臭，不思饮食，舌苔垢浊或厚腻，脉滑	宿食内停，阻滞肠胃，传化失司	消食导滞，和中止泻	保和丸加减

（2）久泻

证型	证候	病机概要	治法	代表方剂
脾胃虚弱证	大便时溏时泻，迁延反复，食少，食后脘闷不舒，稍进油腻食物则大便次数增加，面色萎黄，神疲倦怠，舌质淡，苔白，脉细弱	脾虚失运，清浊不分	健脾益气，化湿止泻	参苓白术散加减
肾阳虚衰证	黎明前脐腹作痛，肠鸣即泻，完谷不化，腹部喜暖，泻后则安，形寒肢冷，腰膝酸软，舌淡苔白，脉沉细	命门火衰，脾失温煦	温肾健脾，固涩止泻	四神丸加减

证型	证候	病机概要	治法	代表方剂
肝气乘脾证	泄泻肠鸣，腹痛攻窜，矢气频作，伴有胸胁胀闷，嗳气食少，每因抑郁恼怒或情绪紧张而发，舌淡红，脉弦	肝气不舒，横逆犯脾，脾失健运	抑肝扶脾	痛泻要方加减

考点 70 ★★ 便秘

1. 诊断

（1）排便间隔时间超过自己的习惯 1 天以上，或两次排便时间间隔 3 天以上。

（2）大便粪质干结，排出艰难，或欲大便而艰涩不畅。

（3）常伴腹胀、腹痛、口臭、纳差及神疲乏力、头眩心悸等症。

（4）本病常有饮食不节、情志内伤、劳倦过度等病史。

2. 病证鉴别

便秘与肠结，两者皆为大便秘结不通，但肠结多为急病，因大肠通降受阻所致，表现为腹部疼痛拒按，大便完全不通，且无矢气和肠鸣音，严重者可吐出粪便，便秘多为慢性久病，因大肠传导失常所致，表现为腹部胀满，大便干结艰行，可有矢气和肠鸣音，或有恶心欲吐、食纳减少。

3. 辨证论治
（1）实秘

证型	证候	病机概要	治法	代表方剂
热秘	大便干结，腹胀腹痛，口干口臭，面红心烦，或有身热，小便短赤，舌红，苔黄燥，脉滑数	肠腑燥热，津伤便结	泄热导滞，润肠通便	麻子仁丸加减
气秘	大便干结，或不甚干结，欲便不得出，或便而不爽，肠鸣矢气，腹中胀痛，嗳气频作，纳食减少，胸胁痞满，舌苔薄腻，脉弦	肝脾气滞，腑气不通	顺气导滞	六磨汤加减
冷秘	大便艰涩，腹痛拘急，胀满拒按，胁下偏痛，手足不温，呃逆呕吐，舌苔白腻，脉弦紧	阴寒内盛，凝滞胃肠	温里散寒，通便止痛	温脾汤合半硫丸加减

（2）虚秘

证型	证候	病机概要	治法	代表方剂
气虚秘	大便并不干硬，虽有便意，但排便困难，用力努挣则汗出短气，便后乏力，面白神疲，肢倦懒言，舌淡苔白，脉弱	脾肺气虚，传送无力	益气润肠	黄芪汤加减
血虚秘	大便干结，面色无华，头晕目眩，心悸气短，健忘，口唇色淡，舌淡苔白，脉细	血虚津枯，肠道失润	养血润燥	润肠丸加减

证型	证候	病机概要	治法	代表方剂
阴虚秘	大便干结，如羊矢状，形体消瘦，头晕耳鸣，两颧红赤，心烦少眠，潮热盗汗，腰膝酸软，舌红少苔，脉细数	阴津不足，肠失濡润	滋阴通便	增液汤加减
阳虚秘	大便干或不干，排出困难，小便清长，面色㿠白，四肢不温，腹中冷痛，或腰膝酸冷，舌淡苔白，脉沉迟	阳气虚衰，阴寒凝结	温阳通便	济川煎加减

考点 71 ★★ 胁痛（2016 年新增考点）

1. 辨病思路

（1）**病毒性肝炎** 胁痛以右侧为主者，多与肝胆疾患相关。检测肝功能指标以及甲、乙、丙、丁、戊等各型肝炎病毒指标，有助于病毒性肝炎的诊断。

（2）**肝硬化** 慢性肝炎病史及症状可供参考。如有典型蜘蛛痣、肝掌应高度怀疑。肝质地较硬或不平滑及（或）脾大 > 2 cm，质硬，而无其他原因解释，是诊断早期肝硬化的依据。肝功能可以正常。蛋白电泳或可异常，单氨氧化酶、血清 P－Ⅲ－P 升高有助诊断。必要时肝穿病理检查或腹腔镜检查以利确诊。

（3）**肝癌** 肝区疼痛、消瘦、进行性肝大，甲胎蛋白检测和 B 型超声等影像学检查有助于诊断。

2. 辨证论治

证型	证候	病机概要	治法	代表方剂
肝郁气滞证	胁肋胀痛，走窜不定，甚则引及胸背肩臂，疼痛每因情志变化而增减，胸闷腹胀，嗳气频作，得嗳气而胀痛稍舒，纳少口苦，舌苔薄白，脉弦	肝失条达，气机郁滞，络脉失和	疏肝理气	柴胡疏肝散加减
肝胆湿热证	胁肋胀痛或灼热疼痛，口苦口黏，胸闷纳呆，恶心呕吐，小便黄赤，大便不爽，或兼有身热恶寒，身目发黄，舌红苔黄腻，脉弦滑数	湿热蕴结，肝胆失疏，络脉失和	清热利湿	龙胆泻肝汤加减
瘀血阻络证	胁肋刺痛，痛有定处，痛处拒按，入夜痛甚，胁肋下或见有癥块，舌质紫暗，脉象沉涩	瘀血停滞，肝络痹阻	祛瘀通络	血府逐瘀汤或复元活血汤加减
肝络失养证	胁肋隐痛，悠悠不休，遇劳加重，口干咽燥，心中烦热，头晕目眩，舌红少苔，脉细弦而数	肝肾阴亏，精血耗伤，肝络失养	养阴柔肝	一贯煎加减

考点 72 ★★ 水肿（2016 年新增考点）

辨证论治
（1）阳水

证型	证候	病机概要	治法	代表方剂
风水泛滥证	眼睑浮肿，继则四肢全身皆肿，来势迅速，多有恶风发热、肢节酸楚、小便不利等症，偏于风热者，伴咽喉红肿疼痛，舌质红，脉浮滑数，偏于风寒者，兼恶寒、咳喘，舌苔薄白，脉浮滑或浮紧，如水肿较甚，亦可见沉脉	风邪袭表，肺气闭塞，通调失职，风遏水阻	散风清热，宣肺行水	越婢加术汤加减
湿毒浸淫证	眼睑头面浮肿，延及全身，皮肤光亮，尿少色赤，身发疮痍，甚者溃烂，恶风发热，舌质红，苔薄黄，脉浮数或滑数	疮毒内归脾肺，三焦气化不利，水湿内停	宣肺解毒，利湿消肿	麻黄连翘赤小豆汤合五味消毒饮加减
水湿浸渍证	全身水肿，按之没指，小便短少，身体困重，胸闷，纳呆，泛恶，腹胀，苔白腻，脉沉缓，起病缓慢，病程较长	水湿内侵，脾气受困，脾阳不振	健脾化湿，通阳利水	五皮饮合胃苓汤加减
湿热壅盛证	遍体浮肿，皮肤绷急光亮，胸脘痞闷，烦热口渴，小便短赤，或大便干结，舌红，苔黄腻，脉沉数或濡数	湿热内盛，三焦壅滞，气滞水停	分利湿热	疏凿饮子加减

（2）阴水

证型	证候	病机概要	治法	代表方剂
脾阳虚衰证	水肿日久，腰以下为甚，按之凹陷不易恢复，脘腹胀闷，纳呆便溏，面色萎黄，神疲乏力，四肢倦怠，小便短少，舌质淡，苔白腻或白滑，脉沉缓或沉弱	脾阳不振，运化无权，土不制水	温运脾阳，以利水湿	实脾饮加减
肾阳衰微证	水肿反复消长不已，面浮身肿，腰以下肿甚，按之凹陷不起，腰部冷痛酸重，尿量减少，四肢厥冷，怯寒神疲，面色灰滞或㿠白，甚者心悸胸闷，喘促难卧，腹大胀满，舌质淡胖，苔白，脉沉细或沉迟无力	脾肾阳虚，水寒内聚	温肾助阳，化气行水	济生肾气丸合真武汤加减
瘀水互结证	水肿延久不退，肿势轻重不一，四肢或全身浮肿，以下肢为主，皮肤瘀斑，腰部刺痛，或伴血尿，舌质紫暗或有瘀斑，苔白，脉沉细涩	水停湿阻，气滞血瘀，三焦气化不利	活血祛瘀，化气行水	桃红四物汤合五苓散加减

考点73 ★　郁证

1. 辨病思路　根据临床表现及病因特点，郁证主要见于西医学的神经衰弱、癔病、焦虑症等，也可见于更年期综合征及反应性精神病。当这些疾病以郁证为主要表现时，可参考本节论治。

（1）更年期综合征　多发于45~52岁女性，伴有潮热、出汗、头痛、耳鸣、眼花等自主神经紊乱的症状，有性激素水平的改变。

（2）抑郁症　女性多于男性，表现为心情压抑，郁闷沮丧，失望，缺乏信心，心理测试、抑郁量表检查有助于鉴别。

（3）癔病　又称歇斯底里症，表现多样，起病急骤，常在精神因素刺激下发病，心理测试和人格调查有助于鉴别。

（4）反应性精神病　发病前有强烈精神刺激因素，症状内容与精神刺激因素明显相关，以妄想、严重情绪障碍为主要症状，排除病因或改变环境后症状迅速缓解。

2. 辨证论治

证型	证候	病机概要	治法	代表方剂
肝气郁结证	精神抑郁，情绪不宁，胸部满闷，胁肋胀痛，痛无定处，脘闷嗳气，不思饮食，大便不调，舌质淡红，苔薄腻，脉弦	肝郁气滞，脾胃失和	疏肝解郁，理气畅中	柴胡疏肝散加减
气郁化火证	性情急躁易怒，胸胁胀满，口苦而干，或头痛，目赤，耳鸣，或嘈杂吞酸，大便秘结，舌质红，苔黄，脉弦数	肝郁化火，横逆犯胃	疏肝解郁，清肝泻火	丹栀逍遥散加减

续表

证型	证候	病机概要	治法	代表方剂
痰气郁结证	精神抑郁，胸部闷塞，胁肋胀满，咽中如有物梗塞，吞之不下，咯之不出，苔白腻，脉弦滑	气郁痰凝，阻滞胸咽	行气开郁，化痰散结	半夏厚朴汤加减
忧郁伤神证	精神恍惚，心神不宁，多疑易惊，悲忧善哭，喜怒无常，或时时欠伸，或手舞足蹈，骂詈喊叫，舌质淡，苔薄白，脉弦	营阴暗耗，心神失养	甘润缓急，养心安神	甘麦大枣汤加减
心脾两虚证	多思善疑，头晕神疲，心悸胆怯，失眠健忘，纳差，面色不华，舌质淡，苔薄白，脉细	脾虚血亏，心失所养	健脾养心，补益气血	归脾汤加减
心肾阴虚证	情绪不宁，心悸，健忘，失眠，多梦，五心烦热，盗汗，口咽干燥，舌红少津，脉细数	阴精亏虚，阴不涵阳	滋养心肾，养心安神	天王补心丹合六味地黄丸加减

考点 74 ★★★　血证

1. 辨病思路　西医学中许多急慢性疾病所引起的出血都可归属于中医血证。如：支气管扩张、肺结核等所引起的咯血；二尖瓣狭窄等所引起的咯血；十二指肠溃疡、肝硬化、溃疡性结肠炎等所引起的呕血、便血；急性肾小球肾炎、急性肾盂肾炎、肾结核等所引起的尿血；特发性血小板减少性紫癜、过敏性紫癜及其他出血性疾病所引起的皮肤、黏膜和内脏的出血等均可按血证进行辨证论治。

（1）支气管扩张　多发生在幼年，常继发于麻疹、百日咳后的支气管炎；慢性反复咳嗽、咳大量脓痰；两肺下部可闻及固定性湿啰音；支气管碘油造影可确诊。

（2）肺结核　常有咳嗽，多干咳或少痰，不同程度的咯血；有低热、乏力、盗汗等全身中毒症状；湿啰音多位于肺上部；X线检查有肺结核特征；结核菌素纯蛋白衍生物（PPD）阳性；痰结核菌培养阳性是诊断肺结核的主要依据。

（3）二尖瓣狭窄　常有呼吸困难，可有咯血甚或咳粉红色泡沫样痰；心尖区有"隆隆"样舒张期杂音；第一心音亢进和开瓣音；可有肺动脉高压和右心室增大的心脏体征；X线及心电图显示左心房增大；超声心动图检查可确诊。

（4）胃及十二指肠溃疡　多发生于秋冬和冬春之交；有慢性周期性节律性上腹痛史；X线钡餐检查出现龛影是诊断的可靠依据；胃镜检查优于X线钡餐检查。

（5）肝硬化　有病毒性肝炎、长期饮酒等病史；有肝功能减退和门脉高压的临床表现；肝功能试验常有阳性发现；肝活组织检查见假小叶形成有确诊价值。

（6）溃疡性结肠炎　多呈反复发作慢性病程；

表现为腹泻、黏液脓血便、腹痛；X线钡剂灌肠检查和结肠检查有特征性改变。

（7）急性肾小球肾炎　于链球菌感染或其他细菌感染之后2～3周发病；可有水肿、高血压及全身表现；有少尿、血尿、蛋白尿等明显的尿改变；尿沉渣检查可见多量红细胞，甚至有红细胞管型。

（8）肾结核　有尿频、尿急、尿痛，一般抗菌药治疗无效；尿培养结核菌阳性，尿沉渣可找到结核抗酸杆菌；血清结核菌抗体测定阳性；静脉肾盂造影可发现结核病灶X线征象；部分患者可有肺、睾丸等肾外结核。

（9）特发性血小板减少性紫癜　广泛出血累及皮肤黏膜及内脏；多次检查血小板计数减少；骨髓巨核细胞增多或正常，有成熟障碍；血小板相关抗体（PAIg）及血小板相关补体阳性；血小板生存时间缩短。

（10）过敏性紫癜　发病前1～3周有低热、咽痛、全身不适或上呼吸道感染史；典型四肢皮肤紫癜，可伴腹痛、关节肿痛和血尿；血小板计数、血小板功能及凝血检查正常。

2. 辨证论治
（1）鼻衄

证型	证候	病机概要	治法	代表方剂
风热伤肺证	鼻燥而衄，血色鲜红，恶寒发热，口干咽燥，咳嗽痰黄，舌质红，苔薄黄，脉数	风热伤肺，血热妄行，上溢清窍	清肺泄热，凉血止血	桑菊饮加减
肝火上炎证	鼻衄目赤，烦躁易怒，头痛眩晕，口苦耳鸣，舌质红，苔黄，脉弦数	火热上炎，迫血妄行，上溢清窍	清肝泻火，凉血止血	栀子清肝汤加减
胃热炽盛证	鼻衄色红，鼻燥口臭，胃脘不适，口渴引饮，烦躁不安，便秘，舌质红，苔黄，脉数	胃火上炎，迫血妄行	清胃泻火，凉血止血	玉女煎加减
气血亏虚证	鼻衄或兼肌衄、齿衄，血色淡红，神疲乏力，心悸气短，夜难成寐，面白头晕，舌质淡，苔白，脉细或弱	气虚不摄，血溢清窍，血去气伤，气血两亏	益气摄血	归脾汤加减

（2）齿衄

证型	证候	病机概要	治法	代表方剂
胃火炽盛证	齿衄血色鲜红，齿龈红肿疼痛，口渴欲饮，头痛口臭，大便秘结，舌质红，苔黄，脉洪数	胃火内炽，循经上犯，灼伤血络	清胃泻火，凉血止血	清胃散合泻心汤加减
阴虚火旺证	齿衄血色淡红，齿摇龈浮，头晕目眩，舌质红，苔少，脉细数	肾阴不足，虚火上炎，络损血溢	滋阴降火，凉血止血	知柏地黄丸合茜根散加减

（3）咯血

证型	证候	病机概要	治法	代表方剂
燥热犯肺证	喉痒咳嗽，痰中带血，口干鼻燥，或有发热，咯痰不爽，舌质红，苔薄黄，脉数	燥热伤肺，肺失清肃，肺络受损	清热润肺，宁络止血	桑杏汤加减
阴虚肺热证	咳嗽少痰，痰中带血或血色鲜红，反复咯血，口干咽燥，两颧红赤，潮热盗汗，舌质红，苔少，脉细数	虚火灼肺，肺失清肃，肺络受损	滋阴润肺，凉血止血	百合固金汤加减
肝火犯肺证	咳嗽阵作，痰中带血，或纯血鲜红，胸胁牵痛，烦躁易怒，口苦目赤，舌质红，苔薄黄，脉弦数	木火刑金，肺失清肃，肺络受损	清肝泻肺，凉血止血	泻白散合黛蛤散加减

（4）吐血

证型	证候	病机概要	治法	代表方剂
胃中积热证	胃脘灼热作痛，吐血鲜红或紫暗，或夹有食物残渣，便秘而黑，口臭，舌质红，苔黄而干，脉数	胃热内郁，热伤胃络	清胃泄热，凉血止血	泻心汤合十灰散加减
气虚血溢证	吐血缠绵不止，时轻时重，血色淡暗，体倦神疲，面色苍白，心悸气短，舌质淡，苔白，脉细弱	中气亏虚，统血无权，血液外溢	益气摄血	归脾汤加减

证型	证候	病机概要	治法	代表方剂
肝火犯胃证	吐血色红或紫暗，脘胁胀痛，目赤口干，烦躁易怒，寐少梦多，舌质红，苔黄，脉弦数	肝火横逆，胃络损伤	泻肝清胃，凉血止血	龙胆泻肝汤加减

（5）便血

证型	证候	病机概要	治法	代表方剂
肠道湿热证	便血鲜红，大便不畅，腹痛，口苦，纳谷不香，舌质红，苔黄腻，脉滑数	湿热蕴结，脉络受损，血溢肠道	清热化湿，凉血止血	地榆散合槐角丸加减
脾胃虚寒证	便血紫暗或色黑，脘腹隐痛，喜按喜暖，便溏纳差，畏寒肢冷，面色无华，神疲懒言，舌质淡，苔白，脉细	中焦虚寒，统血无力，血溢胃肠	温阳健脾，养血止血	黄土汤加减

（6）尿血

证型	证候	病机概要	治法	代表方剂
下焦热盛证	小便黄赤灼热，尿血鲜红，心烦口渴，面赤口疮，夜寐不安，舌质红，苔薄黄，脉数	热伤阴络，血渗膀胱	清热泻火，凉血止血	小蓟饮子加减
脾不统血证	久病尿血，面色无华，体倦食少，气短声低，或兼见皮肤紫斑、齿衄，舌质淡，脉细弱	中气亏虚，统血无力，血渗膀胱	补脾益气生血	归脾汤加减

续表

证型	证候	病机概要	治法	代表方剂
肾虚火旺证	小便短赤带血，头晕耳鸣，颧红潮热，神疲，腰膝酸软，舌质红，少苔，脉细数	虚火内炽，灼伤脉络	滋阴降火，凉血止血	知柏地黄丸加减
肾气不固证	久病尿血，血色淡红，头晕耳鸣，腰脊酸痛，神疲乏力，舌质淡，脉弱	肾虚不固，血失藏摄	补益肾气，固摄止血	无比山药丸加减

（7）紫斑

证型	证候	病机概要	治法	代表方剂
血热妄行证	皮肤青紫斑点或斑块，或伴有鼻衄、齿衄、便血、尿血、发热口渴，溲赤便秘，烦躁不安，舌质红，苔薄黄，脉弦数	热壅经络，迫血妄行，血溢肌腠	清热解毒，凉血止血	十灰散加减
气不摄血证	久病不愈，紫斑反复出现，神疲乏力，头晕目眩，面色苍白，食欲不振，舌质淡，苔白，脉细弱	中气亏虚，统摄无力，血溢肌腠	补气摄血	归脾汤加减
阴虚火旺证	皮肤青紫斑点或斑块，时发时止，常伴齿衄、鼻衄、月经过多，两颧红赤，心烦口渴，手足心热，潮热盗汗，舌质红，苔少，脉细数	虚火内炽，灼伤脉络，血溢肌腠	滋阴降火，宁络止血	茜根散加减

考点 75 ★★　自汗盗汗（2016 年新增考点）

1. 辨病思路　汗证可见于西医学多种疾病，如甲状腺功能亢进症、神经症、结核病、佝偻病、震颤麻痹、低血糖、虚脱、休克及某些传染病等的发热期和恢复期等，汗多成为主要症状，均可参考本书进行辨证论治。

（1）**甲状腺功能亢进症**　女性多见，有甲状腺毒症表现，如怕热多汗、皮肤潮湿、多食易饥、体重减轻、多言好动、紧张焦虑、易怒失眠、震颤、心悸气短、心动过速、脉压差增大、心房颤动、甲状腺肿大及突眼等，实验室检查血清 T_3、T_4、FT_3、FT_4 升高，TSH 降低。

（2）**神经症**　主诉症状较多，而且多变，症状之间缺乏内在的联系，发病常与精神因素有关，患者关心自己的疾病，常主动要求治疗。有多方面的症状，如易疲劳、注意力不集中、头晕、耳鸣、易激动、心烦、失眠多梦、情绪不稳定、胸闷、心前区不适、自主神经功能失调（多汗、肢端多冷、双手震颤、尿频、便秘或腹泻）等，但体格检查、实验室和影像学等检查缺乏客观阳性证据。须排除其他器质性疾病。

（3）**肺结核**　临床慢性起病，持续午后发热、盗汗、消瘦、乏力、咳嗽、咯血，在锁骨上下区域或肩胛区听到湿啰音；X 线是早期发现的主要方法，结核菌检查是确诊的依据。

（4）佝偻病 多见于婴幼儿，特别是 3 个月以内的婴儿；病因有母亲妊娠期严重营养不良，患儿日照不足、生长迅速、饮食失调或慢性腹泻等疾病的影响；临床初期多有神经兴奋性增高的表现，如易激惹、烦躁、吵闹、多汗、枕秃、摇头等表现，活动期患者骨骼改变，如方颅、鸡胸、佝偻病串珠、肋膈沟、膝内翻或外翻等；生化检查血钙、血磷下降，碱性磷酸酶上升；X 线检查骨骼显示长骨钙化带消失、骨质稀疏、骨皮质变薄、骨干弯曲和骨折等；血清 25-OHD 水平测定是最可靠的诊断标准。

（5）低血糖 进食过少、体力活动过度、糖尿病患者有注射胰岛素或口服降糖药等病史，表现为多汗、饥饿感、心悸等，尿糖阴性，血糖显著降低。

（6）震颤麻痹 主要发生于中老年人，尤其60 岁以后，起病隐袭，缓慢发展，逐渐加重；主要表现有静止性震颤、肌张力增高、运动迟缓、姿势步态异常、讲话缓慢、语音低沉单调、自主神经功能失调（多汗、便秘、直立性低血压）等；脑脊液和尿中高香草酸含量降低等有助于诊断。

2. 辨证论治

证型	证候	病机概要	治法	代表方剂
肺卫不固证	汗出恶风，动则益甚，易于感冒，体倦乏力，面色少华，苔薄白，脉细弱	肺气不足，肌表疏松，腠理不固	益气固表	玉屏风散加减
营卫不和证	汗出恶风，周身酸楚，时寒时热，或表现半身、局部汗出，苔薄白，脉浮缓	风邪侵袭表虚之体，致营卫不和，卫外失司	调和营卫	桂枝汤加减
心血不足证	自汗或盗汗，心悸少眠，神疲气短，面色不华，舌淡苔薄，脉细	汗为心之液，血不养心，汗液外泄	补血养心	归脾汤加减
阴虚火旺证	虚烦少眠，寐则汗出，或有自汗，手足心热，午后潮热，两颧色红，形体消瘦，女子月经不调，男子梦遗，舌红少苔，脉细数	阴精亏虚，虚火内生，阴津被扰，不能自藏而外泄	滋阴降火	当归六黄汤加减
邪热郁蒸证	蒸蒸汗出，汗液易黏，面赤烘热，口苦口渴，烦躁不安，小便色黄，舌苔薄黄，脉弦数	邪热郁蒸，迫津外泄	清肝泄热，化湿和营	龙胆泻肝汤加减

考点76 ★★　内伤发热

1. 辨病思路　引起发热的原因很多，凡是不因感受外邪所导致的发热，均属内伤发热的范畴。西医学所称的功能性低热、肿瘤、血液病、结缔组织疾病、内分泌疾病等非感染性发热及部分慢性感染性疾病所引起的发热，以及某些原因不明的发热，具有内伤发热的临床表现时，均可参照本节内容辨证论治。

（1）无菌性坏死物质的吸收　①机械性、物理或化学性损害：如大手术后组织损伤、内出血、大血肿、大面积烧伤等。②因血管栓塞或血栓形成而引起的心肌、肺、脾等内脏梗死或肢体坏死。③组织坏死与细胞破坏：如癌、白血病、淋巴瘤、溶血反应等。

（2）抗原-抗体反应　如风湿热、血清病、药物热、结缔组织病等。

（3）内分泌代谢障碍　如甲状腺功能亢进、重度脱水等。

（4）皮肤散热减少　如广泛性皮肤病、鱼鳞癣，以及慢性心力衰竭而引起的发热，一般为低热。

（5）体温调节中枢功能失常　①化学性：如重度安眠药中毒。②机械性：如脑出血、脑震荡、颅骨骨折等。上述各种原因可直接损害体温调节中枢，致使其功能失常而引起发热，高热无汗是这类发热的特点。

（6）自主神经功能紊乱　由于自主神经功能紊乱，影响正常的体温调节过程，使产热大于散热，体温升高，多为低热，常伴有自主神经功能紊乱的其他表现，属功能性发热范畴。常见的功能性低热有：①原发性低热：由于自主神经功能紊乱所致的体温调节障碍或体质异常，低热可持续数月或数年之久，热型较规则，常波动 0.5℃ 左右。②感染后低热：由于病毒、细菌、原虫等感染后发热，低热不退，而原发感染已愈。此系体温调节中枢对体温的调节功能仍未恢复正常所致，但必须与机体抵抗力降低导致的病灶或其他感染所致的发热相区别。③夏季热：低热仅发生在夏季，秋后自行减退，多见于幼儿。④生理性低热：如精神紧张、剧烈运动后均可出现低热，月经前及妊娠初期也可有低热现象。

2. 辨证论治

证型	证候	病机概要	治法	代表方剂
阴虚发热证	午后潮热，或夜间发热，不欲近衣，手足心热，烦躁，少寐多梦，盗汗，口干咽燥，舌质红，或有裂纹，苔少甚至无苔，脉细数	阴虚阳盛，虚火内炽	滋阴清热	清骨散加减
血虚发热证	发热，热势多为低热，头晕眼花，体倦乏力，心悸不宁，面白少华，唇甲色淡，舌质淡，脉细弱	血虚失养，阴不配阳	益气养血	归脾汤加减

续表

证型	证候	病机概要	治法	代表方剂
气虚发热证	发热，热势或低或高，常在劳累后发作或加剧，倦怠乏力，气短懒言，自汗，易于感冒，食少便溏，舌质淡，苔薄白，脉细弱	中气不足，阴火内生	益气健脾，甘温除热	补中益气汤加减
阳虚发热证	发热而欲近衣，形寒怯冷，四肢不温，少气懒言，头晕嗜卧，腰膝酸软，纳少便溏，面色白，舌质淡胖，或有齿痕，苔白润，脉沉细无力	肾阳亏虚，火不归原	温补阳气，引火归原	金匮肾气丸加减
气郁发热证	发热多为低热或潮热，热势常随情绪波动而起伏，精神抑郁，胁肋胀满，烦躁易怒，口干而苦，纳食减少，舌红，苔黄，脉弦数	气郁日久，化火生热	疏肝理气，解郁泄热	丹栀逍遥散加减
痰湿郁热证	低热，午后热甚，心内烦热，胸闷脘痞，不思饮食，渴不欲饮，呕恶，大便稀薄或黏滞不爽，舌苔白腻或黄腻，脉濡数	痰湿内蕴，壅遏化热	燥湿化痰，清热和中	黄连温胆汤合中和汤加减
血瘀发热证	午后或夜晚发热，或自觉身体某些部位发热，口燥咽干，但不多饮，肢体或躯干有固定痛处或肿块，面色萎黄或晦暗，舌质青紫或有瘀点、瘀斑，脉弦或涩	血行瘀滞，瘀热内生	活血化瘀	血府逐瘀汤加减

考点 77 ★★　痿证（2016 年新增考点）

1. 辨病思路　西医学的多发性肌炎、感染性多发神经根神经炎、运动神经元病、重症肌无力、肌营养不良等符合本病证候特征者，可参考本节内容进行辨治。

（1）**多发性肌炎**　以四肢近端肌肉肌压痛、肌无力、肌萎缩为主要表现，多累及四肢近端及颈部肌群，还常累及多种脏器及伴发肿瘤。血清酶升高，肌电图、肌活检皆有特征性改变。

（2）**感染性多发神经根神经炎**　发病前常有上呼吸道或消化道感染前驱症状，如发热、腹泻等，1~2 周后四肢呈不同程度对称性下运动神经元性瘫痪，并常由双下肢开始呈上升性累及双上肢。脑脊液在发病后 1~2 周出现蛋白－细胞分离现象。

（3）**重症肌无力**　人体任何部位的随意肌都可以受到乙酰胆碱抗体的侵犯而出现肌无力和易疲劳现象，以晨轻暮重，休息轻活动重为突出表现。电生理检查具有诊断价值。

（4）**运动神经元病**　多隐袭起病，缓慢进展的上、下运动神经元性瘫痪，肌肉萎缩和肌束震颤，又有腱反射亢进和病理反射，多无根性疼痛和感觉障碍，在下运动神经元病损区，呈现神经元性肌萎缩的肌电图表现。

（5）**肌营养不良** 本病为缓慢进行的肌肉萎缩、肌无力及不同程度的运动障碍，为原发于肌肉组织的遗传性疾病。血清肌酶明显升高，肌电图提示肌源性损害。

2. 辨证论治

证型	证候	病机概要	治法	代表方剂
热毒炽盛，气血两燔证	四肢痿软无力，伴颜面红斑赤肿，或者皮肤瘙痒，伴壮热，烦躁不宁，口渴，四肢痿软无力，咽痛，饮食呛咳，尿黄或赤，大便干，舌质红绛，苔黄燥，脉洪数	热毒之邪侵扰肌肤，内舍脾肺，燔灼津液，筋脉肌肤失于濡养	清热解毒，凉血活血	清瘟败毒饮加减
肺热津伤，筋失濡润证	病起发热，或热病后突然出现肢体软弱无力，皮肤枯燥，心烦口渴，咳呛少痰，咽干不利，小便黄少，大便干燥，舌质红，苔黄，脉细数	肺热伤津，五脏失润，筋脉失养	清热润燥，养肺生津	清燥救肺汤加减
湿热浸淫，气血不运证	四肢痿软，身体困重，或麻木、微肿，尤以下肢多见，或足胫热气上腾，或有发热，胸痞脘闷，小便短赤涩痛，苔黄腻，脉细数	湿热浸渍，壅遏经脉，营卫受阻	清热利湿，通利筋脉	加味二妙散加减

证型	证候	病机概要	治法	代表方剂
脾胃亏虚，精微不运证	肢体痿软无力，逐渐加重，食少、便溏、腹胀、面浮不华，气短，神疲乏力，苔薄白，脉细	脾虚不健，生化乏源，气血亏虚，筋脉失养	补脾益气，健运升清	参苓白术散加减
肝肾亏损，髓枯筋痿证	起病缓慢，下肢痿软无力，腰脊酸软，不能久立，或伴目眩发落，咽干耳鸣，遗精或遗尿，或妇女月经不调，甚至步履全废，腿胫大肉消脱，舌红少苔，脉细数	肝肾亏虚，阴精不足，筋脉失养	补益肝肾，滋阴清热	大补阴煎加减

附：中西医病名对应表

西医病名	中医病名
急性上呼吸道感染	感冒
慢性阻塞性肺疾病	肺胀，喘证
慢性肺源性心脏病	肺胀
支气管哮喘	哮病
肺炎	肺炎喘嗽
肺结核	肺痨
原发性支气管肺癌	肺癌
慢性呼吸衰竭	肺衰，喘证，喘脱
心力衰竭	心悸
心律失常	心悸

续表

西医病名	中医病名
原发性高血压	眩晕，头痛
冠状动脉硬化性心脏病	胸痹
高血压	眩晕
胃炎	胃痛
消化性溃疡	胃痛
上消化道出血	血证（吐血）
胃癌	胃痛
溃疡性结肠炎	泄泻
肝硬化	鼓胀
肝癌	鼓胀
急性胰腺炎	腹痛
慢性肾小球肾炎	水肿
肾病综合征	水肿
尿路感染	淋证
慢性肾衰竭	关格
缺铁性贫血	虚劳（血虚）
再生障碍性贫血	髓劳，血证
急性白血病	血证，急劳
慢性粒细胞白血病	血证，急劳
特发性血小板减少性紫癜	血证（紫癜）
甲状腺功能亢进症	瘿病
糖尿病	消渴
类风湿关节炎	痹证
系统性红斑狼疮	蝶疮流注
脑梗死	中风
脑出血	中风

西医病名	中医病名
癫痫	痫证
帕金森病	颤证
病毒性肝炎	黄疸
乳腺增生病	乳癖
急性阑尾炎	肠痈
肠梗阻	肠结
胆石症	胁痛
前列腺增生症	精癃
下肢动脉硬化性闭塞症	脱疽
湿疹	湿疮
功能失调性子宫出血	非排卵性：崩漏 排卵性：月经先期，月经过多，经期延长，经间期出血
闭经	闭经
盆腔炎	带下
先兆流产	胎漏，胎动不安
异位妊娠	异位妊娠
产褥感染	产后发热
子宫肌瘤	癥瘕
小儿肺炎	肺炎喘嗽
小儿腹泻	泄泻
急性肾小球肾炎	水肿
过敏性紫癜	紫癜
水痘	水痘
流行性腮腺炎	痄腮
颈椎病	痹证
腰椎间盘突出症	痹证

第二站　基本操作

基本操作分值表

中西医结合人员（执业）			
考试内容	考试分数	考试方法	考试时间
中医操作	10分	实际操作	
体格检查	5分	考生互查	15分钟
体格检查	5分		
西医操作	10分	实际操作	

【得分要点和答题技巧】

考生需要在15分钟内完成操作，总分30分。

1. 边操作边讲　无论是中医操作还是西医操作，都要边操作边讲操作要点，一般这样得分相对较高。

2. 考官提问　操作结束后会有考官提问。根据历年考试题目来看，一般比较小的检查项目不经常出现在操作考题中，而是出现在考官提问中。

3. 常犯错误　看清题目要求，涉及视诊的检查一定要口述及汇报检查结果。还有在进行例如甲状腺检查、神经反射检查等项目时一定要检查双侧，只查一侧会扣相应的分数。

4. 注意体现医学人文和医学道德　技能考试的一个很重要方面就是考察考生的医学人文知识和医学道德。因此，要注意这方面。比如体检前能向被检者告知。与被检者沟通时态度和蔼，体检中动作轻柔，能体现爱护被检者的意识。体检结束后能告知，有体现关爱被检者的动作（1分）。此外，着装（工作服）整洁，仪表举止大方，语言文明，体检认真细致，表现出良好的职业素质。

考试模块一
中医临床技术操作

1. 针灸穴位体表定位。
2. 针灸、拔罐、推拿等临床技术操作。
3. 中医望、闻、切诊技术的操作。

本类考题每份试卷 1 道，每题分值为 10 分。

一、针灸穴位体表定位

【试题内容】

要求掌握 55 个穴位的定位、主治病证、刺灸方法，一般要求同性别考生互相操作，也有的考区要求在模拟人上找到相应的穴位。

【典型样题】

列缺、手三里、少商定位。

【参考答案】（10 分）

列缺定位：在前臂，腕掌侧远端横纹上 1.5 寸，拇短伸肌腱与拇长展肌腱之间，拇长展肌腱沟的凹陷中。简便取穴法：两手虎口自然平直交叉，一手食指按在另一手桡骨茎突上，指尖下凹陷中是穴。

手三里定位：在前臂，阳溪穴与曲池穴连线上，肘横纹下 2 寸处。

少商定位：在手指，拇指末节桡侧，指甲根角侧上方 0.1 寸（指寸）。

考点 1 ★★★　孔最（郄穴）

定位：在前臂前区，腕掌侧远端横纹上 7 寸，尺泽与太渊连线上。

操作：直刺 0.5 ～ 1 寸。

考点 2 ★★　列缺（络穴，八脉交会穴，通任脉）

定位：在前臂，腕掌侧远端横纹上 1.5 寸，拇短伸肌腱与拇长展肌腱之间，拇长展肌腱沟的凹陷中。简便取穴法：两手虎口自然平直交叉，一手食指按在另一手桡骨茎突上，指尖下凹陷中是穴。

操作：向上斜刺 0.5 ～ 0.8 寸。

考点 3 ★★　少商（井穴）

定位：在手拇指末节桡侧，指甲根角侧上方 0.1 寸（指寸）。

操作：浅刺 0.1 寸，或点刺出血。

考点 4 ★★★　合谷（原穴）

定位：在手背，第 1、2 掌骨间，掌骨桡侧的中点处。简便取穴法：以一手的拇指指间关节横纹放在另一手拇、食指之间的指蹼缘上，当拇指尖下是穴。

操作：直刺 0.5 ~ 1 寸，针刺时手呈半握拳状，孕妇不宜针。

考点 5 ★★★　曲池（合穴）

定位：在肘区，尺泽与肱骨外上髁连线中点凹陷处。

操作：直刺 1 ~ 1.5 寸。

考点 6 ★　肩髃

定位：在三角肌区，肩峰外侧缘前端与肱骨大结节两骨间凹陷中。简便取穴法：屈臂外展，肩峰外侧缘呈现前后两个凹陷，前下方的凹陷即本穴。

操作：直刺或向下斜刺 0.8 ~ 1.5 寸，肩周炎宜向肩关节直刺，上肢不遂宜向三角肌方向斜刺。

考点 7 ★★★　迎香

定位：在面部，鼻翼外缘中点旁，鼻唇沟中。

操作：略向内上方斜刺或平刺 0.3 ~ 0.5 寸。

考点 8 ★★　地仓

定位：在面部，口角旁约 0.4 寸（指寸）。

操作：斜刺或平刺 0.5 ~ 0.8 寸，可向颊车穴透刺。

考点 9 ★★★　下关

定位：在面部，颧弓下缘中央与下颌切迹之间凹陷中。

操作：直刺 0.5 ~ 1 寸，留针时不可做张口动作，以免折针。

考点 10 ★★★　天枢（大肠募穴）

定位：在腹部，横平脐中，前正中线旁开 2 寸。

操作：直刺 1 ~ 1.5 寸。

考点 11 ★★★　足三里（合穴，胃之下合穴）

定位：在小腿外侧，犊鼻下 3 寸，胫骨前嵴外一横指处，犊鼻与解溪连线上。

操作：直刺 1 ~ 2 寸，强壮保健常用温灸法。

考点 12 ★★★　条口

定位：在小腿外侧，犊鼻下 8 寸，胫骨前嵴外一横指。

操作：直刺 1 ~ 1.5 寸。

考点 13 ★★★　丰隆（络穴）

定位：在小腿外侧，外踝尖上 8 寸，胫骨前肌外缘，条口旁开 1 寸。

操作：直刺 1 ~ 1.5 寸。

考点 14 ★★★　公孙（络穴，八脉交会穴，通冲脉）

定位：在跖区，第 1 跖骨基底部的前下方赤白肉际处。

操作：直刺 0.6 ~ 1.2 寸。

考点 15 ★★★　三阴交

定位：在小腿内侧，内踝尖上 3 寸，胫骨内侧缘后际。

操作：直刺 1 ~ 1.5 寸，孕妇禁针。

考点 16 ★★★　地机（郄穴）

定位：在小腿内侧，阴陵泉下 3 寸，胫骨内侧缘后际。

操作：直刺 1 ~ 1.5 寸。

考点 17 ★★　阴陵泉（合穴）

定位：在小腿内侧，胫骨内侧髁下缘与胫骨内侧缘之间的凹陷中。

操作：直刺 1 ~ 2 寸。

考点 18 ★★★ 血海

定位：在股前区，髌底内侧端上2寸，股内侧肌隆起处。简便取穴法：患者屈膝，医者以左手掌心按于患者右膝髌骨上缘，第2~5指向上伸直，拇指约呈45°斜置，拇指尖下是穴，对侧取法仿此。

操作：直刺1~1.5寸。

考点 19 ★★★ 神门（输穴，原穴）

定位：在腕前区，腕掌侧远端横纹尺侧端，尺侧腕屈肌腱的桡侧缘。

操作：直刺0.3~0.5寸。

考点 20 ★★★ 后溪（输穴，八脉交会穴，通督脉）

定位：在手内侧，第5掌指关节尺侧近端赤白肉际凹陷中。

操作：直刺0.5~1寸，治手指挛痛可透刺合谷穴。

考点 21 ★★★ 听宫

定位：在面部，耳屏正中与下颌骨髁突之间的凹陷中。

操作：张口，直刺1~1.5寸，留针时应保持一定的张口姿势。

第二站 基本操作

考点 22 ★★★　肺俞（肺之背俞穴）

定位：在脊柱区，第 3 胸椎棘突下，后正中线旁开 1.5 寸。

操作：斜刺 0.5 ～ 0.8 寸。

考点 23 ★　膈俞（八会穴之血会）

定位：在脊柱区，第 7 胸椎棘突下，后正中线旁开 1.5 寸。

操作：斜刺 0.5 ～ 0.8 寸。

考点 24 ★★　胃俞（胃之背俞穴）

定位：在脊柱区，第 12 胸椎棘突下，后正中线旁开 1.5 寸。

操作：斜刺 0.5 ～ 0.8 寸。

考点 25 ★★肾俞（肾之背俞穴）

定位：在脊柱区，第 2 腰椎棘突下，后正中线旁开 1.5 寸。

操作：直刺 0.5 ～ 1 寸。

考点 26 ★★★　委中（合穴，膀胱之下合穴）

定位：在膝后区，腘横纹中点。

操作：直刺 1 ～ 1.5 寸，或用三棱针点刺腘静脉出血。

考点 27 ★★★　承山

定位：在小腿后区，腓肠肌两肌腹与肌腱交角处。

操作：直刺 1 ~ 2 寸，不宜做过强的刺激，以免引起腓肠肌痉挛。

考点 28 ★★★　昆仑（经穴）

定位：在踝区，外踝尖与跟腱之间的凹陷中。

操作：直刺 0.5 ~ 0.8 寸，孕妇禁用，经期慎用。

考点 29 ★★　至阴（井穴）

定位：在足趾，小趾末节外侧，趾甲根角侧后方 0.1 寸（指寸）。

操作：浅刺 0.1 寸，胎位不正用灸法。

考点 30 ★★★　太溪（原穴，输穴）

定位：在踝区，内踝尖与跟腱之间的凹陷中。

操作：直刺 0.5 ~ 1 寸。

考点 31 ★★★　照海（八脉交会穴，通阴跷脉）

定位：在踝区，内踝尖下 1 寸，内踝下缘边际凹陷中。

操作：直刺 0.5 ~ 0.8 寸。

考点 32 ★★ 内关（络穴，八脉交会穴，通阴维脉）

定位：在前臂前区，腕掌侧远端横纹上 2 寸，掌长肌腱与桡侧腕屈肌腱之间。

操作：直刺 0.5 ~ 1 寸。

考点 33 ★★★ 大陵（输穴，原穴）

定位：在腕前区，腕掌侧远端横纹中，掌长肌腱与桡侧腕屈肌腱之间。

操作：直刺 0.3 ~ 0.5 寸。

考点 34 ★★★ 外关（络穴，八脉交会穴，通阳维脉）

定位：在前臂后区，腕背侧远端横纹上 2 寸，尺骨与桡骨间隙中点。

操作：直刺 0.5 ~ 1 寸。

考点 35 ★★★ 支沟（经穴）

定位：在前臂后区，腕背侧远端横纹上 3 寸，尺骨与桡骨间隙中点。

操作：直刺 0.5 ~ 1 寸。

考点 36 ★★★ 风池

定位：在颈后区，枕骨之下，胸锁乳突肌上端与斜方肌上端之间的凹陷中。

操作：针尖微下，向鼻尖斜刺 0.8 ~ 1.2 寸，或平刺透风府穴。深部中间为延髓，必须严格掌握针刺的角度与深度。

考点 37 ★★ 肩井

定位：在肩胛区，第 7 颈椎棘突与肩峰最外侧点连线的中点。

操作：直刺 0.5 ~ 0.8 寸，内有肺尖，不可深刺，孕妇禁针。

考点 38 ★★★ 环跳

定位：在臀部，股骨大转子最凸点与骶管裂孔连线的外 1/3 与内 2/3 交点处。

操作：直刺 2 ~ 3 寸。

考点 39 ★★ 阳陵泉（合穴，胆之下合穴，八会穴之筋会）

定位：在小腿外侧，腓骨小头前下方凹陷中。

操作：直刺 1 ~ 1.5 寸。

考点 40 ★★★ 悬钟（八会穴之髓会）

定位：在小腿外侧，外踝尖上 3 寸，腓骨前缘。

操作：直刺 0.5 ~ 0.8 寸。

考点 41 ★★★　行间（荥穴）

定位：在足背，第 1、2 趾间，趾蹼缘后方赤白肉际处。

操作：直刺 0.5 ~ 0.8 寸。

考点 42 ★★★　太冲（输穴，原穴）

定位：在足背，第 1、2 跖骨间，跖骨底结合部前方凹陷中，或触及动脉搏动。

操作：直刺 0.5 ~ 0.8 寸。

考点 43 ★★　期门（肝之募穴）

定位：在胸部，第 6 肋间隙，前正中线旁开 4 寸。

操作：斜刺或平刺 0.5 ~ 0.8 寸，不可深刺，以免伤及内脏。

考点 44 ★★★　命门

定位：在脊柱区，第 2 腰椎棘突下凹陷中，后正中线上。

操作：向上斜刺 0.5 ~ 1 寸，多用灸法。

考点 45 ★★　大椎

定位：在脊柱区，第 7 颈椎棘突下凹陷中，后正中线上。

操作：向上斜刺 0.5 ~ 1 寸。

考点 46 ★★★　百会

定位：在头部，前发际正中直上 5 寸。

操作：平刺 0.5 ~ 0.8 寸，升阳举陷可用灸法。

考点 47 ★★★　水沟

定位：在面部，人中沟的上 1/3 与下 2/3 交界点处。

操作：向上斜刺 0.3 ~ 0.5 寸，强刺激，或指甲掐按。

考点 48 ★★　中极（膀胱之募穴）

定位：在下腹部，脐中下 4 寸，前正中线上。

操作：直刺 1 ~ 1.5 寸，针刺时要排空小便，孕妇慎用。

考点 49 ★★★　关元（小肠之募穴）

定位：在下腹部，脐中下 3 寸，前正中线上。

操作：直刺 1 ~ 1.5 寸，多用灸法，孕妇慎用。

考点 50 ★★★　气海

定位：在下腹部，脐中下 1.5 寸，前正中线上。

操作：直刺 1 ~ 1.5 寸，多用灸法，孕妇慎用。

考点 51 ★★★　神阙

定位：在脐区，脐中央。

操作：一般不针，多用艾条灸或艾炷隔盐灸法。

考点 52 ★★★　中脘（胃之募穴，八会穴之腑会）

定位：在上腹部，脐中上 4 寸，前正中线上。

操作：直刺 1 ~ 1.5 寸。

考点 53 ★★　膻中（心包之募穴，八会穴之气会）

定位：在胸部，横平第 4 肋间隙，前正中线上。

操作：平刺 0.3 ~ 0.5 寸。

考点 54 ★★　夹脊

定位：在脊柱区，第 1 胸椎至第 5 腰椎棘突下两侧，后正中线旁开 0.5 寸，一侧 17 穴。

操作：直刺 0.3 ~ 0.5 寸，或用梅花针叩刺。

考点 55 ★★★　十宣

定位：在手指，十指尖端，距指甲游离缘 0.1 寸（指寸），左右共 10 穴。

操作：浅刺 0.1 ~ 0.2 寸，或点刺出血。

二、针灸临床技术操作

【试题内容】

要求实际演示毫针刺法、灸法、拔罐技术、推拿技术等中医操作技术。

【典型样题】

演示夹持进针法。

【参考答案】（10分）

操作要点：①消毒：腧穴皮肤、医生双手常规消毒。②持针：押手拇、食指持消毒干棉球捏住针身下段，以针尖端露出 0.3 ~ 0.5cm 为宜，刺手拇、食、中三指指腹夹持针柄，使针身垂直。③刺入：将针尖固定在腧穴皮肤表面，刺手捻转针柄，押手下压，双手配合，同时用力，迅速将针刺入腧穴皮下，本法适用于长针的进针。

（一）毫针法

考点1★★★　指切进针法

又称爪切进针法。操作要点：①消毒：腧穴皮肤、医生双手常规消毒。②押手固定穴区皮肤：押手拇指或食指指甲切掐固定腧穴处皮肤。③持针：刺手拇、食、中指三指指腹持针。④刺入：

将针身紧贴押手指甲缘快速刺入，本法适宜于短针的进针。

考点 2 ★★　舒张进针法

　　操作要点：①消毒：腧穴皮肤、医生双手常规消毒。②押手绷紧皮肤：以押手拇、食指或食、中指把腧穴处皮肤向两侧轻轻撑开，使之绷紧，两指间的距离要适当。③持针：刺手拇、食、中指三指指腹持针。④刺入：刺手持针，于押手两指间的腧穴处迅速刺入。

考点 3 ★★　夹持进针法

　　又称骈指进针法。操作要点：①消毒：腧穴皮肤、医生双手常规消毒。②持针：押手拇、食指持消毒干棉球捏住针身下段，以针尖端露出 0.3 ~ 0.5cm 为宜，刺手拇、食、中三指指腹夹持针柄，使针身垂直。③刺入：将针尖固定在腧穴皮肤表面，刺手捻转针柄，押手下压，双手配合，同时用力，迅速将针刺入腧穴皮下，本法适用于长针的进针。

考点 4 ★★　提捏进针法

　　操作要点：①消毒：腧穴皮肤、医生双手常规消毒。②押手提捏穴旁皮肉：押手拇、食指轻轻捏提腧穴近旁的皮肉，提捏的力度大小要适当。

③持针：刺手拇、食、中指三指指腹持针。④刺入：刺手持针快速刺入腧穴，刺入时常与平刺结合。本法适用于皮肉浅薄部位的腧穴进针。

考点 5 ★ 单手进针法

操作要点：①消毒：腧穴皮肤、医生双手常规消毒。②持针：拇、食指持针，中指指腹抵住针身下段，使中指指端比针尖略长出或齐平。③指抵皮肤：对准穴位，中指指端紧抵腧穴皮肤。④刺入：拇、食指向下用力按压刺入，中指随之屈曲，快速将针刺入，刺入时应保持针身直而不弯。

考点 6 ★★★ 毫针针刺的角度

针刺的角度是指进针时针身与皮肤表面所形成的夹角，一般分直刺、斜刺、平刺 3 种。

1. 直刺 直刺是指进针时针身与皮肤表面呈 90° 垂直刺入，此法适用于大部分的腧穴。

2. 斜刺 斜刺是指进针时针身与皮肤表面呈 45° 左右倾斜刺入，此法适用于肌肉浅薄处或内有重要脏器，或不宜直刺、深刺的腧穴。

3. 平刺 平刺又称横刺、沿皮刺，是指进针时针身与皮肤表面呈 15° 左右沿皮刺入，此法适用于皮薄肉少部位的腧穴。

考点 7 ★ 毫针捻转法

捻转法是指将针刺入腧穴一定深度后，施以向前向后的捻转动作，使针在腧穴内反复前后来回旋转的行针手法，是毫针行针的基本手法。

操作要点：①消毒：腧穴皮肤、医生双手常规消毒。②刺入毫针：将毫针刺入腧穴的一定深度。③实施捻转操作：针身向前向后持续均匀来回捻转，要保持针身在腧穴基点上左右旋转运动，如此反复地捻转。

考点 8 ★★★ 毫针提插法

提插法是将毫针刺入腧穴的一定深度后，施以上提下插动作的操作方法，是毫针行针的基本手法。

操作要点：①消毒：腧穴皮肤、医生双手常规消毒。②刺入毫针：将毫针刺入腧穴的一定深度。③实施提插操作：插是将针由浅层向下刺入深层的操作，提是从深层向上引退至浅层的操作，如此反复地提插。

考点 9 ★ 捻转补泻泻法

操作要点：①进针，行针得气。②捻转角度大，频率快，用力重，结合拇指向后、食指向前（右转）用力为主。③反复捻转。④操作时间长。

考点 10 ★ 捻转补泻补法

操作要点：①进针，行针得气。②捻转角度小，频率慢，用力轻。结合拇指向前、食指向后（左转）用力为主。③反复捻转。④操作时间短。

考点 11 ★ 提插补泻泻法

操作要点：①进针，行针得气。②先深后浅，轻插重提，提插幅度大，频率快。③反复操作。④操作时间长。

考点 12 ★ 提插补泻补法

操作要点：①进针，行针得气。②先浅后深，重插轻提，提插幅度小，频率慢。③反复提插。④操作时间短。

考点 13 ★ 震颤法

震颤法是指针刺入一定深度后，刺手持针柄，用小幅度、快频率的提插、捻转手法，使针身轻微震颤的方法。

操作要点：①进针后刺入一定深度。②刺手拇、食二指或拇、食、中指夹持针柄。③实施提插捻转，小幅度、快频率的提插、捻转，如手颤之状，使针身微微颤动。

考点 14 ★★★　刮法

刮法是指毫针刺入一定深度后，以拇食指的指腹抵住针尾，用拇指、食指或中指指甲，由下而上或由上而下频频刮动针柄的方法。

操作要点：①进针后刺入一定深度。②用拇指指腹或食指指腹轻轻抵住针尾。③用食指指甲或拇指指甲频频刮动针柄，可由针根部自下而上刮，也可由针尾部自上而下刮，使针身产生轻度震颤。④反复刮动数次。

考点 15 ★★　弹法

弹法是指在留针过程中，医者用手指轻弹针尾或针柄，使针体微微振动的方法。

操作要点：①进针后刺入一定深度。②以拇指与食指相交呈环状，食指指甲缘轻抵拇指指腹。③弹叩针柄，将食指指甲面对准针柄或针尾，轻轻弹叩，使针体微微震颤，也可以拇指与其他手指配合进行操作。④弹叩数次。

考点 16 ★　循法

循法是指在针刺前或针刺后留针过程中，医者用手指顺着经脉的循行径路，在腧穴的上下部轻柔循按的方法。

操作要点：①确定腧穴所在的经脉及其循行

路线。②循按或拍叩，用拇指指腹，或第二、三、四指并拢后第三指的指腹，沿腧穴所属经脉的循行路线或穴位的上下左右进行循按或拍叩。③反复操作数次，以穴周肌肉得以放松或出现针感或循经感传为度。

考点 17 ★★★　摇法

摇法是指毫针刺入一定深度后，手持针柄，将针轻轻摇动的方法。摇法分为两种，一是直立针身而摇，二是卧倒针身而摇。

1. **直立针身而摇**　操作要点：①采用直刺进针。②刺入一定深度。③手持针柄，如摇辘轳状呈划圈样摇动，或如摇橹状进行前后或左右的摇动。④反复摇动数次。

2. **卧倒针身而摇**　操作要点：①采用斜刺或平刺进针。②刺入一定深度。③手持针柄，如摇橹状进行左右摇动。④反复摇动数次。

（二）艾灸法

考点 1 ★★　回旋灸

操作要点：①选取适宜体位，充分暴露待灸腧穴。②选用纯艾卷，将其一端点燃。③术者手持艾卷的中上部，将艾卷燃烧端对准腧穴，与施灸部位的皮肤保持相对固定的距离（一般在3cm

左右），左右平行移动或反复旋转施灸，动作要匀速。若遇到小儿或局部知觉减退者，尤其是糖尿病患者，术者应以食指和中指，置于施灸部位两侧，通过医者的手指来测知患者局部受热程度，以便随时调节施灸时间和距离，防止烫伤。④灸至皮肤出现红晕，有温热感而无灼痛为度，一般灸 5 ~ 10 分钟。⑤灸毕熄灭艾火。

考点 2 ★★★　雀啄灸

操作要点：①选取适宜体位，充分暴露待灸腧穴。②选用纯艾卷，将其一端点燃。③术者手持艾卷的中上部，将艾卷燃烧端对准腧穴，像麻雀啄米样一上一下移动，使艾卷燃烧端与皮肤的距离远近不一，动作要匀速，起落幅度应大小一致。③燃艾施灸，如此反复操作，给予施灸局部以变量刺激，若遇到小儿或局部知觉减退者，术者应以食指和中指置于施灸部位两侧，通过医者的手指来测知患者局部受热程度，以便随时调节施灸时间和距离，防止烫伤。④灸至皮肤出现红晕，有温热感而无灼痛为度，一般灸 5 ~ 10 分钟。⑤灸毕熄灭艾火。

考点 3 ★★★　瘢痕灸

又名化脓灸。操作要点：①选择体位，定取腧穴，以仰卧位或俯卧位为宜，体位要舒适，充分暴露待灸部位。②穴区皮肤消毒、涂擦黏附剂，对腧穴皮肤进行常规消毒，再将所灸穴位处涂以少量的大蒜汁或医用凡士林或少量清水。③点燃艾炷，每炷要燃尽，将艾炷平稳放置于腧穴上，用线香点燃艾炷顶部，待其自燃，要求每个艾炷都要燃尽，除灰，更换新艾炷继续施灸，灸满规定壮数为止。④轻轻拍打穴旁，减轻施灸疼痛。⑤灸后预防感染。灸毕要在施灸处贴敷消炎药膏，用无菌纱布覆盖局部，外用胶布固定，以防感染。⑥形成灸疮，待其自愈。灸后局部皮肤黑硬，周边红晕，继而起水疱，一般在 7 日左右局部出现无菌性炎症，其脓汁清稀色白，形成灸疮，灸疮 5 ~ 6 周自行愈合，留有瘢痕。

考点4 ★★★　温和灸

操作要点：①选取适宜体位，充分暴露待灸腧穴。②选用纯艾卷，将其一端点燃。③术者手持艾卷的中上部，将艾卷燃烧端对准腧穴，距腧穴皮肤 2 ~ 3cm 进行熏烤，艾卷与施灸处皮肤的距离应保持相对固定。注意：若患者感到局部温热舒适可固定不动，若感觉太烫可加大与皮肤的距离，若遇到小儿或局部知觉减退者，医者可将食、中两指，置于施灸部位两侧，通过医者的手指来测知患者局部受热程度，以便随时调节施灸时间和距离，防止烫伤。④灸至局部皮肤出现红晕，有温热感而无灼痛为度，一般每穴灸 5 ~ 10 分钟。⑤灸毕熄灭艾火。

考点 5 ★★　　温针灸

操作要点：①准备艾卷或艾绒，用剪刀截取 2cm 艾卷一段，将一端中心扎一小孔，深 1 ~ 1.5cm，也可选用艾绒，艾绒要柔软，易搓捏。②选取适宜体位，充分暴露待灸腧穴。③针刺得气留针。腧穴常规消毒，直刺进针，行针得气，将针留在适当的深度。④插套艾卷或搓捏艾绒，点燃。将艾卷有孔的一端经针尾插套在针柄上，插牢，不可偏歪，或将少许艾绒搓捏在针尾上，要捏紧，不可松散，以免滑落，点燃施灸。⑤艾卷燃尽去灰，重新置艾。待艾卷或艾绒完全燃尽成灰时，将针稍倾斜，把艾灰掸落在容器中，每穴每次可施灸 1 ~ 3 壮。⑥待针柄冷却后出针。

考点 6 ★★　　隔盐灸

操作要点：①选择体位，定取腧穴：宜取仰卧位，身体放松。②食盐填脐：取纯净干燥的食盐适量，将脐窝填平，也可于盐上再放置一姜片。③置放艾炷：将艾炷置于盐上（或姜片上），点燃艾炷尖端，任其自燃。④调适温度，更换艾炷：若患者感觉施灸局部灼热不可耐受，术者用镊子夹去残炷，换炷再灸。⑤掌握灸量：如上反复施灸，灸满规定壮数，一般灸 5 ～ 9 壮。⑥灸毕，除去艾灰、食盐。

考点 7 ★　隔姜灸

操作要点：①制备姜片：切取生姜片，每片直径 2 ～ 3cm，厚 0.2 ～ 0.3cm，中间以针刺数孔。②选取适宜体位，充分暴露待灸腧穴。③放置姜片和艾炷，点燃艾炷：将姜片置于穴上，把艾炷置于姜片中心，点燃艾炷尖端，任其自燃。④调适温度：如患者感觉施灸局部灼痛不可耐受，术者可用镊子将姜片一侧夹住端起，稍待片刻，重新放下再灸。⑤更换艾炷和姜片：艾炷燃尽，除去艾灰，更换艾炷依前法再灸。⑥掌握灸量：一般每穴灸 6 ～ 9 壮，至局部皮肤潮红而不起疱为度，灸毕除去姜片及艾灰。

（三）拔罐法

考点 1 ★ ★　走罐法

操作要点：①选取适宜体位，充分暴露待拔腧穴。②选择大小适宜的玻璃罐。③在施术部位涂抹适量的润滑剂，如凡士林、水，也可选择红花油等润滑剂。④先用闪火法将罐吸拔在施术部位上，然后用单手或双手握住罐体，在施术部位上下左右往返推移，走罐时，可将罐口前进侧的边缘稍抬起，另一侧边缘稍着力，以利于罐子的推拉。⑤反复操作，至施术部位红润、充血甚至瘀血为度。⑥起罐时，一手握罐，另一手用拇指或食指按压罐口周围的皮肤，使之凹陷，空气进入罐内，罐体自然脱下。

考点2 ★ 闪罐法

操作要点：①选取适宜体位，充分暴露待拔腧穴。②选用大小适宜的罐具。③用镊子夹紧95%的酒精棉球一个，点燃，使棉球在罐内壁中段绕1～3圈或短暂停留后迅速退出，迅速将罐扣在应拔的部位，再立即将罐起下。④如此反复多次地拔住起下、起下拔住。⑤拔至施术部位皮肤潮红、充血或瘀血为度。

考点3 ★ 刺络拔罐

操作要点：①选取适宜体位，充分暴露待拔腧穴。②选择大小适宜的玻璃罐备用。③消毒施术部位，刺络出血。医者戴消毒手套，用碘伏消毒施术部位，持三棱针（或一次性注射针头）点刺局部使之出血，或用皮肤针叩刺出血。④用闪火法留罐，留置10～15分钟后起罐。⑤起罐时不能迅猛，避免罐内污血喷射而污染周围环境，用消毒棉签清理皮肤上残留血液，清洗火罐后进行消毒处理。

（四）其他针法

考点1 ★　皮肤针的重刺法

　　用中重腕力进行叩刺，使针尖垂直叩打在皮肤上，针尖接触皮肤时间长，再弹起，以局部皮肤明显潮红、出血为度。

考点2 ★　三棱针的操作——点刺法

　　操作要点：①选取适宜体位，充分暴露待针腧穴。②医者戴消毒手套。③使施术部位充血，可先在针刺部位及其周围，轻轻地推、揉、挤、捋，使局部充血。④穴区皮肤常规消毒。⑤医者用一手固定点刺部位，另一手持针，露出针尖3～5mm，对准点刺部位快速刺入，迅速出针，一般刺入2～3mm。⑥轻轻挤压针孔周围，使之适量出血或出黏液，⑦用消毒干棉球按压针孔，可在点刺部位贴敷创可贴。

考点3 ★　三棱针的操作——散刺法（豹纹刺）

　　操作要点：①选取适宜体位，充分暴露待针腧穴。②医者戴消毒手套。③穴区皮肤常规消毒。④根据病变部位大小，由病变外缘呈环形向中心部位进行点刺，一般点刺10～20针。⑤点刺后，可见点状出血，若出血不明显，可加用留罐法以增加出血量，放出适量血液（或黏液）。⑥用消毒干棉球按压针孔，部位面积较大时，可以敷无菌敷料。

考点 4 ★ 三棱针的操作——刺络法

操作要点：①选择适宜的体位，确定血络。②医者戴消毒手套。③使血络充盈：肘、膝部静脉处放血时，一般要捆扎橡皮管，将橡皮管结扎在针刺部位的上端（近心端），以使血络怒张显现，其他部位则不方便结扎，为使血络充盈，也可轻轻拍打血络处。④将血络处皮肤严格消毒。⑤一手拇指按压在被刺部位的下端，使血络位置相对固定，一手持针，对准针刺部位，顺血络走向，斜向上与之呈45°左右刺入，以刺穿血络前壁为度，一般刺入2～3mm，然后迅速出针。⑥根据病情需要，使其流出一定量的血液，也可轻轻按压静脉上端，以助瘀血外出。⑦松开橡皮管，待出血自然停止，⑧以消毒干棉球按压针孔，并以75%酒精棉球清除创口周围的血液。

考点 5 ★ 三棱针的操作——挑刺法

操作要点：①选取适宜体位，充分暴露待针腧穴。②医者戴消毒手套。③局部皮肤严格消毒。④挑破表皮，挑断皮下纤维组织。医者一手按压进针部位两侧或捏起皮肤使之紧绷固定，另一手持针迅速刺入皮肤1～2mm，随即倾斜针身挑破表皮，使之出少量血液或黏液，也可再刺入2～5mm，倾斜针身使针尖轻轻挑起，挑断皮下纤维组织。⑤出针，用无菌敷料覆盖创口。

（五）推拿技术

考点1 ★★★　小鱼际滚法

拇指自然伸直，余指自然屈曲，无名指与小指的掌指关节屈曲约90°，余指屈曲的角度则依次减小，手背沿掌横弓排列呈弧面，以第五掌指关节背侧为吸定点吸附于体表施术部位上，以肘关节为支点，前臂主动做推旋运动，带动腕关节做较大幅度的屈伸活动，使小鱼际和手背尺侧部在施术部位上持续不断地来回滚动。

考点2 ★★★　立滚法

以第五掌指关节背侧为吸定点，以第四掌指关节至第五掌骨基底部与掌指尺侧缘形成的扇形区域为滚动着力面，腕关节略屈向尺侧，余准备形态同小鱼际滚法，其手法运动过程亦同小鱼际滚法。

考点3 ★★★　拳滚法

拇指自然伸直，余指半握空拳状，以食指、中指、无名指和小指的第一节指背着力于施术部位上，肘关节屈曲20°～40°，前臂主动施力，在无旋前圆肌参与的情况下，单纯进行推拉摆动，带动腕关节做无尺、桡侧偏移的屈伸活动，使食指、中指、无名指和小指的第一节指背、掌指关节背侧、指间关节背侧为滚动着力面，在施术部位上进行持续不断地滚动。

考点 4 ★   三指揉法

食、中、无名指并拢，三指罗纹面着力，操作术式与中指揉法相同，拇指揉法是以拇指罗纹面着力于施术部位，余四指置于相应的位置以支撑助力，腕关节微悬，拇指及前臂部主动施力，使拇指罗纹面在施术部位上做轻柔的环旋揉动，频率每分钟 120 ～ 160 次。

考点 5 ★★   大鱼际揉法

沉肩，腕关节放松，呈微屈或水平状，大拇指内收，四指自然伸直，用大鱼际附着于施术部位上，以肘关节为支点，前臂做主动运动，带动腕关节摆动，使大鱼际在治疗部位上做轻缓柔和的上下左右或轻度环旋揉动，并带动该处的皮下组织一起运动，频率每分钟 120 ～ 160 次。

考点 6 ★★★   掌根揉法

肘关节微屈，腕关节放松并略背伸，亦可双掌重叠手指自然弯曲，以掌根部附着于施术部位，以肘关节为支点，前臂做主动运动，带动腕及手掌连同前臂做小幅度的回旋揉动，并带动该处的皮下组织一起运动，频率每分钟 120 ～ 160 次。

考点 7 ★★★　中指揉法（下脘、中脘穴）

中指伸直，食指搭于中指远端指间关节背侧，腕关节微屈，用中指罗纹面着力于一定的治疗部位或穴位，以肘关节为支点，前臂做主动运动，通过腕关节使中指罗纹面在施术部位上做轻柔的小幅度的环旋运动，频率每分钟 120 ～ 160 次。

考点 8 ★★★　掌按法

以单手或双手掌面置于施术部位，以肩关节为支点，利用身体上半部的重量，通过上、前臂传至手掌部，垂直向下按压，用力原则同指按法。

考点 9 ★★★　指按法

以拇指罗纹面着力于施术部位，余四指张开，置于相应位置以支撑助力，腕关节屈曲 40° ～ 60°，拇指主动用力，垂直向下按压，当按压力达到所需的力度后，要稍停片刻，然后松劲撤力，再做重复按压，使按压动作既平稳又有节奏性。

考点 10 ★★　拇指端推法

以拇指端着力于施术部位或穴位上，余四指

置于对侧或相应的位置以固定，腕关节略屈并向尺侧偏斜，拇指及腕部主动施力，向拇指端方向呈短距离单向直线推进。

考点 11 ★★★　拇指平推法

以拇指罗纹面着力于施术部位或穴位上，余四指置于其前外方以助力，腕关节略屈曲，拇指及腕部主动施力，向其食指方向呈短距离、单向直线推进，在推进的过程中，拇指罗纹面的着力部分应逐渐偏向桡侧，且随着拇指的推进腕关节应逐渐伸直。

考点 12 ★★　三指推法

食、中、无名指并拢，以指端部着力于施术部位上，腕关节略屈，前臂部主动施力，通过腕关节及掌部使食、中及无名三指向指端方向做单向直线推进。

考点 13 ★★　掌推法

以掌根部着力于施术部位，腕关节略背伸，肘关节伸直，以肩关节为支点，上臂部主动施力，通过肘、前臂、腕，使掌根部向前方做单方向直线推进。

考点 14 ★★　拳推法

手握实拳，以食指、中指、无名指及小指四

指的近侧指间关节的突起部着力于施术部位，腕关节挺紧伸直，肘关节略屈，以肘关节为支点，前臂主动施力，向前呈单方向直线推进。

考点 15 ★★　肘推法

屈肘，以肘关节尺骨鹰嘴突起部着力于施术部位，另一侧手臂抬起，以掌部扶握屈肘侧拳顶以固定助力，以肩关节为支点，腰部发力，上臂部主动施力，做较缓慢的单方向直线推进。

考点 16 ★★★　拿法

以拇指和其余手指的指面相对用力，捏住施术部位肌肤并逐渐收紧、提起，腕关节放松，以拇指同其他手指的对合力进行轻重交替、连续不断地提捏治疗部位。

考点 17 ★★★　抖上肢法

受术者取坐位或站立位，肩臂部放松，术者站在其前外侧，身体略为前倾，用双手握住其腕部，慢慢将被抖动的上肢向前外方抬起至60°左右，然后两前臂微用力做连续的小幅度上下抖动，使抖动所产生的抖动波波浪般地传递到肩部，或术者以一手按其肩部，另一手握住其腕部，做连续不断地小幅度上下抖动，抖动中可结合被操作肩关节的前后方向活动，此法又称上肢提抖法。

考点 18 ★★　抖下肢法

受术者仰卧位，下肢放松，术者站其足端，用双手分别握住受术者两足踝部，将两下肢抬起，离开床面 30cm 左右，然后上、前臂同时施力，做连续的小幅度上下抖动，使其下肢及髋部有舒松感，两下肢可同时操作，亦可单侧操作。

考点 19 ★　抖腰法

受术者俯卧位，两手拉住床头或由助手固定其两腋部，以两手握住其两足踝部，两臂伸直，身体后仰，与助手相对用力，牵引其腰部，待其腰部放松后，身体前倾，以准备抖动，其后随身体起立之势，瞬间用力，做 1～3 次较大幅度的抖动，使抖动之力作用于腰部，使其产生较大幅度的波浪状运动。

考点 20 ★★★　拇指前位捏脊法

双手半握空拳状，腕关节略背伸，以食、中、无名和小指的背侧置于脊柱两侧，拇指伸直前按，并对准食指中节处，以拇指的罗纹面和食指的桡侧缘将皮肤捏起，并进行提捻，然后向前推行移动，在向前移动捏脊的过程中，两手拇指要交替前按，同时前臂要主动用力，推动食指桡侧缘前行，两者互为配合，从而交替捏提捻动前行。

考点21 ★★ 拇指后位捏脊法

两手拇指伸直，两指端分置于脊柱两侧，指面向前，两手食、中指前按，腕关节微屈，以两手拇指与食、中指罗纹面将皮肤捏起，并轻轻提捻，然后向前推行移动，在向前移动的捏脊过程中，两手拇指要前推，而食指、中指则交替前按，两者相互配合，从而交替捏提捻动前行。

捏脊法每次操作一般均从腰俞穴开始，沿脊柱两侧向上终止于大椎穴为一遍，可连续操作三至五遍，为加强手法效应，常采用三步一提法，即每捏捻三次，便停止前行，用力向上提拉一次。

三、中医望、闻、切诊技术操作

【试题内容】

演示或叙述中医望、闻、切诊的具体操作方法。

【典型样题】

简述并演示虚里按法。

【参考答案】（10分）

虚里即心尖搏动处，位于左乳下第四、五肋间，乳头下稍内侧，为诸脉之所宗，按虚里可了解宗气之强弱，疾病之虚实，预后之吉凶。

虚里按诊时，一般病人采取坐位和仰卧位，医生位于病人右侧，用右手全掌或指腹平抚左乳下第四、五肋间，乳头下稍内侧的心尖搏动处，并调节压力，注意诊察其动气之强弱、至数和聚散等。

按诊内容包括有无搏动、搏动部位及范围、搏动强度和节律、频率、聚散等。

考点1★　面部分区及所候脏腑

庭候首面，阙上候咽喉，阙中（印堂）候肺，阙下（下极、山根）候心，下极之下（年寿）候肝，肝部左右候胆，肝下（准头）候脾，方上（脾两旁）候胃，中央（颧下）候大肠，夹大肠候肾，明堂（鼻端）以上候小肠，明堂以下候膀胱、子处。

考点 2 ★　诊察小儿指纹

指纹特征	临床意义
浮显	病在表，多见于外感表证
沉隐	主病在里，多见于脏腑病变
鲜红	属外感表证
紫红	为里热证
青色	主惊、主风、主痛
紫黑	为血络瘀闭，病情危重
淡白	为虚证
显于风关	表明邪气初起，邪浅病轻，可见于外感初起
达于气关，其色较深	为邪气渐深，病情渐重
达于命关，其色更深	为邪入脏腑，病情严重
透关射甲，其色紫黑	多病情凶险，预后不良
指纹增粗，其分支显见	多属实证、热证
指纹变细，其分支不显	多属虚证、寒证

考点 3 ★★　舌诊的操作

　　1. 望舌时，医者的姿势可略高于病人，保证视野平面略高于病人的舌面，以便俯视舌面。

　　2. 望舌时注意光线必须直接照射于舌面，使舌面明亮，以便于正确进行观察。

　　3. 望舌一般应当按照基本顺序进行：先察舌质，再察舌苔。察舌质时先查舌色，次察舌形，再察舌态。查舌苔时，先察苔色，次察苔质，再察舌苔分布。对舌分部观察时，先看舌尖，再看舌中舌边，最后观察舌根部。

4. 望舌时做到迅速敏捷，全面准确，时间不可太长，若一次望舌判断不准确，可让病人休息3~5分钟后重新望舌。

5. 对病人伸舌时的不符合要求姿势，医生应予以纠正，如：伸舌时过分用力，病人伸舌时，用牙齿刮舌面，伸舌时，口未充分张开，只露出舌尖，舌体伸出时舌边、尖上卷，或舌肌紧缩，或舌体上翘，或左右歪斜等，影响舌面充分暴露。

6. 当舌苔过厚，或者出现与病情不相符合的苔质、苔色，为了确定其有根、无根，或是否染苔等，可结合揩舌或刮舌方法，也可直接询问患者在望舌前的饮食、服用药物等情况，以便正确判断。

（1）揩舌　医生用消毒纱布缠绕右手食指两圈，蘸少许清洁水，力量适中，从舌根向舌尖揩抹3~5次。

（2）刮舌　医生用消毒的压舌板边缘，以适中的力量，在舌面上从舌根向舌尖刮3~5次。

7. 望舌过程中还可穿插对舌部味觉、感觉等情况的询问，以便全面掌握舌诊资料。

8. 观察舌下络脉时，应按照下述方法进行：

（1）嘱病人尽量张口，舌尖向上腭方向翘起并轻轻抵于上腭，舌体自然放松，勿用力太过，使舌下络脉充分暴露，便于观察。

（2）首先观察舌系带两侧大络脉的颜色、长短、粗细，有无怒张、弯曲等异常改变，然后观察周围细小络脉的颜色和形态有无异常。

考点 4 ★★★　脉诊布指和运指

1. 布指　中指定关，医生先以中指按在掌后高骨内侧动脉处，然后食指按在关前（腕侧）定寸，无名指按在关后（肘侧）定尺。布指的疏密要与患者手臂长短与医生手指粗细相适应，如病人的手臂长或医者手指较细，布指宜疏，反之宜密。定寸时可选取太渊穴所在位置（腕横纹上），定尺时可考虑按寸到关的距离确定关到尺的长度以明确尺的位置，寸关尺不是一个点，而是一段脉管的诊察范围。

2. 运指　医生运用指力的轻重、挪移及布指变化以体察脉象，常用的指法有举、按、寻、循、总按和单诊等，注意诊察患者的脉位（浮沉、长短）、脉次（至数与均匀度）、脉形（大小、软硬、紧张度等）、脉势（强弱与流利度等）及左右手寸关尺各部表现。

考点 5 ★　诊脉的正确体位和姿势

诊脉时患者应取正坐位或仰卧位，前臂自然

向前平展，与心脏置于同一水平，手腕伸直，手掌向上，手指微微弯曲，在腕关节下面垫一松软的脉枕，使寸口部位充分伸展，局部气血畅通，便于诊察脉象。

考点 6 ★★　虚里按法

虚里即心尖搏动处，位于左乳下第四、五肋间，乳头下稍内侧，为诸脉之所宗，按虚里可了解宗气之强弱，疾病之虚实，预后之吉凶。

虚里按诊时，一般病人采取坐位和仰卧位，医生位于病人右侧，用右手全掌或指腹平抚左乳下第四、五肋间，乳头下稍内侧的心尖搏动处，并调节压力，注意诊察其动气之强弱、至数和聚散等。

按诊内容包括有无搏动、搏动部位及范围、搏动强度和节律、频率、聚散等。

考试模块二　体格检查

【试题内容】

演示或叙述西医体格检查的具体操作方法。

本类考题每份试卷 2 道，每题分值为 5 分，共 10 分。

【典型样题】

霍夫曼征。

【参考答案】（5 分）

检查者用左手托住被检者腕部，用右手食指和中指夹持被检者中指，稍向上提，使其腕部处于轻度过伸位，用拇指快速弹刮被检者中指指甲，此时，如其余四指出现轻度掌屈反应为阳性。

一、全身状态检查

考点★★★　汞柱式血压计测量

1. **直接测量法**　仅适用于危重和大手术的患者。

2. 间接测量法　被检查者安静休息至少 5 分钟，采取坐位或仰卧位，裸露右上臂，伸直并外展 45°，肘部置于与右心房同一水平（坐位平第 4 肋软骨，仰卧位平腋中线），让受检者脱下该侧衣袖，露出手臂，将袖带平展地缚于上臂，袖带下缘距肘窝横纹 2～3cm，松紧适宜，检查者先于肘窝处触知肱动脉搏动，将听诊器体件置于肱动脉上，轻压听诊器体件，然后用橡皮球将空气打入袖带，待动脉音消失，再将汞柱升高 20～30mmHg，开始缓慢（2～6mmHg/s）放气，听到第一个声音时所示的压力值是收缩压，继续放气，声音消失时血压计上所示的压力值是舒张压（个别声音不消失者，可采用变音值作为舒张压并加以注明）。测压时双眼平视汞柱表面，根据听诊结果读出血压值。

二、浅表淋巴结检查

考点 1 ★　锁骨上窝淋巴结触诊

检查锁骨上窝淋巴结时，检查者面对患者（可取坐位或仰卧位），用右手检查患者的左锁骨上窝，用左手检查其右锁骨上窝，检查时将食指与中指屈曲并拢，在锁骨上窝进行触诊，并深入锁骨后深部。

考点 2 ★★★　浅表淋巴结触诊

检查浅表淋巴结时，应按一定的顺序进行，依次为：耳前、耳后、乳突区、枕骨下区、颌下、颏下、颈后三角、颈前三角、锁骨上窝、腋窝、滑车上、腹股沟、腘窝等。检查时如发现有肿大的淋巴结，应记录其数目、大小、质地、移动度、表面是否光滑，有无红肿、压痛和波动，是否有瘢痕、溃疡和瘘管等。

考点 3 ★　腋窝淋巴结触诊

检查右腋窝淋巴结时，检查者右手握被检查者右手，向上屈肘外展抬高约45°，左手并拢，掌面贴近胸壁向上逐渐达腋窝顶部滑动触诊，然后依次触诊腋窝后壁、外侧壁、前壁，触诊腋窝后壁时应在腋窝后壁肌群仔细触诊，触诊腋窝外侧壁时应将患者上臂下垂，检查腋窝前壁时应在胸大肌深面仔细触诊。用同样方法检查左侧腋窝淋巴结。

考点 4 ★★　下颌淋巴结触诊

检查左颌下淋巴结时，将左手置于被检查者头顶，使头微向左前倾斜，右手四指并拢，屈曲掌指及指间关节，沿下颌骨内缘向上滑动触摸，检查右侧时，两手换位，让被检查者向右前倾斜。

三、眼的检查

考点 1 ★★　调节反射和集合反射

嘱被检查者注视 1m 以外的目标（通常为检查者的食指尖），然后逐渐将目标移至距被检查者眼球约 10cm 处，这时观察双眼瞳孔变化情况，由看远逐渐变为看近，即由不调节状态到调节状态时，正常反应是双侧瞳孔逐渐缩小（调节反射）、双眼球向内聚合（集合反射）。

考点 2 ★★★　对光反射

用手电筒照射瞳孔，观察其前后的反应变化，正常人受照射光刺激后，双侧瞳孔立即缩小，移开照射光后双侧瞳孔随即复原。对光反射分为：①直接对光反射，即电筒光直接照射一侧瞳孔，该侧瞳孔立即缩小，移开光线后瞳孔迅速复原。②间接对光反射，即用手隔开双眼，电筒光照射一侧瞳孔后，另一侧瞳孔也立即缩小，移开光线后瞳孔迅速复原。

考点 3 ★★　眼球运动

检查眼球运动，医师左手置于被检查者头顶并固定头部，使头部不能随眼转动，右手指尖（或棉签）放在被检查者眼前 30 ～ 40cm 处，嘱被检查者两眼随医师右手指尖移动方向运动，一般按被检查者的左侧、左上、左下、右侧、右上、右下共 6 个方向进行。注意眼球运动幅度、灵活性、持久性，两眼是否同步，并询问病人有无复视出现。眼球运动受动眼神经（Ⅲ）、滑车神经（Ⅳ）和外展神经（Ⅵ）支配，这些神经麻痹时，会引起眼球运动障碍，并伴有复视。

四、口腔检查

考点★　口咽部检查

嘱被检查者头稍向后仰，口张大并拉长发"啊"声，医师用压舌板在舌的前 2/3 与后 1/3 交界处迅速下压舌体，此时软腭上抬，在照明下可见口咽组织，检查时注意咽后壁有无充血、水肿，扁桃体有无肿大。

五、鼻的检查

考点★★　鼻窦压痛检查

检查额窦压痛时，一手扶住被检查者枕后，另一手拇指或食指置于眼眶上缘内侧，用力向后上方按压。检查上颌窦压痛时，双手拇指置于被检查者颧部，其余手指分别置于被检查者的两侧耳后，固定其头部，双拇指向后方按压。检查筛窦压痛时，双手扶住被检查者两侧耳后，双拇指分别置于鼻根部与眼内眦之间，向后方按压。蝶窦因位置较深，不能在体表进行检查。

六、颈部检查

考点1★★★　甲状腺检查（前位、后位）

嘱被检查者双手放于枕后，头向后仰，观察甲状腺的大小和对称性，嘱被检查者做吞咽动作，则可见甲状腺随吞咽动作向上移动，常可据此将颈前的其他包块与甲状腺病变相鉴别。除视诊观察甲状腺的轮廓外，还应触诊进一步明确甲状腺的大小、轮廓和性质。

触诊方法一是从后面检查，医师站在被检查者身后，用双手触摸甲状腺，二是从前面触摸甲状腺。

考点2★　甲状腺肿大分度

不能看出肿大但能触及者为Ⅰ度，既可看出肿大又能触及，但在胸锁乳突肌以内区域者为Ⅱ度，肿大超出胸锁乳突肌外缘者为Ⅲ度。

考点3★★　气管定位

让被检查者取坐位或仰卧位，头颈部保持自

然正中位置，医师分别将右手的食指和无名指置于两侧胸锁关节上，中指在胸骨上切迹部位置于气管正中，观察中指是否在食指和无名指的中间，如中指与食指、无名指的距离不等，则表示有气管移位，也可将中指置于气管与两侧胸锁乳突肌之间的间隙内，根据两侧间隙是否相等来判断气管有无移位。

七、胸廓、胸壁与乳房检查

考点★　触诊前胸部的方法

　　被检查者取坐位，先两臂下垂，然后双臂高举超过头部或双手叉腰再进行检查。检查时，先检查健侧乳房，再检查患侧。检查者以并拢的手指掌面略施压力，以旋转或来回滑动的方式进行触诊，切忌用手指将乳房提起来触摸。检查按外上、外下、内下、内上、中央（乳头、乳晕）的顺序进行，然后检查腋窝，锁骨上、下窝等处淋巴结。

八、肺和胸膜检查

考点1★★★　胸廓扩张度

　　被检查者采取坐位或仰卧位，检查者两手四

指并拢与拇指分开，分别平置于被检者胸壁下部的对称部位，感受被检者胸廓两侧呼吸动度。正常人两侧呼吸动度相等，发生病变时可见一侧或局部胸廓扩张度减弱，而对侧或其他部位动度增强。

考点 2 ★★★　肺下界叩诊

被检者取坐位或仰卧位，检查者采用间接叩诊法，自上而下沿肋间进行叩诊。正常成年人右肺下界在右侧锁骨中线、腋中线、肩胛线分别为第6、8、10肋间。左肺下界除在左锁骨中线上变动较大（有胃泡鼓音区）外，其余与右侧大致相同。

考点 3 ★★★　肺下界移动度的叩诊

叩出肺下界后，嘱被检者深吸气后屏住呼吸，继续向下叩诊，当由清音变为浊音时，即为该线上肺下界的最低点，进行标记。然后让被检者恢复平静呼吸，检查者手指放回肺下界位置，再嘱被检者做深呼气并屏住呼吸，检查者再由下向上一肋间叩诊，当叩诊音变为浊音时，即为该线上肺下界的最高点。最高至最低两点间的距离即为肺下界的移动范围。正常人两侧肺下界移动度为6～8cm。

考点 4 ★★★　触觉语颤

检查者将两手掌或手掌尺侧缘平置于患者胸壁的对称部位，嘱其用同样强度重复拉长音发"yi"音，自上而下、从内到外比较两侧相同部位语颤是否相同。

考点 5 ★★★　肺部听诊

1. 呼吸音。
2. 啰音。
3. 胸膜摩擦音。

九、心脏检查

考点 1 ★★★　心脏瓣膜听诊区

1. **二尖瓣区**　一般位于第 5 肋间左锁骨中线内侧。

2. **主动脉瓣区**

（1）**主动脉瓣区**　位于胸骨右缘第 2 肋间，主动脉瓣狭窄时的收缩期杂音在此区最响。

（2）**主动脉瓣第二听诊区**　位于胸骨左缘第 3、4 肋间，主动脉瓣关闭不全时的舒张期杂音在此区最响。

3. **肺动脉瓣区**　在胸骨左缘第 2 肋间隙。

4. **三尖瓣区**　在胸骨体下端近剑突偏右或偏左处。

考点 2 ★★★　心脏的触诊

1. 触诊方法　将右手小鱼际或指尖指腹放在心尖部或心脏瓣膜区触诊。

2. 触诊内容

（1）心尖搏动与心前区搏动。

（2）震颤。

（3）心包摩擦感。

考点 3 ★　心脏叩诊

1. 叩诊方法　被检者取仰卧位时，检查者立于被检者右侧，左手叩诊板指与心缘垂直（与肋间平行），被检者取坐位时，宜保持上半身直立姿势，平稳呼吸，检查者面对被检者，左手叩诊板指一般与心缘平行（与肋骨垂直）。但对消瘦者也可采取左手叩诊板指与心缘垂直的手法，心界的确定宜采取轻（弱）叩诊法，以听到叩诊音由清变浊来确定心浊音界。

2. 叩诊顺序　先叩左界，从心尖搏动最强点外 2～3cm 处开始，沿肋间由外向内，叩诊音由清变浊时翻转板指，在板指中点相应的胸壁处用标记笔作一标记，如此自下而上，叩至第二肋间，分别标记。然后叩右界，先沿右锁骨中线，自上而下，叩诊音由清变浊时为肝上界。然后，于其上一肋间（一般为第四肋间）由外向内叩出浊音界，继续向上，分别于第三、第二肋间叩出浊音界，并标记。再标出前正中线和左锁骨中线，用直尺测量左锁骨中线与前正中线间的垂直距离，以及左右相对浊音界各标记点距前正中线的垂直距离，并记录。心脏叩诊时应根据被检者胖瘦程度，采取适当力度，用力要均匀，过强或过轻的叩诊均不能叩出心脏的正确大小。

十、腹部检查

考点1★ 肾区叩击痛

正常时肾区无叩击痛，检查时，被检者取坐位或侧卧位，医师将左手掌平放于患者肾区（肋脊角处），右手握拳用轻到中等力量叩击左手背部，肾区叩击痛见于肾炎、肾盂肾炎、肾结石、肾周围炎及肾结核等。

考点2★★★ 墨菲征

正常胆囊不能触及，急性胆囊炎时胆囊肿大，医师将左手掌平放于患者右肋下部，以左手拇指指腹用适度压力钩压右肋下部胆囊点处（腹直肌外缘处），然后嘱患者缓慢深吸气，此时发炎的胆囊下移时碰到用力按压的拇指引起疼痛，患者因疼痛而突然屏气，这一现象称为墨菲征阳性，又称胆囊触痛征。

考点3 ★★★　振水音

被检者取仰卧位，医师用耳凑近被检者上腹部或将听诊器体件放于此处，然后用稍弯曲的手指以冲击触诊法连续迅速冲击其上腹部，如听到胃内液体与气体相撞击的声音，称为振水音，也可用双手左右摇晃患者上腹部以闻及振水音。正常人餐后或饮入多量液体时，上腹部可出现振水音，但若在空腹或餐后6～8小时以上仍有此音，则提示胃内有液体潴留，见于胃扩张、幽门梗阻及胃液分泌过多等。

考点4 ★★　液波震颤

用于3000～4000mL以上腹水的检查，检查时患者平卧，医师以一手掌面贴于患者一侧腹壁，另一手四指并拢屈曲，用指端冲击患者另一侧腹壁，如有大量液体存在，则贴于腹壁的手掌有被液体波动冲击的感觉，即液波震颤（波动感），为防止腹壁本身震动传至对侧，可让另一人将手掌尺侧缘压于脐部腹中线上。

考点5 ★★　单手肝脏触诊

检查时被检者取仰卧位，双腿稍屈曲，使腹壁松弛，医师位于被检者右侧，将右手掌平放于被检者右侧腹壁上，腕关节自然伸直，四指并拢，掌指关节伸直，以食指前端的桡侧或食指与中指指端对着肋缘，自髂前上棘连线水平，分别沿右锁骨中线、前正中线自下而上触诊。被检者吸气时，右手随腹壁隆起抬高，但上抬速度要慢于腹壁的隆起，并向季肋缘方向触探肝缘。呼气时，腹壁松弛并下陷，触诊手应及时向腹深部按压，如肝脏肿大，则可触及肝下缘从手指端滑过。若未触及，则反复进行，直至触及肝脏或肋缘。

考点6 ★★　双手肝脏触诊

检查时被检者取仰卧位，双腿稍屈曲，使腹壁松弛，医师位于被检者右侧，用左手掌托住被检者右后腰，左手拇指张开置于右肋缘，右手方法不变。检查肝左叶有无肿大，可在腹正中线上由脐平面开始自下而上进行触诊。如遇腹水患者，可用沉浮触诊法，在腹部某处触及肝下缘后，应自该处起向两侧延伸触诊，以了解整个肝脏和全部肝下缘的情况。

考点7 ★★★　肝脏叩诊

肝脏叩诊时用间接叩诊法，被检者取仰卧位。叩诊定肝上下界时，一般是沿右锁骨中线、右腋中线和右肩胛线，由肺区往下叩向腹部，当清音转为浊音时，即为肝上界，此处相当于被肺遮盖的肝顶部，故又称肝相对浊音界。再往下轻叩，由浊音转为实音时，此处肝脏不被肺遮盖，直接贴近胸壁，称肝绝对浊音界。继续往下叩，由实音转为鼓音处，即为肝下界，定肝下界时，也可由腹部鼓音区沿右锁骨中线或前正中线向上叩，当鼓音转为浊音处即是。体形匀称型者，正常肝上界在右锁骨中线上第5肋间，下界位于右季肋下缘，右锁骨中线上肝浊音区上下径之间的距离为9～11cm，在右腋中线上肝上界在第7肋间，下界相当于第10肋骨水平，在右肩胛线上，肝上界为第10肋间，下界不易叩出，瘦长型者肝上下界均可低一个肋间，矮胖型者则可高一个肋间。

考点8 ★★★　脾脏触诊

脾脏明显肿大而位置较表浅时，用单手浅部触诊即可触及。如肿大的脾脏位置较深，则用双手触诊法进行检查。被检者取仰卧位，双腿稍屈曲，医师左手绕过被检者腹部前方，手掌置于其左腰部第9～11肋处，将脾从后向前托起。右手掌平放于上腹部，与肋弓成垂直方向，以稍弯曲的手指末端轻压向腹部深处，随被检者腹式呼吸运动，由下向上逐渐移近左肋弓，直到触及脾缘或左肋缘。脾脏轻度肿大而仰卧位不易触及时，可嘱被检者改为右侧卧位，右下肢伸直，左下肢屈髋、屈膝，用双手触诊较易触及，触及脾脏后应注意其大小、质地、表面形态、有无压痛及摩擦感等。

考点 9 ★★★　脾肿大的测量

当轻度脾肿大时只作甲乙线测量，甲点为左锁骨中线与左肋缘交点，乙点为脾脏在左锁骨中线延长线上的最下缘，两点间的距离以厘米（cm）表示。脾脏明显肿大时，应加测甲丙线和丁戊线。甲丙线为左锁骨中线与左肋缘交点至最远脾尖之间的距离。丁戊线为脾右缘到前正中线的距离。如脾肿大向右未超过前正中线，测量脾右缘至前正中线的最短距离以"−"表示；超过前正中线则测量脾右缘至前正中线的最大距离以"+"表示。

考点 10 ★★　移动性浊音

当腹腔内有较多游离液体（在 1000mL 以上）时，如患者仰卧位，液体因重力作用多积聚于腹腔低处，含气的肠管漂浮其上，故叩诊腹中部呈鼓音，腹部两侧呈浊音，在患者侧卧位时，液体随之流动，叩诊上侧腹部转为鼓音，下侧腹部呈浊音。这种因体位不同而出现浊音区变动的现象，称移动性浊音。

考点 11 ★★　腹部压痛、反跳痛检查

触诊时，由浅入深进行按压，如发生疼痛，称

为压痛，在检查到压痛后，手指稍停片刻，使压痛感趋于稳定，然后将手突然抬起，此时如患者感觉腹痛骤然加剧，并有痛苦表情，称为反跳痛。

考点 12 ★★ 阑尾压痛、反跳痛

阑尾点又称麦氏点，位于右髂前上棘与脐连线外 1/3 与中 1/3 交界处，触诊时，由浅入深进行按压，如发生疼痛，称为压痛，在检查到压痛后，手指稍停片刻，使压痛感趋于稳定，然后将手突然抬起，此时如患者感觉腹痛骤然加剧，并有痛苦表情，称为反跳痛。

考点 13 ★★ 腹壁静脉曲张血流方向的检查

腹壁皮下静脉血流方向的判断方法：选择一段没有分支的腹壁静脉，检查者食指和中指并拢压在静脉上，一指固定，另一手指沿静脉走行用力向外滑动，使静脉暂时排空，然后，向外滑动的手指突然放开，根据静脉是否立刻充盈，即可判断出血流方向。

十一、脊柱、四肢检查

考点 1 ★ 脊柱的检查

检查脊柱时，被检者取立位或坐位，按视、触、叩的顺序检查，内容包括脊柱的弯曲度、活

动度、压痛与叩击痛。

考点2 ★ 脊椎活动度

让被检者做前屈、后伸、侧弯、旋转等动作，观察脊柱的活动情况及有无变形，对脊柱外伤者或可疑骨折或关节脱位者，要避免脊柱活动，防止损伤脊髓。

	前屈	后伸	左右侧弯	旋转度（一侧）
颈椎	35°～45°	35°～45°	45°	60°～80°
胸椎	30°	20°	20°	35°
腰椎	90°	30°	20°～30°	30°

考点3 ★★★ 脊柱弯曲度检查

1. **脊柱前后凸** 嘱被检查者取立位，侧面观察脊柱各部形态，了解有无前后凸畸形，正常人直立时，脊柱有四个生理弯曲，从侧面观察，颈段稍前凸，胸段稍后凸，腰椎明显前凸，骶椎明显后凸。

2. **脊柱侧弯度** 嘱被检者取立位或坐位，从后面观察脊柱有无侧弯，轻度侧弯时，检查者用食、中指或拇指沿脊椎的棘突以适当的压力由上向下划压，致使被压处皮肤出现一条红色压痕，以此痕为标准，观察脊柱有无侧弯（正常人脊柱无侧弯）。

考点 4 ★★　脊柱压痛检查

检查有无脊柱压痛时，嘱被检者取端坐位，身体稍向前倾，医师以右手拇指从枕骨粗隆开始自上而下逐个按压脊椎棘突及椎旁肌肉，正常时每个棘突及椎旁肌肉均无压痛。

考点 5 ★★　脊柱叩击痛检查

检查叩击痛时，嘱被检查者取坐位，检查者可用中指或叩诊锤垂直叩击胸、腰椎棘突（颈椎位置深，一般不用此法），也可采用间接叩击法，具体方法是：检查者将左手掌置于被检者头部，右手半握拳，以小鱼际肌部位叩击左手背，了解检查者脊柱各部位有无疼痛。

十二、神经系统检查

考点 1 ★★　脑膜刺激征

1. 颈强直。
2. 凯尔尼格征。
3. 布鲁津斯基征。

考点 2 ★★　颈强直

被检者去枕仰卧，下肢伸直，检查者左手托其枕部做被动屈颈动作，正常时下颏可贴近前胸，如下颏不能贴近前胸且检查者感到有抵抗感，被检者感颈后疼痛为阳性。

考点3 ★★★ 凯尔尼格征

被检者去枕仰卧，一腿伸直，检查者将另一下肢先屈髋、屈膝成直角，然后抬小腿伸直其膝部，正常人膝关节可伸达135°以上，如小于135°时就出现抵抗，且伴有疼痛及屈肌痉挛为阳性。以同样的方法再检查另一侧。

考点4 ★★★ 布鲁津斯基征

被检者去枕仰卧，双下肢自然伸直，检查者左手托患者枕部，右手置于患者胸前，使颈部前屈，如两膝关节和髋关节反射性屈曲为阳性，以同样的方法检查另一侧。

考点5 ★★★ 拉塞格征

被检者取仰卧位，两下肢伸直，检查者一手压在被检者一侧膝关节上，使下肢保持伸直，另一手将该下肢抬起，正常可抬高70°以上，如不到30°即出现由上而下的放射性疼痛为阳性。以同样的方法再检查另一侧。

考点6 ★★★ 霍夫曼征

检查者用左手托住被检者腕部，用右手食指

和中指夹持被检者中指，稍向上提，使其腕部处于轻度过伸位，用拇指快速弹刮被检者中指指甲，此时，如其余四指出现轻度掌屈反应为阳性。

考点 7 ★★★　膝反射

被检查者取坐位，小腿完全松弛下垂，或让被检查者取仰卧位，医师在其腘窝处托起下肢，使髋、膝关节屈曲，用叩诊锤叩击髌骨下方之股四头肌肌腱，正常时出现小腿伸展，反射中枢在腰髓 2～4 节。

考点 8 ★★　巴宾斯基征

嘱被检者仰卧，髋、膝关节伸直，左手握其踝部，右手用叩诊锤柄部末端钝尖部，在足底外侧从后向前快速轻划至小趾根部，再转向拇趾侧，正常出现足趾向跖面屈曲，称巴宾斯基征阴性，如出现拇趾背伸，其余四趾呈扇形分开，称巴宾斯基征阳性。

考点 9 ★★★　踝反射

被检查者仰卧，下肢外旋外展，髋、膝关节稍屈曲，医师左手将被检查者足部背屈成直角，右手用叩诊锤叩击跟腱。正常为腓肠肌收缩，出现足向跖面屈曲，反射中枢在骶髓 1～2 节。

考点 10 ★★　腹壁反射

嘱被检查者仰卧，两下肢稍屈曲，腹壁放松，医师用钝头竹签分别沿肋下（胸髓 7 ~ 8 节）、脐水平（胸髓 9 ~ 10 节）及腹股沟上（胸髓 11 ~ 12 节）的方向，由外向内轻划两侧腹壁皮肤（即上、中、下腹壁反射），正常人于受刺激部位出现腹肌收缩。

考点 11 ★　查多克征检查

检查者用叩诊锤柄部末端钝尖部，在被检者外踝下方由后向前轻划至跖趾关节处止，阳性表现同巴宾斯基征。

考点 12 ★　指鼻试验

医师嘱被检查者手臂外展伸直，再以食指触自己的鼻尖，由慢到快，先睁眼，后闭眼，反复进行，观察被检查者动作是否稳准。

考点 13 ★　髌阵挛

被检者取仰卧位，下肢伸直，检查者用拇指与食指持住髌骨上缘，用力向下快速推动数次，保持一定的推力，阳性反应为股四头肌节律性收缩使髌骨上下运动。

考点 14 ★　踝阵挛

被检者取仰卧位，检查者用左手托住腘窝，使髋、膝关节稍屈曲，右手紧贴其脚掌，突然用力将其足推向背屈，阳性表现为该足出现节律性、连续性的屈伸运动。

考点 15 ★★★　肱二头肌反射

医师以左手托扶被检查者屈曲的肘部，将拇指置于肱二头肌肌腱上，右手用叩诊锤叩击左手拇指指甲，正常时前臂快速屈曲，反射中枢在颈髓 5～6 节。

考点 16 ★★★　肱三头肌反射

医师让检查者半屈肘关节，上臂稍外展，而后用左手托其肘部，右手用叩诊锤直接叩击尺骨鹰嘴突上方的肱三头肌肌腱附着处，正常时肱三头肌收缩，出现前臂伸展，反射中枢为颈髓 7～8 节。

考点 17 ★★　跟 - 膝 - 胫试验

医师嘱被检查者仰卧，上抬一侧下肢，将足跟置于对侧下肢膝盖下端，再沿胫骨前缘向下移动，观察被检查者动作是否稳准。

考试模块三　西医基本操作

第二站　基本操作

【试题内容】

　　无菌操作、基本心肺复苏术等常用西医基本操作技能。

　　本类考题每份试卷 1 道，每题分值为 10 分。

【典型样题】

　　穿隔离衣。

【参考答案】（10 分）

　　1.戴好帽子及口罩，取下手表，卷袖过肘，洗手。

　　2.手持衣领取下隔离衣，清洁面朝自己，将衣领两端向外折齐，对齐肩缝，露出袖子内口。

　　3.右手持衣领，左手伸入袖内，右手将衣领向上拉，使左手套入后露出。

　　4.换左手持衣领，右手伸入袖内，举双手将袖抖上，注意勿触及面部。

　　5.两手持衣领，由领子中央顺着边缘向后将领扣扣好，再扎好袖口（此时手已污染），松腰带活结。

6.将隔离衣一边约在腰下5cm处渐向前拉，直到见边缘，则捏住；同法捏住另一侧边缘，注意手勿触及衣内面。然后双手在背后将边缘对齐，向一侧折叠，一手按住折叠处，另一手将腰带拉至背后压住折叠处，将腰带在背后交叉，回到前面系好。

考点1★★★　戴无菌手套

1.穿无菌手术衣、戴口罩后，选取合适手套号码并核对灭菌日期。

2.用手套袋内无菌滑石粉包轻轻敷擦双手，使之滑润。

3.左手捏住两只手套翻折部分，提出手套，使两只手套拇指相对，右手先插入手套内，再用戴好手套的右手2～5指插入左手手套的翻折部内，帮助左手插入手套内，然后将手套翻折部翻回盖住手术衣袖口。

4.用无菌盐水冲净手套外面的滑石粉。

5.在手术开始前应将双手举于胸前，切勿任意下垂或高举。

考点2★★★　穿隔离衣

1.戴好帽子及口罩，取下手表，卷袖过肘，洗手。

2. 手持衣领取下隔离衣，清洁面朝自己，将衣领两端向外折齐，对齐肩缝，露出袖子内口。

3. 右手持衣领，左手伸入袖内，右手将衣领向上拉，使左手套入后露出。

4. 换左手持衣领，右手伸入袖内，举双手将袖抖上，注意勿触及面部。

5. 两手持衣领，由领子中央顺着边缘向后将领扣扣好，再扎好袖口（此时手已污染），松腰带活结。

6. 将隔离衣一边约在腰下 5cm 处渐向前拉，直到见边缘，则捏住；同法捏住另一侧边缘，注意手勿触及衣内面。然后双手在背后将边缘对齐，向一侧折叠，一手按住折叠处，另一手将腰带拉至背后压住折叠处，将腰带在背后交叉，回到前面系好。

考点3 ★★★　脱隔离衣

1. 解开腰带，在前面打一活结。

2. 解开两袖口，在肘部将部分袖子套塞入袖内，便于消毒双手。

3. 消毒清洗双手后，解开领扣，右手伸入左手腕部套袖内，拉下袖子过手，用遮盖着的左手握住右手隔离衣袖子的外面，将右侧袖子拉下，双手转换渐从袖管中退出。

4. 用左手自衣内握住双肩肩缝撤右手，再用右手握住衣领外面反折，脱出左手。

5.左手握住领子，右手将隔离衣两边对齐，挂在衣钩上。若挂在半污染区，隔离衣的清洁面向外；挂在污染区，则污染面朝外。

考点4 ★★★ 普通伤口换药

1.术前准备

（1）*术者准备* 换药前操作者应遵循无菌原则洗手，并戴好帽子和口罩，向病人说明换药的目的，以取得配合。

（2）*患者体位* 按伤口部位采取不同的卧姿或其他的稳定姿势，要求使病人舒适、伤口暴露充分，光线良好，操作方便，尽量不使病人看到伤口。

（3）*查看伤口* 必要时先看一次伤口，估计需要多少敷料和使用何种器械（剪刀、探针等）、药物，一次备妥。

2.换药步骤

（1）去除敷料。先用手取下外层敷料（勿用镊子），再用1把镊子取下内层敷料，揭除内层敷料应轻巧，一般应沿伤口长轴方向揭除，若敷料干燥并粘贴在创面上则不可硬揭，应先用生理盐水浸湿后再揭去，以免创面出血。

（2）双手执镊，左手镊子从换药碗中夹无菌物品，并传递给右手镊子，两镊不可相碰。

（3）无感染伤口，用碘酊、75%酒精棉球由内向外消毒伤口及周围皮肤，沿切口方向，范围距切口 3 ~ 5cm，擦拭 2 ~ 3 遍，如为感染伤口，则应从外周向感染伤口处涂擦。

（4）分泌物较多且创面较深时，宜用干棉球及生理盐水棉球擦拭并清除干净。

（5）高出皮肤表面或不健康的肉芽组织及较多坏死物质，可用剪刀剪平，再用等渗盐水擦拭，若肉芽组织有较明显水肿时，可用3% ~ 5%高渗盐水湿敷。

（6）一般创面可用消毒凡士林纱布覆盖，污染伤口或易出血伤口要用引流纱条，防止深部化脓性感染。

（7）无菌敷料覆盖伤口，距离切口边缘3cm以上，一般用8 ~ 10层纱布，胶布固定，贴胶布方向应与肢体或躯干长轴垂直。

考点5 ★★ 屈曲加垫止血法

适用于肘、膝关节远端肢体受伤出血。在肘、腘窝垫以棉垫卷或绷带卷，将肘关节或膝关节尽力屈曲，借衬垫物压住动脉，并用绷带或三角巾将肢体固定于屈曲位，以阻断关节远端的血流。

考点 6 ★★　　绞紧止血法

将三角巾或毛巾等叠成带状，在出血伤口上方绕肢体一圈，两端向前拉紧打一活结，并在一头留出一小套，取小木棒、笔杆、筷子等作为绞棒，插在带圈内，提起绞棒绞紧，再将木棒一头插入小套内，并把小套拉紧固定即可。

考点 7 ★　　加压包扎止血法

适用于中小静脉、小动脉或毛细血管出血。用敷料或其他洁净的毛巾、手绢、三角巾等覆盖伤口，加压包扎达到止血目的，必要时可将手掌放在敷料上均匀加压，一般 20 分钟后即可止血。

考点 8 ★★　　橡皮止血带止血法

抬高患肢，将软布料、棉花等软织物衬垫于止血部位皮肤上，扎止血带时一手掌心向上，手背贴紧肢体，止血带一端用虎口夹住，留出长约 10cm 的一段，另一手拉较长的一端，适当拉紧拉长，绕肢体 2～3 圈，以前一手的食指和中指夹住橡皮带末端用力拉下，使之压在紧缠的橡皮带下面即可。

考点 9 ★★★　　口对口人工呼吸

施救者一只手的拇指和食指捏住患者鼻翼，

用小鱼际肌按患者前额，另一只手固定患者下颌，开启口腔，施救者双唇严密包住患者口唇，平静状态下缓慢吹气，吹气时观察胸廓是否隆起，吹气时间每次不少于 1s，每次送气量 500 ～ 600mL，以胸廓抬起为有效，吹气完毕，松开患者口鼻，使患者的肺和胸廓自然回缩，将气体排出，重复吹气一次，与心脏按压交替进行，吹气按压比为 2∶30。

考点 10 ★ ★ ★　　口对鼻人工呼吸

施救者稍用力抬患者下颏，使口闭合，先深吸一口气，将口罩住患者鼻孔，将气体吹入患者鼻内，吹气时观察胸廓是否隆起。

考点 11 ★ ★　　心肺复苏胸部按压

1. **按压部位**　　两乳头连线中点（胸骨下半段）。

2. **按压方法**　　用左手掌根部紧贴患者的胸部，右手掌根部重叠其上，两手手指相扣，左手五指翘起，上半身稍向前倾，双肩位于患者正上方，保持前臂与患者胸骨垂直，双臂伸直（肘关节伸直）用上半身力量用力垂直向下按压，放松时要使胸壁充分回复，放松时掌根不能离开胸壁。

3. **按压要求**　　按压深度，成人胸骨下陷 5 ～ 6cm，按压频率 100 ～ 120 次 / 分，压放时间比为

1∶1.连续按压30次后给予人工呼吸2次，多位施救者在现场心肺复苏时，每2分钟或5个心肺复苏循环后，应相互轮换按压，以保证按压质量。

考点 12 ★★　颈椎无损伤开放气道

分为仰头举颏法、仰头托颈法、双手托颌法，临床最常用的是仰头举颏法，开放气道后要求耳垂和下颏连线与地面成90°，同时清理口腔分泌物，有假牙予以摘除。

1.仰头举颏法　施救者将一手掌小鱼际（小拇指侧）置于患者前额，下压使其头部后仰，另一手的食指和中指置于靠近颏部的下颌骨下方，将颏部向前抬起，帮助头部后仰，气道开放，必要时拇指可轻牵下唇，使口微微张开。

2.仰头托颈法　病人仰卧，抢救者一手抬起病人颈部，另一手以小鱼际侧下压患者前额，使其头后仰，气道开放。

3.双手托颌法　病人平卧，抢救者用双手从两侧抓紧病人的双下颌并托起，使头后仰，下颌骨前移，即可打开气道，此法适用于颈部有外伤者，以下颌上提为主，不能将病人头部后仰及左右转动，注意，颈部有外伤者只能采用双手抬颌法开放气道，不宜采用仰头举颏法和仰头托颈法，以避免进一步损伤脊髓。

考点 13 ★★★　心肺复苏动作要领

1. **环境判断**　首先评估现场环境是否安全。

2. **意识的判断**　用双手轻拍患者双肩，分别对双耳大声呼叫"醒醒！""喂！你怎么了？"呼喊无反应。

3. **立即呼救**　"请帮我打急救电话，并取除颤仪。"

4. **判断是否有颈动脉搏动，同时检查呼吸**用右手的中指和食指从气管正中环状软骨划向近侧颈动脉搏动处（喉结旁开 2～3cm），判断 5～10s，告知无搏动。同时观察患者胸部起伏，判断无呼吸或仅有濒死喘息。

5. **摆放体位**　使患者仰卧于硬板床或与地面呈直线，松解患者衣领及裤带。

6. **胸外心脏按压**

7. **开放气道**

8. **人工呼吸**

9. **持续 2 分钟高效率的心肺复苏**　以心脏按压：人工呼吸 = 30：2 的比例进行，操作 5 个周期（心脏按压开始至送气结束）。

10. **判断复苏是否有效**　评价心肺复苏成功的指标：①触摸到大动脉搏动。②有自主呼吸。③瞳孔逐渐缩小。④面色、口唇、甲床转红。⑤神志恢复，四肢有活动。

11. **生命支持** 整理患者，进一步生命支持。

考点 14 ★★ 肥皂刷手

1. 按普通洗手方法将双手及前臂用肥皂和清水洗净。

2. 用消毒毛刷蘸取消毒肥皂液交替刷洗双手及手臂，从指尖到肘上 10cm，刷手时尤应注意甲缘、甲沟、指蹼等处，刷完一遍，指尖朝上肘向下，用清水冲洗手臂上的肥皂水，然后，另换一消毒毛刷，同法进行第二、三遍刷洗，每一遍比上一遍低 2cm（分别为肘上 10cm、8cm、6cm），共约 10 分钟。

3. 每侧用一块无菌毛巾从指尖至肘部擦干，擦过肘部的毛巾不可再擦手部，以免污染。

4. 将双手及前臂浸泡在 75% 乙醇桶内 5 分钟，浸泡范围至肘上 6cm，若有乙醇过敏，可改用 0.1% 苯扎溴铵溶液浸泡，也可用 1∶5000 氯己定（洗必泰）溶液浸泡 3 分钟。

5. 浸泡消毒后，保持拱手姿势待干，双手不得下垂，不能接触未经消毒的物品。

考点 15 ★★ 简易洗手法

1. 流水冲洗双手臂。

2. 用洗手液或肥皂水按七步洗手法洗手和手臂。七步洗手法：手掌相对→手掌对手背→双手十指交叉→双手互握→揉搓拇指→指尖→手臂至上臂下 1/3，两侧在同一水平交替上升，不得回搓。重复 2 次，共 5 分钟，洗手过程保持双手位于胸前并高于肘部，双前臂保持拱手姿势。

3. 取无菌毛巾擦干手和臂。

考点 16 ★★★　胸腰椎损伤的搬运

1. 在搬动时，尽可能减少不必要的活动，以免引起或加重脊髓损伤。

2. 正确的搬运，应由 3 人采用平卧式搬运法，伤员仰卧位，头部、颈部、躯干、骨盆应以中心直线位，脊柱不能屈曲或扭转，在脊柱无旋转外力的情况下，三人在伤员的同侧，动作一致地用手平托伤员的头、胸、腰、臀、腿部，平抬平放至硬质担架（木板）上，然后在伤员的身体两侧用枕头或衣物塞紧，用固定带将伤员绑在硬质担架（木板）上，保持脊柱伸直位。

3. 如只有软担架时，则宜取俯卧位，以保持脊柱的平直，防止脊柱屈曲。

4. 绝对禁止一人拖肩一人抬腿搬动伤员或一人背送伤员的错误搬运法。

考点 17 ★　颈椎损伤的搬运

1. 先用颈托固定颈部。

2. 搬运时应由一人负责扶托下颌和枕骨，沿纵轴略加牵引力，使颈部保持中立位，与躯干长轴一致，同其他三人协同动作，将伤员平直地抬到担架（木板）上，然后在头颈部的两侧用沙袋或卷叠的衣服等物垫好固定，防止在搬运中发生头颈部转动或弯曲活动，并保持呼吸道通畅。

3. 切忌用被单提拉两端或一人抬肩另一人抬腿的搬运法，这样不但会增加病人的痛苦，还可使脊椎移位加重，损伤脊髓。

考点 18 ★★★　手术区消毒

1. 手术前皮肤准备　不同的手术对病人手术区域的皮肤准备不同，一般外科手术，病人最好在手术前一天下午洗浴，并用肥皂清洗皮肤，如皮肤上有较多油脂或胶布粘贴的残迹，可先用松节油或 75％酒精擦净。

2. 术区剃毛　主张当日术前剃毛，若毛发细小，可不剃。不宜在手术室内剃毛，最好采用专用粘布粘贴法除毛。

3. 消毒剂　目前国内普遍使用 0.5％碘伏作为皮肤消毒剂，也可用 2.5％碘酊消毒，待干后再用 75％酒精涂擦 2 ~ 3 遍以脱碘，面部、口腔、肛门及外生殖器等处消毒，不可用碘酊。

4. 消毒方法　准备好消毒用品（卵圆钳、消毒剂、棉球或纱布），皮肤消毒先用碘伏（或 0.5％安尔碘）棉球或小纱布团由手术区中心向四周涂擦，顺序涂擦 3 遍，第二、三遍都不能超出上一遍的范围，如为感染伤口或会阴、肛门等处手术，则应从外周向感染伤口或会阴肛门处涂擦，消毒范围应包括手术切口周围半径 15cm 的区域。

第三站　临床答辩

临床答辩分值表

考试内容	考试分数	考试方法	考试时间
中医问诊答辩	10分	现场口试	15分钟
中医答辩	10分		
西医答辩	5分		
临床判读	5分		

考试模块一　中医问诊答辩

【试题内容】

根据试题提供的"患者主诉"，回答如何询问现病史及相关病史。

本类考题每份试卷 1 道，分值为 10 分。

【得分要点和答题技巧】

得分要点

这部分的题目只要正确地套用模板，拿到大部分分数不难。所以，大家只需要熟练掌握下面的"问诊模板"即可。

问诊技巧

1. 条理性好，能抓住重点。
2. 围绕病情询问。
3. 问诊语言恰当。
4. 无暗示性问诊。

问诊模板

1. 现病史

（1）根据主诉了解从发病到就诊前疾病的发生、发展变化及相关的鉴别诊断

1）询问发病时间、起病缓急、病因和诱因。

2）询问主诉的性质、程度、持续时间、加重与缓解因素及演变情况。

3）询问有什么伴随症状。

4）结合中医十问了解目前疾病情况，同时注意了解情志、睡眠、胃纳、二便、腹部体征等情况。

（2）诊疗经过

1）是否到医院诊治，做过哪些相关检查，结果如何。

2）曾用何种方法及药物治疗，效果如何。

2.相关病史

（1）与该症状有关的疾病史。

（2）饮食史、家族史、药物过敏史。

【典型样题】

简要病史：女性，45岁，反复夜间胃脘部疼痛2个月。

【参考答案】（10分）

1.现病史

（1）根据主诉了解从发病到就诊前疾病的发生、发展变化、诊治经过及相关的鉴别诊断。

1）询问发病时间、起病缓急、病因和诱因。

2）了解疼痛的性质（刺痛、钝痛、隐痛等）、部位、持续时间、诱发与缓解因素，有无放射痛。

3）是否有恶心、呕吐、嗳气、反酸、嘈杂、发热、消瘦等伴随症状，询问饮食及大便情况。

4）结合中医十问了解目前疾病的情况。

（2）诊疗经过

1）是否到医院诊治。是否做过钡餐、胃镜等检查。

2）用过何种药物治疗。效果如何。

2. 相关病史

（1）与该病有关的其他病史：既往类似发作史、肝炎史、胆囊炎史；家族史等。

（2）药物、食物过敏史。

注：本模块记住模板即可，不需要记忆其他知识。

考试模块二　中医答辩

【试题内容】

　　1.疾病的辨证施治。

　　2.针灸常用腧穴主治病证。

　　3.针灸异常情况处理。

　　4.常见急症的针灸治疗。

　　本类考题每份试卷 1 道，分值为 10 分。

一、疾病的辨证施治

【试题内容】

　　疾病的辨证施治；诊断依据；病证鉴别；辨证要点；治疗原则；方剂、药物等。

　　主要测试考生的临床思维能力。

【典型样题】

　　试述支气管哮喘缓解期肺脾气虚证的主症、治法、方剂。

【参考答案】（10 分）

　　主症：平时自汗怕风，易于感冒，气短声低，咯痰清稀色白，喉中常有轻度哮鸣音，倦怠无力，食少便溏，舌苔淡白，脉象细弱。

治法：健脾益气，补土生金。

方剂：六君子汤加减。

本部分考点和第一站相同。请参照第一站考点的相关内容。

二、针灸常用腧穴主治病证

【试题内容】

口述题目要求的针灸腧穴主治病证。

【典型样题】

合谷穴的主治病证。

【参考答案】（10分）

主治：①头痛、目赤肿痛、鼻衄、齿痛、口眼㖞斜、耳聋等头面五官诸疾。②发热恶寒等外感病证。③热病无汗或多汗。④经闭、滞产等妇产科病证。⑤上肢疼痛、不遂。⑥牙拔除术、甲状腺手术等口面五官及颈部手术针麻常用穴。

考点1★★　孔最（郄穴）

主治：①咯血、鼻衄、咳嗽、气喘、咽喉肿

痛等肺系病证。②肘臂挛痛。③痔血。

考点2★★　列缺（络穴，八脉交会穴，通任脉）

主治：①咳嗽、气喘、咽喉肿痛等肺系病证。②头痛、齿痛、项强、口眼㖞斜等头面部疾患。③手腕痛。

考点3★★　少商（井穴）

主治：①咽喉肿痛、鼻衄等肺系实热证。②高热，昏迷，癫狂。③指肿，麻木。

考点4★★　合谷（原穴）

主治：①头痛、目赤肿痛、鼻衄、齿痛、口眼㖞斜、耳聋等头面五官诸疾。②发热恶寒等外感病证。③热病无汗或多汗。④经闭、滞产等妇产科病证。⑤上肢疼痛、不遂。⑥牙拔除术、甲状腺手术等口面五官及颈部手术针麻常用穴。

考点5★★★　曲池（合穴）

主治：①手臂痹痛、上肢不遂等上肢病证。②热病。③眩晕，癫狂。④腹痛、吐泻等肠胃病证。⑤咽喉肿痛、齿痛、目赤肿痛等五官热性病证。⑥瘾疹、湿疹、瘰疬等皮外科疾患。

考点 6 ★★　肩髃

主治：①肩臂挛痛、上肢不遂等肩、上肢病证。②瘾疹。

考点 7 ★★　迎香

主治：①鼻塞、鼽衄等鼻病。②口喎、面痒等面部病证。③胆道蛔虫症。

考点 8 ★★　地仓

主治：①口喎、流涎、面痛等局部病证。②眼睑瞤动。

考点 9 ★★　下关

主治：①牙关不利、面痛、齿痛、口眼喎斜等面口病证。②耳聋、耳鸣、聤耳等耳疾。

考点 10 ★★★　天枢（大肠募穴）

主治：①腹痛、腹胀、便秘、腹泻、痢疾等胃肠病证。②月经不调、痛经等妇科疾患。

考点 11 ★★★　足三里（合穴，胃之下合穴）

主治：①胃痛、呕吐、噎膈、腹胀、腹泻、痢疾、便秘等胃肠病证。②下肢痿痹。③心悸、眩晕癫狂等神志病。④乳痈、肠痈等外科疾患。

⑤虚劳诸证，为强壮保健要穴。

考点 12 ★★　条口

主治：①下肢痿痹，转筋。②肩臂痛。③脘腹疼痛。

考点 13 ★★★　丰隆（络穴）

主治：①头痛、眩晕、癫狂。②咳嗽、痰多等痰饮病证。③下肢痿痹。④腹胀、便秘。

考点 14 ★★★　公孙（络穴，八脉交会穴，通冲脉）

主治：①胃痛、呕吐、腹痛、腹泻、痢疾等脾胃肠腑病证。②心烦、失眠、狂证等神志病证。③逆气里急、气上冲心（奔豚气）等冲脉病证。

考点 15 ★★★　三阴交

主治：①肠鸣腹胀、腹泻等脾胃虚弱诸证。②月经不调、带下、阴挺、不孕、滞产等妇产科病证。③遗精、阳痿、遗尿等生殖泌尿系统疾患。④心悸，失眠，眩晕。⑤下肢痿痹。⑥阴虚诸证。⑦湿疹、荨麻疹等皮肤疾患。

考点 16 ★★★　地机（郄穴）

主治：①痛经、崩漏、月经不调等妇科病。

②腹痛、腹泻等脾胃病证。③小便不利、水肿等脾不运化水湿病证。④下肢痿痹。

考点 17 ★★　阴陵泉（合穴）

主治：①腹胀、腹泻、水肿、黄疸等脾湿证。②小便不利、遗尿、尿失禁等泌尿系统疾患。③膝痛、下肢痿痹等下肢病证。④阴部痛、痛经、带下、遗精等妇科、男科病证。

考点 18 ★★★　血海

主治：①月经不调、痛经、经闭等妇科病。②瘾疹、湿疹、丹毒等血热性皮外科病。③膝股内侧痛。

考点 19 ★★★　神门（输穴，原穴）

主治：①心痛、心烦、惊悸、怔忡、健忘、失眠、痴呆、癫狂痫等心与神志病证。②胸胁痛。

考点 20 ★★　后溪（输穴，八脉交会穴，通督脉）

主治：①头项强痛、腰背痛、手指及肘臂挛痛等痛证。②耳聋，目赤。③癫狂痫。④疟疾。

考点 21 ★★★　听宫

主治：①耳鸣、耳聋、聤耳等耳疾。②齿痛。

考点 22 ★★　肺俞（肺之背俞穴）

主治：①咳嗽、气喘、咯血等肺疾。②骨蒸潮热、盗汗等阴虚病证。③皮肤瘙痒、瘾疹等皮肤病。

考点 23 ★　膈俞（八会穴之血会）

主治：①呕吐、呃逆、气喘等上逆之证。②贫血、吐血、便血等血证。③瘾疹、皮肤瘙痒等皮肤病证。④潮热，盗汗。

考点 24 ★★　胃俞（胃之背俞穴）

主治：胃脘痛、呕吐、腹胀、肠鸣等胃疾。

考点 25 ★　肾俞（肾之背俞穴）

主治：①头晕、耳鸣、耳聋等肾虚病证。②遗尿、遗精、阳痿、早泄、不育等泌尿生殖系疾患。③月经不调、带下、不孕等妇科病证。④腰痛。⑤慢性腹泻。

考点 26 ★★★　委中（合穴，膀胱之下合穴）

主治：①腰背痛、下肢痿痹等腰及下肢病证。②腹痛、急性吐泻等急症。③遗尿，小便不利。④丹毒，皮肤瘙痒，疔疮。

考点 27 ★★★　承山

主治：①腰腿拘急，疼痛。②痔疾，便秘。

考点 28 ★★★　昆仑（经穴）

主治：①后头痛、项强痛、腰骶疼痛、足踝肿痛等痛证。②癫痫。③滞产。

考点 29 ★★　至阴（井穴）

主治：①胎位不正，滞产。②头痛，目痛，鼻塞，鼻衄。

考点 30 ★★　太溪（原穴，输穴）

主治：①头痛、目眩、失眠、健忘、遗精、阳痿等肾虚证。②咽喉肿痛、齿痛、耳鸣、耳聋等阴虚性五官病证。③咳嗽、气喘、咯血、胸痛等肺系疾患。④消渴，小便频数，便秘。⑤月经不调。⑥腰脊痛，下肢厥冷，内踝肿痛。

考点 31 ★★　照海（八脉交会穴，通阴蹻脉）

主治：①癫痫、失眠等精神、神志病证。②咽喉干痛、目赤肿痛等五官热性病证。③月经不调、痛经、带下、阴挺、阴痒等妇科病证。④小便频数，癃闭。

考点 32 ★★★　内关（络穴，八脉交会穴，通阴维脉）

主治：①心痛、胸闷、心动过速或过缓等心系病证。②胃痛、呕吐、呃逆等胃腑病证。③中风，偏瘫，眩晕，偏头痛。④失眠、郁证、癫狂痫等神志病证。⑤肘臂挛痛。

考点 33 ★★★　大陵（输穴，原穴）

主治：①心痛，心悸，胸胁满痛。②胃痛、呕吐、口臭等胃腑病证。③喜笑悲恐、癫狂痫等神志病证。④臂、手挛痛。

考点 34 ★★　外关（络穴，八脉交会穴，通阳维脉）

主治：①热病。②头痛、目赤肿痛、耳鸣、耳聋等头面五官病证。③瘰疬，胁肋痛。④上肢痿痹不遂。

考点 35 ★★　支沟（经穴）

主治：①便秘。②耳鸣，耳聋，暴喑。③瘰疬。④胁肋疼痛。⑤热病。

考点 36 ★★★　风池

主治：①头痛、眩晕、失眠、中风、癫痫、耳鸣、耳聋等内风所致的病证。②感冒、热病、口眼㖞斜等外风所致的病证。③目赤肿痛、视物不明、鼻塞、衄衄、咽痛等五官病证。④颈项强痛。

考点 37 ★★　肩井

主治：①颈项强痛，肩背疼痛，上肢不遂。②难产、乳痈、乳汁不下、乳癖等妇科病及乳房疾患。③瘰疬。

考点 38 ★★　环跳

主治：①腰腿痛、下肢痿痹、半身不遂等腰腿疾患。②风疹。

考点 39 ★★　阳陵泉（合穴，胆之下合穴，八会穴之筋会）

主治：①黄疸、胁痛、口苦、呕吐、吞酸等肝胆犯胃病证。②膝肿痛，下肢痿痹，麻木。③小儿惊风。

考点 40 ★★　悬钟（八会穴之髓会）

主治：①痴呆、中风、半身不遂等髓海不足疾患。②颈项强痛，胸胁满痛，下肢痿痹，脚气。

考点 41 ★　行间（荥穴）

主治：①中风、癫痫、头痛、目眩、目赤肿

痛、青盲、口㖞等肝经风热病证。②月经不调、痛经、闭经、崩漏、带下等妇科经带病证。③阴中痛，疝气。④遗尿、癃闭、五淋等泌尿系病证。⑤胸胁满痛。

考点 42 ★★ 太冲（输穴，原穴）

主治：①中风、癫狂痫、小儿惊风、头痛、眩晕、耳鸣、目赤肿痛、口㖞、咽痛等肝经风热病证。②月经不调、痛经、经闭、崩漏、带下等妇科病证。③黄疸、胁痛、腹胀、呕逆等肝胃病证。④癃闭，遗尿。⑤下肢痿痹，足跗肿痛。

考点 43 ★★ 期门（肝之募穴）

主治：①胸胁胀痛、呕吐、吞酸、呃逆、腹胀、腹泻等肝胃病证。②奔豚气。③乳痈。

考点 44 ★★★ 命门

主治：①腰脊强痛，下肢痿痹。②月经不调、赤白带下、痛经、经闭、不孕等妇科病证。③遗精、阳痿、精冷不育、小便频数等肾阳不足病证。④小腹冷痛，腹泻。

考点 45 ★★★ 大椎

主治：①热病、疟疾、恶寒发热、咳嗽、

气喘等外感病证。②骨蒸潮热。③癫狂痫、小儿惊风等神志病证。④项强，脊痛。⑤风疹，痤疮。

考点 46 ★★★　百会

　　主治：①痴呆、中风、失语、瘛疭、失眠、健忘、癫狂痫、癔病等神志病证。②头风、头痛、眩晕、耳鸣等头面病证。③脱肛、阴挺、胃下垂、肾下垂等气失固摄而致的下陷性病证。

考点 47 ★★　水沟

　　主治：①昏迷、晕厥、中风、中暑、休克、呼吸衰竭等急危重症，为急救要穴之一。②癔病、癫狂痫、急慢惊风等神志病证。③鼻塞、鼻衄、面肿、口㖞、齿痛、牙关紧闭等面鼻口部病证。④闪挫腰痛。

考点 48 ★★　中极（膀胱之募穴）

　　主治：①遗尿、小便不利、癃闭等泌尿系病证。②遗精、阳痿、不育等男科病证。③月经不调、崩漏、阴挺、阴痒、不孕、产后恶露不止、带下等妇科病证。

考点 49 ★　关元（小肠之募穴）

　　主治：①中风脱证、虚劳冷惫、羸瘦无力等

元气虚损病证。②少腹疼痛，疝气。③腹泻、痢疾、脱肛、便血等肠腑病证。④五淋、尿血、尿闭、尿频等泌尿系病证。⑤遗精、阳痿、早泄、白浊等男科病证。⑥月经不调、痛经、闭经、崩漏、带下、阴挺、恶露不尽、胞衣不下等妇科病证。⑦保健灸常用穴。

考点 50 ★★ 气海

主治：①虚脱、形体羸瘦、脏气衰惫、乏力等气虚病证。②水谷不化、绕脐疼痛、腹泻、痢疾、便秘等肠腑病证。③小便不利、遗尿等泌尿系病证。④遗精、阳痿、疝气等男科病证。⑤月经不调、痛经、闭经、崩漏、带下、阴挺、产后恶露不止、胞衣不下等妇科病证。⑥保健灸常用穴。

考点 51 ★★ 神阙

主治：①虚脱、中风脱证等元阳暴脱。②腹痛、腹胀、腹泻、痢疾、便秘、脱肛等肠腑病证。③水肿，小便不利。④保健灸常用穴。

考点 52 ★★★ 中脘（胃之募穴，八会穴之腑会）

主治：①胃痛、腹胀、纳呆、呕吐、吞酸、呃逆、小儿疳疾等脾胃病证。②黄疸。③癫狂痫、脏躁、失眠等神志病。

考点 53 ★★ 膻中（心包之募穴，八会穴之气会）

主治：①咳嗽、气喘、胸闷、心痛、噎膈、呃逆等胸中气机不畅的病证。②产后乳少、乳痈、乳癖等胸乳病证。

考点 54 ★★ 夹脊

主治：上胸部的夹脊穴治疗心肺、上肢疾病，下胸部的夹脊穴治疗胃肠疾病，腰部的夹脊穴治疗腰腹及下肢疾病。

考点 55 ★★ 十宣

主治：①昏迷。②癫痫。③高热，咽喉肿痛。④手指麻木。

三、针灸异常情况处理

【试题内容】

描述题目要求的针灸异常情况的处理步骤和注意事项。

【典型样题】

弯针处理。

【参考答案】（10分）

1. 出现弯针后，不得再行提插、捻转等手法。

2. 根据弯针的程度、原因采取不同的处理方法：①若针柄轻微弯曲者，应慢慢将针起出。②若弯曲角度过大，应轻微摇动针体，并顺着针柄倾斜的方向将针退出。③若针体发生多个弯曲，应根据针柄的倾斜方向分段慢慢向外退出，切勿猛力外拔，以防造成断针。④若因患者体位改变所致者，应嘱患者慢慢恢复到原来体位，局部肌肉放松后再将针缓慢起出。

考点1★★　水疱的处理方法（拔罐、艾炷灸、针灸、温针灸）

处理要点：①局部出现小水疱，只要注意不擦破，可任其自然吸收。②如水疱较大，对局部皮肤严格消毒后，可用消毒的三棱针或粗毫针刺破水疱，放出水液，或用无菌的一次性注射器针头抽出水液，再涂以烫伤油等，并以纱布包敷，每日更换药膏1次，直至结痂，注意不要擦破疱皮。③如用化脓灸者，在灸疮化脓期间，要注意适当休息，加强营养，保持局部清洁，并可用敷料保护灸疮，以防污染，待其自然愈合。④如处理不当，灸疮脓液呈黄绿色或有渗血现象，可用消炎药膏或玉红膏涂敷。

考点2★　患者精神紧张引起滞针的处理

因病人精神紧张，局部肌肉过度收缩所致滞

针，应采用：①适当延长留针时间。②在滞针穴位附近运用循按法，或用弹柄法。③在附近再刺一针。

考点 3 ★★　捻转过度引起滞针的处理

因行针手法不当，单向捻转太过所致滞针，应采用：①向相反的方向将针捻回。②配合弹柄法、刮柄法或循按法，促使肌纤维放松。

考点 4 ★★★　弯针处理

1. 出现弯针后，不得再行提插、捻转等手法。

2. 根据弯针的程度、原因采取不同的处理方法：①若针柄轻微弯曲者，应慢慢将针起出。②若弯曲角度过大，应轻微摇动针体，并顺着针柄倾斜的方向将针退出。③若针体发生多个弯曲，应根据针柄的倾斜方向分段慢慢向外退出，切勿猛力外拔，以防造成断针。④若因患者体位改变所致者，应嘱患者慢慢恢复到原来体位，局部肌肉放松后再将针缓缓起出。

考点 5 ★★　晕针处理

1. 立即停针、起针，立即停止针刺，并将已刺之针迅速全部起出。

2. 平卧、宽衣、保暖，将患者扶至空气流通之处，让患者头低脚高位平卧，松开衣带，且要注意保暖。

3. 症状轻者静卧休息，给予温开水或糖水，即可恢复。

4. 在上述处理的基础上，可针刺人中、素髎、内关、涌泉、足三里等穴，或温灸百会、气海、关元等，尤其是艾灸百会，对晕针有较好的疗效，可用艾条于百会穴上悬灸，至知觉恢复，症状消退。

5. 经以上处理，仍不省人事，呼吸细微，脉细弱者，要及时配合现代急救处理措施，如人工呼吸等。

轻者，经前三个步骤处理即可渐渐恢复，重者，应及时进行后两个步骤。

考点 6 ★★★　断针的处理

1. 嘱患者不要惊慌乱动，令其保持原有体位，以免针体向肌肉深层陷入。

2. 根据针体残端的位置采用不同的方法将针取出：①若针体残端尚有部分露在体外，可用手或镊子取出。②若残端与皮肤面相平或稍低，尚可见到残端时，可用手向下挤压针孔两旁皮肤，使残端露出体外，再用镊子取出。③若断针残端全部没入皮内，但距离皮下不远，而且断针下还有强硬的组织（如骨骼）时，可由针旁外面向下轻压皮肤，利用该组织将针顶出。④若断针下面为软组织，可将该部肌肉捏住，将断针残端向上托出。⑤断针完全陷没在皮肤之下，无法取出者，应在X线下定位，手术取出。⑥如果断针在重要脏器附近，或患者有不适感觉及功能障碍时，应立即采取外科手术方法处理。

考点7 ★ 针灸血肿的处理

1.微量的皮下出血，局部小块青紫时，一般不必处理，可待其自行消退。

2.局部肿胀疼痛较剧，青紫面积大而且影响到功能活动时，可先做冷敷止血，再做热敷或在局部轻轻揉按，以促使瘀血消散吸收。

四、常见急症的针灸治疗

【试题内容】

口述题目要求的常见急症的针灸治疗的治法、主穴、配穴等内容。

【典型样题】

风寒阻络型落枕治法、取穴。

【参考答案】（10分）

主穴：外劳宫、天柱、阿是穴。
风寒袭络配风池、合谷。

考点1 ★　中风中脏腑的治法及取穴

治法：闭证，平肝息风，醒脑开窍，取督脉、手厥阴和十二井穴为主。脱证，回阳固脱，以任脉经穴为主。

主穴：水沟、百会、内关。

配穴：闭证，十二井穴、太冲、合谷。脱证，关元、神阙、气海。

考点2 ★★　中风中经络治法、主穴

治法：疏通经络，醒脑调神，取督脉、手厥阴及足太阴经穴为主。

主穴：水沟、内关、三阴交、极泉、尺泽、委中。

考点3 ★★　牙痛主穴，风火牙痛配穴

主穴：合谷、颊车、下关。

配穴：风火牙痛配外关、风池。

考点4 ★　呕吐的取穴

主穴：中脘、胃俞、足三里、内关。

配穴：寒邪客胃配上脘、公孙，热邪内蕴配商阳、内庭、金津、玉液，饮食停滞配梁门、天枢，肝气犯胃配肝俞、太冲，痰饮内停配丰隆、膻中，脾胃虚寒配脾俞、神阙。

考点 5 ★ 痛经的取穴

1. 实证 主穴：中极、次髎、地机、三阴交、十七椎。

配穴：气滞血瘀配太冲、血海，寒凝血瘀配关元、归来。

2. 虚证 主穴：关元、足三里、三阴交。

配穴：气血虚弱配气海、脾俞，肾气亏损配太溪、肾俞。

考点 6 ★ 气滞血瘀型落枕的治法、取穴

治法：疏经活络，调和气血，取局部阿是穴和手太阳、足少阳经为主。

主穴：外劳宫、天柱、阿是穴。

配穴：气滞血瘀配内关、合谷。

考点 7 ★★ 风寒阻络型落枕的治法、取穴

治法：疏经活络，调和气血，取局部阿是穴和手太阳、足少阳经为主。

主穴：外劳宫、天柱、阿是穴。

配穴：风寒袭络配风池、合谷。

考点 8 ★★ 偏头痛的治法、取穴

治法：疏泄肝胆，通经止痛，取手足少阳、足厥阴经穴以及局部穴为主。

主穴：率谷、阿是穴、风池、外关、足临泣、太冲。

配穴：肝阳上亢配百会、行间。痰湿偏盛配中脘、丰隆。瘀血阻络配血海、膈俞。

考点 9 ★★　昏厥虚证的取穴

主穴：水沟、内关、涌泉。

配穴：虚证配气海、关元。

考点 10 ★　虚脱的治法、取穴

治法：回阳固脱，苏厥救逆，以督脉、任脉及手厥阴经穴为主。

主穴：素髎、关元、内关、百会、神阙。

配穴：亡阳者配气海、足三里。亡阴者配太溪、涌泉。昏迷者配中冲、涌泉。肢冷脉微者配关元、气海（或命门）。

考点 11 ★　虚脱的灸法

艾灸法：取百会、膻中、神阙、关元、气海，用艾炷直接灸，每次 2～3 穴，中等艾炷灸至脉复汗收为止。

考点 12 ★　抽搐的治法、主穴，伴发热、神昏的配穴

治法：息风止痉，清热开窍，取督脉、手足厥阴经穴为主。

主穴：水沟、内关、合谷、太冲、阳陵泉。

配穴：热极生风配曲池、大椎。神昏不醒配十宣、涌泉。

考点13 ★★ 急性腰扭伤的主穴及远端配穴

主穴：腰部取阿是穴、大肠俞、腰痛点、委中。

配穴：督脉病证配水沟或后溪，足太阳经筋病证配昆仑或后溪，手阳明经筋病证配手三里或三间。

考点14 ★ 风热哮喘的治法、主穴

治法：祛邪肃肺，化痰平喘，取手太阴经穴及相应背俞穴为主。

主穴：列缺、尺泽、肺俞、中府、定喘。

考点15 ★ 高热的治法、主穴，风热表证的配穴

治法：清泄热邪，以督脉和手阳明经穴、井穴为主。

主穴：大椎、曲池、合谷、十二井穴或十宣穴。

配穴：风热表证配鱼际、尺泽。

考点16 ★ 急性腕扭伤的治法、取穴

治法：祛瘀消肿，舒筋通络，取扭伤局部腧

穴为主。

腕部取阿是穴、阳溪、阳池、阳谷。

考点 17 ★ 肾绞痛的取穴和操作

主穴：肾俞、膀胱俞、中极、三阴交、京门。

配穴：下焦湿热配委阳、阴陵泉，肾气不足配水分、关元。

操作：毫针泻法。

考点 18 ★ 胆囊炎、胆绞痛的取穴

主穴：胆囊穴、阳陵泉、胆俞、日月。

配穴：肝胆气滞配太冲、丘墟，肝胆湿热配行间、阴陵泉。

考点 19 ★ 胆道蛔虫证的取穴

主穴：胆囊穴、阳陵泉、胆俞、日月。

配穴：蛔虫妄动配迎香透四白。

考试模块三 西医答辩

【试题内容】

主要是考察西医内科学中相关疾病的病因、症状、体征、诊断、治疗等方面的内容。

本类考题每份试卷 1 道，分值为 5 分。

【得分要点和答题技巧】

要想拿分，必须掌握大纲要求的西医疾病病因、临床表现、诊断要点、治疗原则。

【典型样题】

肺结核常用检查。

【参考答案】（5 分）

（1）结核分枝杆菌检查

（2）影像学检查

（3）结核菌素（简称结素）试验

（4）纤维支气管镜检查

（5）γ－干扰素释放实验

（一）急性上呼吸道感染

考点1★★　急性疱疹性咽峡炎的临床表现

病原体以柯萨奇病毒A多见。主要表现有咽痛、发热，体征以咽部充血、局部黏膜表面有疱疹或浅表溃疡形成，周围有红晕。好发于夏季，儿童多见，一般病程为一周左右。

考点2★★　急性咽结膜炎的临床表现

病原体以腺病毒、柯萨奇病毒为主。主要表现有发热、咽痛，伴有畏光、流泪等，体征以眼结膜及咽部充血为主。好发于夏季，尤其游泳后，儿童多见，一般病程不超过一周。

（二）慢性阻塞性肺疾病（2016年新增考点）

考点1★★　慢性阻塞性肺疾病的病因

①吸烟。②职业粉尘和化学物质。③空气污染。④感染因素。⑤氧化应激。⑥其他：如自主神经功能失调、营养不良、气温变化等。

考点2★★　慢性阻塞性肺疾病的体征

早期可无异常，随疾病进展出现慢性阻塞性肺气肿的体征。

1. **视诊**　桶状胸，呼吸变浅、频率增快。

2. **触诊**　双肺呼吸动度减弱，语颤减弱。

3. **叩诊**　双肺叩诊呈过清音，肺下界和肝浊音界下移，心浊音界缩小。

4. **听诊**　双肺呼吸音减弱，呼气延长，部分患者可闻及湿啰音和（或）干啰音。

考点3 ★★★　慢性阻塞性肺疾病的临床分级

根据吸入支气管扩张剂后肺功能检测结果、临床表现等，将 COPD 进行临床分级。

Ⅰ级（轻度）：$FEV_1/FVC < 70\%$，$FEV_1 \geqslant 80\%$ 预计值，有或无慢性咳嗽、咳痰症状。

Ⅱ级（中度）：$FEV_1/FVC < 70\%$，50% 预计值 $\leqslant FEV_1 < 80\%$ 预计值，有或无慢性咳嗽、咳痰症状。

Ⅲ级（重度）：$FEV_1/FVC < 70\%$，30% 预计值 $\leqslant FEV_1 < 50\%$ 预计值，有或无慢性咳嗽、咳痰症状。

Ⅳ级（极重度）：$FEV_1/FVC < 70\%$，$FEV_1 < 30\%$ 预计值，或 $FEV_1 > 50\%$ 预计值但伴呼吸衰竭或心力衰竭。

（三）慢性肺源性心脏病

考点1 ★★　肺心病代偿期临床表现

症状：咳嗽、咳痰、气促，活动后可有心

悸、呼吸困难、乏力和劳动耐力下降，少有胸痛或咯血。

体征：可有不同程度的发绀和肺气肿体征，偶有干、湿性啰音，心音遥远，三尖瓣区收缩期杂音或剑突下心脏搏动增强（提示右心室肥厚）。

考点2 ★★★　慢性肺源性心脏病急性加重期的治疗

1. 控制感染
2. 氧疗
3. 控制心力衰竭
（1）利尿药。
（2）正性肌力药。
（3）血管扩张药。
4. 控制心律失常
5. 抗凝治疗
6. 其他并发症治疗

考点3 ★★　肺心病并发症

1. 肺性脑病　为首要死亡原因。
2. 酸碱平衡失调及电解质紊乱　为最常见并发症。
3. 心律失常
4. 休克
5. 消化道出血

6. 其他 肾衰竭、弥散性血管内凝血等。

考点 4 ★ 慢性肺心病的病因

1. 慢性支气管 – 肺疾病

2. 胸廓运动障碍

3. 肺血管疾病

4. 其他 神经肌肉疾病、睡眠呼吸暂停低通气综合征等。

（四）支气管哮喘

考点 1 ★★ 心源性哮喘与支气管哮喘的鉴别诊断

心源性哮喘患者多有高血压、冠状动脉粥样硬化性心脏病、风湿性心脏病和二尖瓣狭窄等病史和体征，阵发性咳嗽，常咳出粉红色泡沫痰，两肺可闻及广泛的湿啰音和哮鸣音，左心界扩大，心率增快，心尖部可闻及奔马律，胸部 X 线检查可见心脏增大，肺淤血征，这些有助于鉴别。若一时难以鉴别，可静脉缓慢注射氨茶碱，缓解症状后进一步检查，忌用肾上腺素或吗啡，以免造成危险，血浆脑钠肽（BNP）水平检测可用于心源性或肺源性呼吸困难的快速鉴别。

考点 2 ★★★ 支气管哮喘的诊断要点

1. 反复发作喘息、气急、胸闷或咳嗽，多与接触变应原、冷空气，物理、化学性刺激，以及病毒性上呼吸道感染、运动等有关。

2. 发作时在双肺可闻及散在或弥漫性以呼气相为主的哮鸣音，呼气相延长。

3. 上述症状和体征可经治疗缓解或自行缓解。

4. 除外其他疾病所引起的喘息、气急、胸闷和咳嗽。

5. 临床表现不典型者（如无明显喘息或体征），应至少具备以下一项试验阳性：

（1）支气管激发试验或运动激发试验阳性。

（2）支气管舒张试验阳性，FEV_1增加≥12%，且FEV_1增加绝对值≥200mL。

（3）呼气流量峰值（PEF）日内（或2周）变异率≥20%。

符合1~4条或4、5条者，可以诊断为哮喘。

考点3 ★ 支气管哮喘用药

1. 糖皮质激素。

2. β_2受体激动剂。

3. 白三烯受体拮抗剂。

4. 茶碱类。

5. 抗胆碱药物的应用。

6. 抗IgE治疗。

7. 变应原特异性免疫疗法。

8. 其他治疗哮喘药物。

（1）抗组胺药物。

（2）其他口服抗变态反应药物。

（3）可能减少口服糖皮质激素剂量的药物。

考点4 ★★★ 慢性喘息性支气管炎与支气管哮喘的鉴别诊断

慢性喘息性支气管炎多见于中老年人，有慢性咳嗽史，喘息长年存在，有加重期，患者多有长期吸烟或接触有害气体的病史，有肺气肿体征，两肺或可闻及湿啰音，但有时临床上难以严格区分 COPD 和哮喘，用支气管舒张剂和口服或吸入激素作为治疗性试验可能有所帮助，COPD 也可与哮喘同时存在。

（五）肺炎

考点1 ★★★ 肺炎链球菌肺炎与肺结核的鉴别诊断

肺结核临床表现与肺炎球菌肺炎相似，但肺结核有潮热、盗汗、消瘦、乏力等结核中毒症状，痰中可找到结核杆菌，X 线见病灶多在肺尖或锁骨上下，密度不均匀，久不消散，可形成空洞和肺内播散，一般抗炎治疗无效，而肺炎球菌肺炎经抗感染药物治疗后，体温多能很快恢复正常，肺内炎症吸收较快。

考点 2 ★ 肺炎合并感染性休克治疗措施

1. 控制感染。
2. 补充血容量。
3. 纠正酸中毒。
4. 血管活性药物的应用。
5. 糖皮质激素的应用。
6. 纠正水、电解质和酸碱紊乱。

考点 3 ★★★ 肺炎链球菌的体征

1. 早期肺部无明显异常体征，仅有呼吸幅度减小、叩诊轻度浊音、听诊呼吸音减低和胸膜摩擦音。

2. 肺实变时叩诊呈浊音、听诊语颤增强和支气管呼吸音等典型体征，消散期可闻及湿啰音。

3. 病变累及胸膜时可有胸膜摩擦音。

考点 4 ★★★ 肺炎球菌肺炎的症状

寒战、发热、胸痛、咳嗽、咯痰、呼吸困难。

考点 5 ★ 支原体肺炎的抗生素治疗

本病具有自限性，多数患者不经治疗可自愈，病程早期可通过适当的抗生素治疗减轻症状、缩短病程，大环内酯类是治疗肺炎支原体感染的首选药物。

（六）肺结核

考点1★　肺结核常用检查

1. 结核分枝杆菌检查。
2. 影像学检查。
3. 结核菌素（简称结素）试验。
4. 纤维支气管镜检查。
5. γ–干扰素释放实验。

考点2★　肺结核临床症状

1. 症状

（1）全身症状　发热为肺结核最常见的全身性中毒症状，表现为长期低热，多见于午后，可伴乏力、盗汗、食欲减退、体重减轻、面颊潮红、妇女月经失调等，当肺部病灶急剧进展播散时，可有高热，多呈稽留热或弛张热。

（2）呼吸系统症状　①咳嗽、咳痰。②咯血。③胸痛。④呼吸困难。

2. 体征

（1）早期病灶小，多无异常体征，若病变范围较大，叩诊呈浊音，听诊可闻及病理性支气管呼吸音（管状呼吸音）和细湿啰音。因肺结核好发于上叶尖后段和下叶背段，故锁骨上下、肩胛间区可闻及湿啰音对诊断有极大帮助。

（2）空洞性病变位置表浅而引流支气管通畅

时有支气管呼吸音或伴湿啰音，巨大空洞可出现带有金属调的空瓮音。

（3）当病变广泛纤维化或胸膜增厚粘连时有患侧胸廓下陷、肋间变窄、气管移位与叩浊，而对侧可有代偿性肺气肿体征。

考点 3 ★★ 肺结核化疗治疗原则

早期、联合、适量、规律和全程使用敏感药物，其中以联合和规律用药最为重要。

考点 4 ★ 肺结核大咯血的处理

1. 一般处理 应采取患侧卧位，轻轻将气管内存留的积血咳出。患者安静休息，消除紧张情绪，必要时可用小量镇静剂、止咳剂。年老体弱、肺功能不全者，慎用强镇咳药，以免抑制咳嗽反射和呼吸中枢，使血块不能咳出，导致其发生窒息。在抢救大咯血时，应特别注意保持呼吸道的通畅，若有窒息征象，应立即取头低脚高体位，轻拍背部，以便血块排出，并尽快挖出口、咽、喉、鼻部血块。

2. 止血药物的应用 脑垂体后叶素 5 ~ 10U 加入 25% 葡萄糖 40mL 中，缓慢静脉注射，一般为 15 ~ 20 分钟，然后将垂体后叶素加入 5% 葡萄糖液，按 0.1U/（kg·h）速度静脉滴注，但禁用于高血压、冠状动脉粥样硬化性心脏病、心力衰竭患者及孕妇。

3. 输血 咯血过多者，根据血红蛋白和血压测定酌情给予少量输血。

4. 局部止血 大量咯血不止者，可经纤维支气管镜确定出血部位，用浸有稀释的肾上腺素的海绵压迫或填塞于出血部位止血，亦可用冷生理盐水灌洗，或在局部应用凝血酶或气囊压迫控制止血等，必要时可在明确出血部位的情况下考虑肺叶、肺段切除术。

考点5 ★★★ 肺结核的传染源和传播途径

主要经呼吸道传播，排菌的肺结核患者是重要的传染源，也可通过消化道传染，经皮肤、泌尿生殖道传染现已很少见。

考点6 ★★ 抗肺结核药疗效判定

以痰结核菌持续3个月转阴为主要指标。X线检查病灶吸收、硬结为第二指标。临床症状在系统治疗数周后即可消失，因此不能作为判定疗效的决定指标。

（七）原发性支气管肺癌
考点1 ★★ 原发性支气管肺癌的检查方法

1. 胸部X线检查 是发现肺癌的最基本方法。

2. 电子计算机体层扫描

3. 核磁共振

4. 痰脱落细胞检查　是诊断肺癌的重要方法之一。

5. 纤维支气管镜检查　是诊断肺癌的主要方法。

6. 病理检查　取得病变部位组织，进行病理学检查，对肺癌的诊断具有决定性意义。

7. 放射性核素扫描检查

8. 开胸手术探查

9. 其他

考点 2 ★★★　支气管肺癌的临床表现。

1. 原发肿瘤引起的症状　①咳嗽，咯痰。②咯血。③喘鸣。④胸闷、气急。⑤发热。

2. 肿瘤局部扩展引起的症状

（1）肿瘤侵犯胸膜、肋骨和胸壁时，可引起胸痛，肿瘤位于胸膜附近时，可表现为隐痛、钝痛，随呼吸、咳嗽时加重，肩部或胸背部持续疼痛常提示上肺内侧近纵隔有肺癌外侵可能。

（2）肿瘤压迫邻近器官时，可引起相应症状：①呼吸困难。②吞咽困难。③声音嘶哑。④上腔静脉阻塞综合征。⑤ Horner 综合征。⑥臂丛神经压迫征。

3. 由肿瘤远处转移引起的症状

（1）脑、中枢神经系统转移，常有颅内压增高的征象，如头痛、呕吐等，还可表现出眩晕、共济失调、复视、性格改变或一侧肢体无力甚至半身不遂等神经系统症状。

（2）肝转移时，可表现为食欲减退，肝区疼痛、肝大、黄疸和腹水等。

（3）骨转移时，表现为局部疼痛及压痛，常见骨转移部位有肋骨、脊椎骨、骨盆及四肢长骨。

此外，皮下可出现转移性结节，多位于躯干或头部，肺癌在浅表部主要是颈部淋巴结的转移，多见于锁骨上窝及胸锁乳突肌附着处的后下方，可以逐渐增大、增多、融合（患者可以毫无症状），淋巴结大小不一定反映病程的早晚。

4. 肺癌的肺外表现

（1）副癌综合征

1）杵状指（趾）和肥大性骨关节病。

2）高钙血症。

3）分泌促性腺激素引起男性乳房发育。

4）异位促肾上腺皮质激素样分泌引起库欣综合征。

5）分泌抗利尿激素引起稀释性低钠血症。

6）神经肌肉综合征，包括小脑皮质变性、脊髓小脑变性、周围神经病变、重症肌无力和肌病等。

（2）类癌综合征　表现为哮鸣样支气管痉挛、阵发性心动过速、水样腹泻、皮肤潮红等。

考点 3 ★★　支气管肺癌的发病因素

吸烟、空气污染、职业危害、电离辐射、遗传因素、营养状况，其他疾病，如肺结核、慢性支气管炎、间质性肺纤维化等疾病，以及免疫功能低下、内分泌功能失调可能与肺癌的发生有一定关系。

考点 4 ★★　肺癌按解剖学分型

1. 中央型肺癌　发生在段支气管至主支气管的癌肿称为中央型肺癌，约占 3/4，以鳞状上皮细胞癌和小细胞未分化癌较多见。

2. 周围型肺癌　发生在段支气管以下的癌肿称为周围型肺癌，约占 1/4，以腺癌较多见。

考点 5 ★　支气管肺癌 Horner 综合征表现

肺尖部肺癌（又称为肺上沟瘤、Pancoast 瘤）易压迫颈交感神经，出现同侧眼睑下垂、眼球内陷、瞳孔缩小、额部少汗等，称为 Horner 综合征。

考点 6 ★　原发性肺癌与哪些病鉴别

1. 肺结核。
2. 肺炎链球菌肺炎。

考点 7 ★　肺癌组织分型

1. 非小细胞肺癌（NSCLC）。

2. 小细胞肺癌，包括：①鳞状上皮细胞癌。②腺癌。③大细胞未分化癌。

考点 8 ★　肺癌治疗原则

治疗方案主要依据肺癌的组织学类型决定，小细胞肺癌发现时多已发生转移，外科手术根治的几率较低，主要依赖化疗或放化疗综合治疗，非小细胞肺癌中央型肺癌相对多见，发现时若为局限性，应积极实施外科手术治疗或放疗。

（八）慢性呼吸衰竭（2016 年新增考点）
考点 1 ★★★　慢性呼吸衰竭的临床表现

1. 原发病表现

2. 缺氧表现

（1）呼吸困难是最早出现的症状。

（2）发绀是缺氧严重的表现。

（3）精神神经症状常见注意力不集中，智力及定向力障碍，缺氧加重时可出现烦躁、恍惚，甚至昏迷。

（4）循环系统表现为早期血压升高、心动过速，严重者血压下降、心动过缓和心律失常。

（5）消化道表现有上消化道出血、黄疸等。

（6）泌尿系统表现有部分出现蛋白尿、氮质血症。

3. 二氧化碳潴留表现

（1）早期出现睡眠习惯改变，昼睡夜醒，严重时可有抽搐、昏迷等二氧化碳麻痹现象，称为肺性脑病。

（2）早期血压升高，呼吸、心率增快，严重者血压下降，甚至发生休克等。

考点 2 ★★★ 慢性呼吸衰竭的诊断要点

1.有慢性支气管–肺疾患，如 COPD、重症肺结核、肺间质纤维化等导致呼吸功能障碍的原发疾病史。

2.有缺氧和二氧化碳潴留的临床表现如呼吸困难、发绀、精神神经症状等。

3.动脉血气分析 $PaO_2 < 60mmHg$，或伴有 $PaCO_2 > 50mmHg$，即可确立诊断。

（九）心力衰竭
考点 1 ★★ 心衰的分类

1.根据心力衰竭发生的缓急分为急性心力衰竭和慢性心力衰竭。

2.根据心力衰竭的主要部位分为左心衰竭、右心衰竭和全心衰竭。

3. 根据心室舒缩功能障碍不同分为收缩性心力衰竭和舒张性心力衰竭。

4. 根据心排血量的多少分为低排血量性心力衰竭和高排血量性心力衰竭。

考点 2 ★　NYHA 心功能分级（分四级）

Ⅰ级：患者患有心脏病，但日常活动量不受限制，一般活动不引起疲乏、心悸、呼吸困难或心绞痛。

Ⅱ级：心脏病患者的体力活动受到轻度限制，休息时无自觉症状，但平时一般活动下可出现疲乏、心悸、呼吸困难或心绞痛。

Ⅲ级：心脏病患者体力活动明显受限，小于平时一般活动即引起上述症状。

Ⅳ级：心脏病患者不能从事任何体力活动，休息状态下也出现心衰的症状，体力活动后加重。

考点 3 ★　急性左心衰抢救

1. 急性左心衰竭的一般处理

（1）体位，取端坐位。

（2）四肢交换加压。

（3）吸氧。

（4）做好救治的准备工作。

（5）饮食。

（6）出入量管理。

2. 急性左心衰竭的药物治疗

（1）镇静剂。

（2）支气管解痉剂。

（3）利尿剂。

（4）血管扩张药物。

（5）正性肌力药物。

考点 4 ★ 急性心力衰竭临床表现

1. 早期表现 原来心功能正常的患者出现原因不明的疲乏或运动耐力明显减低，以及心率增加 15 ～ 20 次 / 分，可能是左心功能降低的最早期征兆，继续发展可出现劳力性呼吸困难、夜间阵发性呼吸困难、睡觉需用枕头抬高头部等。检查可发现左心室增大、闻及舒张早期或中期奔马律、P_2 亢进、两肺尤其肺底部有湿啰音，还可有干湿啰音和哮鸣音，提示已有左心功能障碍。

2. 急性肺水肿 起病急骤，病情可迅速发展至危重状态。

（1）突发的严重呼吸困难、端坐呼吸、喘息不止、烦躁不安并有恐惧感，呼吸频率可达 30 ～ 50 次 / 分，频繁咳嗽并咯出大量粉红色泡沫样血痰，极重者可因脑缺氧而神志模糊。

（2）急性肺水肿早期可因交感神经激活，血压一过性升高，随病情持续，血管反应减弱，血压下降，急性肺水肿如不能及时纠正，严重者可出现心源性休克。

（3）体征表现为心率增快，心尖区第一心音减弱，心尖部常可闻及舒张早期奔马律，肺动脉瓣区第二心音亢进，两肺满布湿性啰音和哮鸣音。

3.心源性休克

（1）持续低血压

（2）组织低灌注状态

1）皮肤湿冷、苍白和紫绀，出现紫色条纹。

2）心动过速（心率＞110次/分）。

3）尿量显著减少（＜20mL/h），甚至无尿。

4）意识障碍，常有烦躁不安、激动焦虑、恐惧和濒死感，收缩压＜70mmHg，可出现抑制症状，如神志恍惚、表情淡漠、反应迟钝，逐渐发展至意识模糊，甚至昏迷。

（3）血流动力学障碍

（4）低氧血症和代谢性酸中毒

考点5★★★　慢性右心衰的临床表现

以体循环静脉淤血的表现为主。

1.症状　由于内脏淤血可有腹胀、食欲不振、恶心、呕吐、肝区胀痛、少尿等。

2.体征

（1）静脉淤血体征　颈静脉怒张和（或）肝-颈静脉回流征阳性，黄疸、肝大伴压痛，周围性紫绀，下垂部位凹陷性水肿，胸水和（或）腹水。

（2）**心脏体征** 除原有心脏病体征外，还有右心室显著扩大，有三尖瓣收缩期杂音。

考点6★★ 左心衰的治疗目标

CHF 的治疗目标是改善症状，提高生活质量，改变衰竭心脏的生物学性质（防止或延缓心肌重塑的发展），降低心力衰竭的住院率和死亡率。

考点7★ 心力衰竭的病因

1. 基本病因
（1）原发性心肌损害。
（2）心脏负荷过重。

2. 诱因
（1）感染。
（2）心律失常。
（3）血容量增加。
（4）过度体力活动或情绪激动。
（5）治疗不当。
（6）妊娠与分娩。

（十）心律失常

考点1★ 二度房室传导阻滞与三度房室传导阻滞的鉴别诊断

二度Ⅰ型房室传导阻滞偶可出现心悸、乏力，二度Ⅱ型房室传导阻滞，如被阻滞的心房波所占比例较大时（如3：2传导），特别是高度房室传导阻滞时，可出现头晕、乏力、胸闷、气短、晕厥及心功能下降等症状。

三度房室传导阻滞的症状较明显，希氏束分叉以上部位的三度房室传导阻滞由于逸搏点位置高，逸搏频率较快，而且心室除极顺序也正常，病人可出现乏力、活动时头晕等症状，但多不发生晕厥，发生于希氏束分叉以下的低位三度房室传导阻滞，病人可出现晕厥，甚至猝死。

考点2 ★　传导阻滞病因

心肌炎、急性下壁及前壁心肌梗死、原因不明的希－浦系统纤维化、冠心病、高血钾、应用洋地黄类药物以及缺氧等。

考点3 ★　房颤临床表现

1. 症状　常有心悸、头晕、胸闷等，房颤时若心室率≥150次/分，可发生心绞痛与心力衰竭，部分患者可发生体循环栓塞，常见脑栓塞、肠系膜动脉栓塞、肢体动脉栓塞、脾动脉栓塞等，出现相应的临床表现。

2. 体征　心脏听诊第一心音强度不等，心律绝对不规则，可发生脉搏短绌。

考点4★★　房颤的治疗

1. 病因治疗。
2. 抗凝治疗。
3. 转复心律。
4. 控制心室率。

（十一）冠状动脉粥样硬化性心脏病

考点1★　心绞痛的分型

1. 稳定型心绞痛（稳定型劳力性心绞痛）
2. 不稳定型心绞痛　主要包括：

（1）初发劳力型心绞痛　病程在2个月内新发生的心绞痛（从无心绞痛或有心绞痛病史，但在近半年内未发作过心绞痛）。

（2）恶化劳力型心绞痛　病情突然加重，表现为胸痛发作次数增加，持续时间延长，诱发心绞痛的活动阈值明显减低，硝酸甘油缓解症状的作用减弱，病程在2个月之内。

（3）静息心绞痛　心绞痛发生在休息或安静状态，发作持续时间相对较长，含硝酸甘油效果欠佳，病程在1个月内。

（4）梗死后心绞痛　指AMI发病24小时后至1个月内发生的心绞痛。

（5）变异型心绞痛　休息或一般活动时发生的心绞痛，发作时心电图显示S-T段暂时性抬高。

考点 2 ★ 心肌梗塞并发症

1. 乳头肌功能不全或断裂。
2. 心室壁瘤。
3. 心肌梗死后综合征。
4. 栓塞。
5. 心脏破裂。

考点 3 ★ 急性心肌梗死的症状

1. 疼痛
2. 心律失常
3. 低血压和休克
4. 心力衰竭
5. 胃肠道症状
6. 其他 坏死心肌组织吸收可引起发热、心悸等。

考点 4 ★★ 心肌梗死的诊断

1. 有冠心病病史及典型的急性心肌梗死的临床表现。
2. 有急性心肌梗死的典型特征性及动态性ECG改变。
3. 心肌损伤标记物的升高符合急性心肌梗死的演变特点。

具备以上3条中的任意2条，即可确诊。

（十二）高血压病

考点1★★　高血压治疗原则

1. 改善生活行为。
2. 降压药物治疗的时机。
3. 血压控制目标值。

考点2★★　高血压危象的表现

因紧张、疲劳、寒冷、嗜铬细胞瘤发作、突然停服降压药等诱因，小动脉发生强烈痉挛，血压急剧上升，影响重要脏器血液供应而产生危急症状，在高血压早期与晚期均可发生，危象发生时，出现头痛、烦躁、眩晕、恶心、呕吐、心悸、气急及视力模糊等严重症状，以及伴有痉挛动脉（椎基底动脉、颈内动脉、视网膜动脉、冠状动脉等）累及相应靶器官的缺血症状。

考点3★★★　高血压急症的治疗

1. 治疗原则
（1）迅速降低血压。
（2）控制性降压。
（3）合理选择降压药。
2. 降压药的选择与应用
（1）硝普钠。
（2）硝酸甘油。

（3）尼卡地平。

（4）地尔硫䓬。

（5）拉贝洛尔。

考点 4 ★★★　高血压（降压药）药物分类

1. 利尿剂。

2. β受体阻滞剂。

3. 钙通道阻滞剂（CCB）。

4. 血管紧张素转换酶抑制剂（ACEI）。

5. 血管紧张素Ⅱ受体阻滞剂（ARB）。

除以上 5 类降压药物外，还有一些降压药物，包括交感神经抑制剂，如利舍平、可乐定等，直接血管扩张剂，如肼屈嗪等。

考点 5 ★　高血压的分类

分类	收缩压（mmHg）		舒张压
正常血压	＜ 120	和	＜ 80
正常高值	120 ~ 139	和（或）	80 ~ 89
高血压	≥ 140	和（或）	≥ 90
1 级高血压	140 ~ 159	和（或）	90 ~ 99
2 级高血压	160 ~ 179	和（或）	100 ~ 109
3 级高血压	≥ 180	和（或）	≥ 110
单纯收缩期高血压	≥ 140	和	＜ 90

考点 6 ★★　高血压病的诊断

第一步进行非同日三次测量血压，在未使用

降压药物的情况下，收缩压 ≥ 140mmHg 和（或）舒张压 ≥ 90mmHg，即可诊断为高血压。若收缩压 ≥ 140mmHg 和舒张压 < 90mmHg 为单纯性收缩期高血压。第二步进行基本项目及选择项目检查，排除继发性高血压。第三步进行推荐项目检测，评估靶器官情况，进行危险分层。

（十三）胃炎

考点 1 ★ 急性胃炎的治疗原则

治疗原则是祛除病因，保护胃黏膜和对症处理。

考点 2 ★ 急性胃炎病因

1. 急性应激。
2. 化学性损伤。
3. 细菌感染。

考点 3 ★ 急性胃炎的诊断

据患者急性起病，上腹不适、疼痛，有饮食不当或服用药物或应激状态等诱因，一般可诊断急性胃炎，发病后 24 ~ 48 小时内胃镜检查，可明确诊断不同类型的胃炎。

考点 4 ★ 慢性胃炎的病因和临床表现

1.病因

（1）幽门螺杆菌感染 最主要病因。

（2）自身免疫 以富含壁细胞的胃体黏膜萎缩为主，可伴有其他自身免疫病。

（3）其他 幽门括约肌功能不全、酗酒、非甾体抗炎药、高盐、刺激性食物等。

2.临床表现

（1）症状 幽门螺杆菌引起的慢性胃炎多数病人常无任何症状，部分病人表现为上腹胀满不适、隐痛、嗳气、反酸、食欲不佳等消化不良症状，自身免疫性胃炎患者可伴有贫血及维生素 B_{12} 缺乏。

（2）体征 本病体征多不明显，有时上腹部可出现轻度压痛。

考点 5 ★ 慢性胃炎分类

目前我国临床上仍将慢性胃炎分为慢性浅表性和慢性萎缩性两类。

（十四）消化性溃疡

考点 1 ★★★ 消化性溃疡的疼痛特点

周期性、节律性上腹痛为主要症状。

1.性质多为灼痛，或钝痛、胀痛、剧痛及（或）饥饿样不适感。

2. 多位于上腹，可偏左或偏右。

3. 十二指肠溃疡患者空腹痛或（及）午夜痛，腹痛多于进食或服用抗酸药后缓解，胃溃疡患者也可发生规律性疼痛，但多为餐后痛，偶有夜间痛。

考点 2 ★   消化性溃疡的并发症

1. 出血。

2. 穿孔。

3. 幽门梗阻。

4. 癌变。

考点 3 ★   消化性溃疡诊断依据

1. 长期反复发生的周期性、节律性、慢性上腹部疼痛，应用制酸药物可缓解。

2. 上腹部可有局限深压痛。

3. X 线钡餐造影见溃疡龛影，有确诊价值。

4. 内镜检查可见到活动期溃疡，可确诊。

考点 4 ★   消化性溃疡的诊查项目

1. 胃镜检查。

2. X 线钡餐检查。

3. 幽门螺杆菌检测。

4. 胃液分析和血清胃泌素测定。

考点 5 ★★ 特殊类型的消化道溃疡分类

消化道溃疡的特殊类型有：①复合性溃疡。②幽门管溃疡。③球后溃疡。④巨大溃疡。⑤老年人溃疡。⑥无症状型溃疡。

考点 6 ★★ 消化性溃疡的药物治疗

1. 抑制胃酸分泌
（1）H$_2$ 受体拮抗剂（H$_2$RA）。
（2）质子泵抑制剂（PPI）。
2. 根除 Hp 的治疗
3. 保护胃黏膜药物
（1）枸橼酸铋钾。
（2）米索前列醇。
（3）弱碱性抗酸剂。

考点 7 ★ 十二指肠溃疡病因

1. 幽门螺杆菌（Hp）感染
2. 非甾体抗炎药
3. 神经精神因素
4. 胃酸和胃蛋白酶
5. 其他因素　遗传、环境等因素。

（十五）上消化道出血（2016 年新增考点）
考点 ★★ 上消化道出血是否停止的判断

临床上出现下列情况应考虑继续出血或再

出血：

1.反复呕血，或黑便次数增多，粪质稀薄，伴肠鸣音亢进。

2.周围循环衰竭表现经充分补液、输液而未见明显改善，或暂时好转而又恶化。

3.血红蛋白浓度、红细胞计数与血细胞比容持续下降，网织红细胞计数持续升高。

4.补液与尿量足够的情况下，血尿素氮持续或再次升高。

（十六）胃癌

考点1 ★　胃癌的转移途径

癌细胞主要通过4种途径转移，其中淋巴结转移最常见。

1.直接蔓延。

2.淋巴结转移。

3.血行转移。

4.腹腔内种植。

考点2 ★　胃癌的常见并发症

胃癌的常见并发症有：①出血。②梗阻。③穿孔。

考点3 ★　胃癌的诊断要点

凡有下列情况者，应高度警惕并及时进行胃

肠钡餐 X 线检查、胃镜和活组织病理检查，以明确诊断。

1. 40 岁以后开始出现中上腹不适或疼痛，无明显节律性并伴明显食欲不振和消瘦者。

2. 胃溃疡患者，经严格内科治疗而症状仍无好转者。

3. 慢性萎缩性胃炎伴有肠上皮化生及轻度不典型增生，经内科治疗无效者。

4. X 线检查显示胃息肉＞2cm 者。

5. 中年以上患者，出现不明原因贫血、消瘦和粪便潜血持续阳性者。

6. 胃大部切除术后 10 年以上者。

（十七）溃疡性结肠炎
考点 1 ★　溃疡性结肠炎的严重程度分级

1. **轻型**　腹泻每天少于 4 次，无发热，贫血和便血轻或无，血沉正常。

2. **中型**　介于轻、重型之间，腹泻每天超过 4 次，仅伴有轻微全身表现。

3. **重型**　腹泻每天超过 6 次，多为肉眼脓血便，体温超过 37.7℃至少持续 2 天以上，脉搏超过 90 次／分，血红蛋白＜75g/L，血沉＞30mm/h，血清白蛋白＜30g/L，体重短期内明显减轻，常有严重的腹痛、腹泻、全腹压痛，严重者可出现失水，一般情况较差。

考点 2 ★★   溃疡性结肠炎的诊断

主要诊断依据：①慢性或反复发作性腹泻、脓血黏液便、腹痛，伴不同程度全身症状。②多次粪检无病原体发现。③内镜检查及 X 线钡剂灌肠显示结肠炎病变等。应强调，本病并无特异性改变，各种病因均可引起类似的肠道炎症改变，故只有在认真排除各种可能有关的病因后才能做出本病诊断，完整的诊断应包括临床类型、严重程度、病变范围及病情分期。

（十八）肝硬化

考点 1 ★★   肝硬化病因

1. 病毒性肝炎。
2. 慢性酒精中毒。
3. 非酒精性脂肪性肝病。
4. 长期胆汁淤积。
5. 肝脏血液循环障碍。
6. 其他。

考点 2 ★★★   肝硬化并发症

1. 上消化道出血。
2. 肝性脑病。
3. 感染。
4. 原发性肝癌。

5. 肝肾综合征。

6. 电解质和酸碱平衡紊乱。

考点 3 ★　肝硬化腹水的治疗

1. 一般治疗，限制钠、水的摄入。

2. 利尿剂。

3. 提高血浆胶体渗透压。

4. 放腹水同时补充白蛋白。

5. 腹水浓缩回输。

6. 外科治疗。

考点 4 ★　肝硬化诊断

　　早期肝硬化的诊断较为困难，对于病毒性肝炎、长期饮酒等患者，严密随访观察，必要时做肝活检以早期诊断，肝功能失代偿期的肝硬化，有肝功能损害和门脉高压的临床表现，结合实验室和其他检查能确诊。

（十九）原发性肝癌（2016 年新增考点）

考点 1 ★★原发性肝癌病因

　　1. **病毒性肝炎**　在我国，慢性病毒性肝炎是原发性肝癌最主要的病因。

　　2. **肝硬化**

　　3. **黄曲霉素**

　　4. **饮用水污染**

第三站　临床答辩

5. 遗传因素

6. 其他 如接触化学致癌物、华支睾吸虫感染等。

考点2 ★★ 原发性肝癌的病理分型及转移途径

1. 大体型态分型 ①块状型。②结节型。③弥漫型，此型最少见。④小癌型。

2. 细胞分型 ①肝细胞型。②胆管细胞型。③混合型。

3. 转移途径

（1）肝内转移 肝癌最早在肝内发生转移。

（2）肝外转移

1）血行转移，最常见的转移部位是肺。

2）淋巴转移，最常转移到肝门淋巴结。

3）种植转移少见。

考点3 ★★ 原发性肝癌的常见并发症

1. 肝性脑病 是最严重的并发症。

2. 上消化道出血

3. 肝癌结节破裂出血

4. 继发性感染

（二十）急性胰腺炎

考点1 ★ 急性胰腺炎的实验室检查和临床意义

1. 多有白细胞增多及中性粒细胞核左移。

2. 血清（胰）淀粉酶在起病后 6 ~ 12 小时开始升高，48 小时开始下降，持续 3 ~ 5 天，血清淀粉酶超过正常值 3 倍可确诊为本病。淀粉酶的高低不一定反应病情轻重，胰源性腹水和胸水中淀粉酶亦可升高。

3. 血清脂肪酶测定对病后就诊较晚的急性胰腺炎患者有诊断价值，且特异性较高。

4. CRP 有助于评估与检测急性胰腺炎的严重性，在胰腺坏死时 CRP 明显升高。

5. 常见暂时性血糖升高，持久的空腹血糖高于 10mmol/L 反映胰腺坏死，提示预后不良。暂时性低钙血症常见于重症急性胰腺炎，其程度与临床严重程度平行，其值低于 1.5mmol/L 提示预后不良。

6. 影像学检查显示：

（1）X 线腹部平片可排除其他急腹症，如内脏穿孔等，"哨兵袢" 和 "结肠切割征" 为胰腺炎的间接指征，弥漫性模糊影、腰大肌边缘不清提示存在腹腔积液，可发现肠麻痹或麻痹性肠梗阻。

（2）腹部 B 超应作为常规初筛检查，急性胰腺炎 B 超可见胰腺肿大，胰内及胰周围回声异常，亦可了解胆囊和胆道情况，后期对脓肿及假性囊肿有诊断意义，但因患者腹胀常影响其观察。

（3）CT 显像对急性胰腺炎的严重程度及附近器官是否受累提供帮助。

考点 2 ★　急性胰腺炎的诊断

1. 胆石症、大量饮酒和暴饮暴食等病史及典型的临床表现，如上腹痛或恶心呕吐，伴有上腹部压痛或腹膜刺激征。

2. 血清、尿液或腹腔穿刺液有淀粉酶含量增加。

3. 图像检查（超声、CT）显示有胰腺炎症或手术所见胰腺炎病变。

4. 能除外其他类似临床表现的病变。

考点 3 ★　急性胰腺炎和心梗鉴别

冠心病患者可有冠心病病史，胸前区有压迫感，腹部体征不明显等，心电图、血清心肌酶有助于鉴别。

考点 4 ★　急性胰腺炎内科治疗

1. 一般治疗

（1）监护，严密观察生命体征。

（2）积极补充血容量，维持水、电解质和酸碱平衡。

（3）重症急性胰腺炎应加强全身营养支持，通常早期采用全胃肠外营养，病情趋向缓解时尽早进行空肠插管，实施肠内营养，以预防肠源性感染和肠道衰竭。

（4）解痉镇痛，阿托品或山莨菪碱肌注，疼痛剧烈者同时加用哌替啶，不用吗啡。

2. 减少胰腺外分泌

（1）禁食及胃肠减压

（2）抑酸治疗　H_2受体拮抗剂或质子泵抑制剂静脉给药。

（3）生长抑素及其类似物　如奥曲肽。

3. 胰酶抑制剂　常用加贝酯、抑肽酶。

4. 抗感染　常规使用抗菌药物，联合用药方案首推喹诺酮类联合甲硝唑或替硝唑，静脉滴注。

考点5 ★★　急性胰腺炎的病因

1. 胆道疾病。

2. 酗酒和暴饮暴食。

3. 感染。

4. 外伤与手术。

5. 营养障碍。

6. 遗传因素。

7. 药物和毒物。

8. 其他疾病。

考点6 ★　急性胰腺炎的临床表现

1. 症状

（1）腹痛

（2）恶心、呕吐及腹胀

（3）发热

（4）低血压或休克

（5）水、电解质及酸碱平衡紊乱

（6）其他　如急性呼吸衰竭或急性呼吸窘迫综合征（ARDS）。

2.体征

（1）轻症急性胰腺炎　腹部体征较轻，多数有上腹压痛，但常与主诉腹痛程度不相符，可有腹胀和肠鸣音减少，无肌紧张和反跳痛。

（2）重症急性胰腺炎　出现急性腹膜炎体征，腹肌紧张，全腹显著压痛和反跳痛，伴麻痹性肠梗阻而有明显腹胀者，肠鸣音减弱或消失，可出现腹水征，腹水多呈血性。少数患者左侧或双侧胁腹部皮肤呈暗灰蓝色，称 Grey-Turner 征，脐周围皮肤青紫，称 Cullen 征。可出现黄疸，患者低血钙引起手足搐搦者，为预后不佳表现。

（二十一）慢性肾小球肾炎

考点1★　慢性肾盂肾炎与慢性肾小球肾炎的鉴别要点

慢性肾盂肾炎多见于女性患者，常有反复尿路感染病史，多次尿沉渣或尿细菌培养阳性，肾功能损害以肾小管为主。

考点 2 ★　肾小球肾炎的临床表现

1. **发病年龄**　发于任何年龄，但以中青年为主，男性多见。

2. **病史**　多数起病隐匿，进展缓慢，病程较长，常有水肿、高血压史 1 年以上。

3. **症状**　临床表现呈多样性，但以蛋白尿、血尿、高血压、水肿为其基本临床表现，可有不同程度的肾功能减退。早期患者可有疲倦乏力、腰部酸痛、食欲缺乏等，多数患者有水肿，一般不严重，有的患者有不同程度的贫血，有的无明显临床症状，病情时轻时重，迁延难愈，渐进性发展为慢性肾衰竭。

4. **体征**　水肿、高血压、贫血。

5. **实验室检查**　尿化验异常（蛋白尿、血尿及管型尿），晚期可有肾功能减退、贫血、电解质紊乱等情况出现。

考点 3 ★　慢性肾小球肾炎的治疗原则

1. 限制食物中蛋白及磷的入量。
2. 控制高血压。
3. 应用血小板解聚药。
4. 糖皮质激素和细胞毒药物。
5. 避免对肾脏有害的因素。

考点 4 ★　叙述慢性肾小球肾炎的诊断要点

1. 水肿、高血压史 1 年以上。
2. 尿化验异常（蛋白尿、血尿及管型尿）。
3. 晚期可有肾功能减退、贫血、电解质紊乱等情况的出现。

考点 5 ★★　慢性肾小球肾炎和高血压继发肾损害鉴别

原发性高血压继发肾损害：本病患者年龄较大，先有高血压后出现蛋白尿，尿蛋白定量多 < 1.5g/d，罕见持续性血尿和红细胞管型，肾小管功能损害一般早于肾小球损害，肾穿刺病理检查有助鉴别，常有高血压的其他靶器官（心、脑）并发症。

（二十二）肾病综合征

考点 1 ★　肾病综合征诊断要点

1. 大量蛋白尿（ > 3.5g/d）。
2. 低蛋白血症（血浆白蛋白 ≤ 30g/L）。
3. 明显水肿。
4. 高脂血症。

其中前两项为诊断所必需，同时必须首先除外继发性病因和遗传性疾病才能诊断为原发性 NS，最好能进行肾活检做出病理诊断，另外还要判定有无并发症。

考点 2 ★★　肾病综合征的鉴别诊断

1. 系统性红斑狼疮性肾炎。
2. 过敏性紫癜性肾炎。
3. 糖尿病肾病。
4. 肾淀粉样变性。
5. 乙型肝炎病毒相关性肾病。

考点 3 ★★　肾病综合症的并发症

可见感染、血栓栓塞性并发症、急性肾衰竭、脂肪代谢紊乱、蛋白质营养不良等。

（二十三）尿路感染

考点★　尿路感染的易感因素

①尿路梗阻。②膀胱输尿管反流及其他尿路畸形和结构异常。③尿路器械使用。④代谢因素。⑤机体抗病能力降低。⑥其他因素：如妊娠、尿道口周围炎、重症肝病、晚期肿瘤、长期卧床等，均易发病。

（二十四）慢性肾衰竭

考点 1 ★　慢性肾衰饮食治疗

1. 给予优质低蛋白饮食 0.6g/（kg·d），富含维生素饮食，病人必须摄入足够热量，一般为 30 ～ 35kcal/（kg·d），必要时主食可采用去植物蛋白的麦淀粉。

2.低蛋白饮食加必需氨基酸或 α - 酮酸治疗，应用 α - 酮酸治疗时注意复查血钙浓度，高钙血症时慎用，无严重高血压及明显水肿、尿量大于每天 1000mL 者，食盐量为每天 2 ~ 4g。

考点2 ★　慢性肾衰竭水、电解质失衡的治疗

1.纠正代谢性酸中毒，主要为口服碳酸氢钠。
2.水钠紊乱的防治，适当限制钠摄入量。
3.高钾血症的防治，严格地限制钾的摄入。

（二十五）缺铁性贫血

考点1 ★★★　缺铁性贫血的病因

1.损失过多。
2.需铁量增加而摄入量不足。
3.铁的吸收不良。

考点2 ★★　缺铁性贫血的临床表现

1.贫血本身的表现　皮肤和黏膜苍白，疲乏无力，头晕耳鸣，眼花，记忆力减退，严重者可出现眩晕或晕厥，活动后心悸、气短，甚至心绞痛、心力衰竭。尚有恶心呕吐、食欲减退、腹胀、腹泻等消化道症状。

2.组织缺铁症状

（1）精神和行为改变　疲乏、烦躁和头痛在

缺铁的妇女中较多见，缺铁可引起患儿发育迟缓和行为改变，如烦躁、易激惹、注意力不集中等。

（2）消化道黏膜病变 口腔炎、舌炎、唇炎、胃酸分泌缺乏及萎缩性胃炎，常见食欲减退、腹胀、嗳气、便秘等，部分患者有异食癖，如嗜食泥土、石屑、生米、粉笔、冰块等。

（3）外胚叶组织病变 皮肤干燥，毛发干枯脱落，指甲缺乏光泽、脆薄易裂，甚至反甲等。

考点3 ★　缺铁性贫血口服铁剂的注意事项

口服铁剂要先从小剂量开始，渐达足量，进餐时或饭后吞服，可减少恶心、呕吐、上腹部不适等胃肠道不良反应，口服铁剂有效者 3 ~ 4 天后网织红细胞开始升高，1 周后血红蛋白开始上升，一般 2 个月可恢复正常，贫血纠正后仍要继续治疗 3 ~ 6 个月以补充体内应有的贮存铁。

考点4 ★★　缺铁性贫血实验室检查

1. 血象　典型表现为小细胞低色素性贫血，$MCV < 80fl$，$MCHC < 30\%$，血片可见成熟红细胞淡染区扩大，体积偏小，大小不一，网织红细胞计数正常或轻度升高，白细胞和血小板计数一般正常或轻度减少，部分患者血小板轻度升高。

2. 骨髓象　　骨髓增生活跃，幼红细胞增生，中幼红细胞及晚幼红细胞比例增高，幼红细胞核染色质致密，胞质较少，血红蛋白形成不良，边缘不整齐，骨髓铁染色显示骨髓小粒可染铁消失，铁粒幼红细胞消失或显著减少。

3. 铁代谢测定

（1）血清铁及总铁结合力测定　　血清铁浓度常 $< 8.9 \mu mol/L$，总铁结合力 $> 64.4 \mu mol/L$，转铁蛋白饱和度常降至 15% 以下。

（2）血清铁蛋白测定　　血清铁蛋白 $< 12 \mu g/L$ 可作为缺铁依据，由于血清铁蛋白浓度稳定，与体内贮铁量的相关性好，可用于 IDA 早期诊断和人群铁缺乏症的筛检。

4. 红细胞游离原卟啉（FEP）测定　　缺铁时血红素合成障碍，FEP 浓度增高超过 $50 \mu g/dL$ 有诊断意义。

（二十六）再生障碍性贫血

考点 1 ★　　再障要与哪些病鉴别

注意与阵发性睡眠性血红蛋白尿、骨髓增生异常综合征及低增生性白血病等相鉴别。

考点 2 ★★★　　再障临床表现

再障主要表现为贫血、感染和出血。贫血多

呈进行性，出血以皮肤黏膜多见，严重者有内脏出血，容易感染，引起发热，可伴随有头晕、乏力、心悸、气短、食欲减退、出虚汗、低热等。体检时有贫血面容，睑结膜、甲床及黏膜苍白，皮肤可见出血点及紫癜，贫血重者，可有心率加快，心尖部可闻及收缩期吹风样杂音，一般无肝脾肿大。按病程经过分为急性与慢性两型。

考点 3 ★★ 　　再障贫血致病原因

再障有先天性和后天性两种。先天性再障是常染色体遗传性疾病，最常见的是范科尼贫血，伴有先天性畸形，后天性再障约半数以上原因不明，称为原发性再障，能查明原因者称为继发性再障。继发性再障的发病与下列因素有关：①药物因素。②化学毒物。③电离辐射。④病毒感染。⑤免疫因素。⑥其他因素。

考点 4 ★★ 　　再障的诊断要点

1. 全血细胞减少，网织红细胞绝对值减少，淋巴细胞比例增高。

2. 一般无肝、脾肿大。

3. 骨髓检查显示，至少一部位增生减低或重度减低（如增生活跃，巨核细胞应明显减少），骨髓小粒成分中应见非造血细胞增多（有条件者应行骨髓活检等检查）。

4.能除外其他引起全血细胞减少的疾病，如阵发性睡眠性血红蛋白尿、骨髓增生异常综合征中的难治性贫血、急性造血功能停滞、骨髓纤维化、急性白血病、恶性组织细胞病等。

5.一般抗贫血药物治疗无效。

考点5 ★ 再障的发病机制

1.造血干细胞减少或有缺陷。

2.骨髓造血微环境缺陷。

3.免疫机制异常。

（二十七）急性白血病（2016年新增考点）

考点★ 急性白血病临床表现

1.正常骨髓造血功能受抑制表现

（1）贫血 是首发表现。

（2）发热

（3）出血

2.白血病细胞增殖浸润表现

（1）淋巴结和肝脾肿大。

（2）骨骼和关节疼痛，常有胸骨下端局部压痛。

（3）眼球突出、复视或失明。

（4）可使牙龈增生、肿胀，可出现蓝灰色斑丘疹或皮肤粒细胞肉瘤，局部皮肤隆起、变硬，呈紫蓝色皮肤结节。

（5）中枢神经系统白血病（CNSL）常发生在缓解期，以急性淋巴细胞白血病最常见，儿童患者尤甚。临床上轻者表现为头痛、头晕，重者有呕吐、颈项强直，甚至抽搐、昏迷。

（6）睾丸出现无痛性肿大，多见于急性淋巴细胞白血病化疗缓解后的男性幼儿或青年，是仅次于 CNSL 的白血病髓外复发的根源。

此外，白血病可浸润其他组织器官，肺、心、消化道、泌尿生殖系统等均可受累。

（二十八）慢性粒细胞白血病（2016 年新增考点）
考点★　慢性粒细胞白血病的诊断

凡有不明原因的持续性白细胞数增高，根据典型的血象、骨髓象改变，脾肿大，Ph 染色体阳性，BCR-ABL 融合基因阳性，即可做出诊断。Ph 染色体尚可见于 2% 的 AML、5% 的儿童 ALL 及 25% 的成人 ALL，应注意鉴别。

（二十九）特发性血小板减少性紫癜
考点★★★　特发性血小板减少性紫癜的诊断要点

1. 广泛出血累及皮肤、黏膜及内脏。
2. 多次检查血小板计数减少。

3.脾不大或轻度大。

4.骨髓巨核细胞增多或正常，有成熟障碍。

5.具备下列5项中任何一项：①泼尼松治疗有效。②脾切除治疗有效。③PAIg阳性。④PAC_3阳性。⑤血小板生存时间缩短。

（三十）甲状腺功能亢进症

考点1★　甲亢非渗透性突眼的症状

甲亢非渗透性突眼又称为良性突眼，占大多数，一般呈对称性，主要是由于交感神经兴奋，眼外肌群和提上睑肌张力增高所致，其改变主要为眼睑和眼外部的表现，球后组织变化不大。眼征有：眼裂增宽，瞬目减少，凝视，上眼睑挛缩，向下看时上眼睑不能随眼球向下转动，看近物时眼球辐辏不良，向上看时前额皮肤不能皱起。

考点2★★★　单纯甲状腺肿与甲亢鉴别

单纯甲状腺肿除甲状腺肿大外，无甲亢的症状和体征，虽然测甲状腺摄^{131}I率有时可增高，但高峰不前移，且T_3抑制试验可被抑制，TRH兴奋试验正常，血清T_3、T_4水平正常。

考点3★★★　甲状腺药物治疗甲状腺病的适应证

使用硫脲嘧啶类药物是目前治疗甲亢主要

采取的治疗方法，本治疗方法的特点：口服用药，容易被病人接受，治疗后不会引起不可逆的损伤，但用药疗程长，需要定期随查，复发率较高，即便是合理规则用药，治后仍有 20% 以上的复发率。硫脲嘧啶类药物的品种，临床选用顺序常为，甲巯咪唑（他巴唑，MMI）、丙基硫氧嘧啶（PTU）、卡比马唑（甲亢平）和甲基硫氧嘧啶，PTU 和甲基硫氧嘧啶药效较其他小 10 倍，使用时应剂量大 10 倍。辅助药物：普萘洛尔（心得安）、碘剂以及甲状腺制剂的使用。

考点 4 ★　甲状腺危象的临床表现

临床表现为原有的甲亢症状加重，包括高热（39℃以上）、心动过速（140 ~ 240 次 / 分）、心房颤动或心房扑动、烦躁不安、呼吸急促、大汗淋漓、厌食、恶心呕吐、腹泻等，严重者出现虚脱、休克、嗜睡、谵妄、昏迷，部分患者有心力衰竭、肺水肿，偶有黄疸。主要诱因包括感染、手术、放射碘治疗、创伤、严重的药物反应、心肌梗死等。

考点 5 ★★★　抗甲状腺药物不良反应

不良反应有粒细胞减少、药疹和中毒性肝病。

（三十一）糖尿病

考点 1 ★★★　糖尿病使用胰岛素的适应证

1 型糖尿病替代治疗，糖尿病酮症酸中毒、高渗性非酮症糖尿病昏迷和乳酸性酸中毒伴高血糖，2 型糖尿病口服降糖药治疗无效，妊娠期糖尿病，糖尿病合并严重并发症，全胰腺切除引起的继发性糖尿病，因伴发病需外科治疗的围手术期。

考点 2 ★　糖尿病酮症酸中毒的治疗

1. 补液。
2. 应用胰岛素。
3. 当 CO_2 结合力降至 4.5 ～ 6.7mmol/L，应予纠酸。
4. 补钾。
5. 处理诱因和并发症。

考点 3 ★　糖尿病急性并发症

糖尿病急性并发症包括：①糖尿病酮症酸中毒（DKA）。②高渗性非酮症糖尿病昏迷。③低血糖反应及昏迷。④感染。

考点 4 ★★　糖尿病的实验室检查

1. 尿糖测定。
2. 血葡萄糖（血糖）测定。

3. 葡萄糖耐量试验（OGTT）。

4. 糖化血红蛋白和糖化血浆白蛋白测定。

5. 血浆胰岛素和 C 肽测定。

6. 胰岛自身抗体测定。

考点 5 ★★　糖尿病慢性并发症

1. 大血管病变　主要为糖尿病性冠心病、脑血管病、下肢动脉硬化闭塞症。

2. 微血管病变　主要为糖尿病肾病、糖尿病性视网膜病变。

3. 神经病变　多发性周围神经病变，动眼神经、展神经麻痹及自主神经病变等。

4. 糖尿病足

考点 6 ★★　磺脲类药物降血糖的作用机理

主要作用于胰岛 B 细胞表面的受体，促进胰岛素释放，用于 2 型糖尿病经饮食及运动治疗后病情控制不理想者。

考点 7 ★　胰岛素使用原则

应在综合治疗基础上进行，根据血糖水平、B 细胞功能缺陷程度、胰岛素抵抗程度、饮食和运动状况等，决定胰岛素剂量，一般从小剂量开始，用量、用法必须个体化，及时稳步调整剂量。

考点 8 ★ ★ ★　糖尿病酮症酸中毒诊断要点

"三多一少"症状加重，有恶心、厌食、酸中毒、脱水、休克、昏迷，尤其是呼吸有酮味（烂苹果味）、血压低而尿量多者，不论有无糖尿病病史，均应考虑本症的可能。如血糖升高、尿糖强阳性、尿酮体阳性即可确诊糖尿病酮症，如兼有血 pH、CO_2CP 下降及 BE 负值增大者，即可诊断为 DKA。

考点 9 ★　双胍类降糖药的机制

减少肝糖异生和肝糖输出，增加肌肉等外周组织对葡萄糖的摄取和利用，调节血脂，单独应用不引起低血糖反应，常用二甲双胍。

（三十二）类风湿关节炎

考点 1 ★ ★　类风湿关节炎临床表现

1. 晨僵

2. 关节受累的表现　①多关节受累。②关节畸形。③其他。

3. 关节外表现　①一般表现：可有发热、类风湿结节、类风湿血管炎，以及淋巴结肿大。②心脏受累。③呼吸系统受累。④肾脏表现。⑤神经系统。⑥贫血。⑦消化系统。⑧眼。

4. Felty 综合征

5. 缓解性血清阴性、对称性滑膜炎

6. 成人 Still 病（AOSD）

7. 老年发病的 RA

考点 2 ★　类风湿关节炎诊断

美国风湿病学会 1987 年修订的 RA 分类标准如下，≥4 条可以确诊 RA。

①晨僵至少 1 小时（≥6 周）。②3 个或 3 个以上的关节受累（≥6 周）。③手关节（腕、MCP 或 PIP 关节）受累（≥6 周）。④对称性关节炎（≥6 周）。⑤有类风湿皮下结节。⑥X 线片改变。⑦血清类风湿因子阳性（滴度 > 1∶32）。

考点 3 ★　类风湿关节炎的关节表现

1. 晨僵。

2. 疼痛。

3. 肿胀。

4. 关节畸形。

5. 关节功能障碍。

（三十三）系统性红斑狼疮（2016 年新增考点）

考点 ★★　系统性红斑狼疮的诊断

美国风湿病学会 1982 年的 SLE 分类标准，对诊断有价值：

①颧部红斑：平的或高于皮肤的固定性红斑。②盘状红斑：面部的隆起红斑，上覆有鳞屑。③光过敏：日晒后皮肤过敏。④口腔溃疡：经医生证实。⑤关节炎：非侵蚀性关节炎 ≥ 2 个外周关节。⑥浆膜炎：胸膜炎或心包炎。⑦肾脏病变：蛋白尿 > 0.5g/d 或有细胞管型。⑧神经系统病变：癫痫发作或精神症状。⑨血液系统异常：溶血性贫血或血白细胞减少或淋巴细胞绝对值减少或血小板减少。⑩免疫学异常：狼疮细胞阳性或抗双链 DNA 或抗 Sm 抗体阳性或梅毒血清试验假阳性。⑪抗核抗体阳性。在上述 11 项中，如果有超过 4 项阳性（包括在病程中任何时候发生的），则可诊断为 SLE，其特异性为 85%，敏感性为 95%。

（三十四）脑梗死

考点★★★　脑梗死诊断要点

1. 有动脉硬化、高血压、糖尿病、心房颤动等病史。

2. 常有 TIA 病史。

3. 突然起病，出现局限性神经缺失症状，并持续 24 小时以上，神经系统症状和体征可用某一血管综合征解释，意识常清楚或轻度障碍，多无脑膜刺激征。

4. 脑部 CT、MRI 检查可显示梗死部位和范围，并可排除脑出血、肿瘤和炎症性疾病，腔隙性梗死诊断需依据 CT 或 MRI 检查。

（三十五）脑出血

考点1 ★★★　　小脑出血的临床表现

约占脑出血的 10%，好发于一侧半球齿状核部位。多数表现为突发眩晕，频繁呕吐，枕部头痛，一侧肢体共济失调而无明显瘫痪，可有眼球震颤，一侧周围性面瘫，但无肢体瘫痪为其常见的临床特点。少数呈急性进行性，类似小脑占位性病变，重症大量出血者呈迅速进行性颅内压增高，发病时或发病后 12 ~ 24 小时内出现昏迷及脑干受压症状，多在 48 小时内因急性枕骨大孔疝而死亡。

考点2 ★★★　　脑出血急性期治疗原则

急性期的治疗原则是：保持安静，防止继续出血，积极抗脑水肿，降低颅内压，调整血压，改善循环，加强护理，防治并发症。

考点3 ★　　脑出血的诊断要点

典型者诊断不困难，有以下特点：

1. 50 岁以上，多有高血压史，在体力活动或情绪激动时突然起病，发病迅速。

2. 早期有意识障碍及头痛、呕吐等颅内压增高症状，并有脑膜刺激征及偏瘫、失语等局灶症状。

3. 头颅 CT 示高密度阴影。

考点 4 ★　脑出血的 CT 表现及价值

头颅 CT 可显示血肿的部位和形态以及是否破入脑室，血肿灶为高密度影，边界清楚，血肿被吸收后显示为低密度影，对进展型脑出血病例进行动态观察，可显示血肿大小变化、血肿周围的低密度水肿带、脑组织移位和梗阻性脑积水，对脑出血的治疗有指导意义。

（三十六）癫痫
考点★★　癫痫诊断要点

癫痫的临床诊断主要根据癫痫患者的发作病史，特别是可靠目击者所提供的详细的发作过程和表现，辅以脑电图痫性放电即可诊断。

脑电图是诊断癫痫最常用的一种辅助检查方法，40% ~ 50% 癫痫病人在发作间歇期的首次 EEG 检查可见棘波、尖波或棘 – 慢、尖、慢波等痫性放电波形。

神经影像学检查可确定脑结构性异常或损害。

（三十七）帕金森病（2016 年新增考点）

考点★★★　帕金森病的临床表现

大部分 PD 患者在 60 岁以后发病，起病隐袭，缓慢发展，逐渐加剧，初发症状以震颤最多，其次为步行障碍、肌强直和运动迟缓。

（三十八）病毒性肝炎

考点1★★★　急性黄疸型肝炎的分期和表现

临床经过的阶段性较为明显，可分为三期，总病程 2～4 个月。

1. **黄疸前期**　甲、戊型肝炎起病较急，可有畏寒、发热，约80%患者有发热，体温在38℃～39℃，一般不超过 3 天。乙、丙、丁型肝炎起病相对较缓，仅少数有发热。此期主要症状有全身乏力、食欲减退、恶心、呕吐、厌油、腹胀、肝区痛、尿色加深等，肝功能改变主要为丙氨酸氨基转移酶（ALT）升高。本期持续 1～21 天，平均 5～7 天。

2. **黄疸期**　自觉症状好转，发热消退，尿黄加深，巩膜和皮肤出现黄疸，1～3 周内黄疸达高峰。肝功能检查 ALT 和胆红素升高，尿胆红素阳性。本期持续 2～6 周。

3. **恢复期**　症状逐渐消失，黄疸消退，肝、脾回缩，肝功能逐渐恢复正常。本期持续 2 周至

4个月，平均1个月。

考点2 ★★　重症肝炎的治疗原则

以支持和对症疗法为基础的综合性治疗，促进肝细胞再生，预防和治疗各种并发症。对于难以保守恢复的病例，有条件时可采用人工肝支持系统，争取行肝移植术。

考点3 ★　重型肝炎的临床表现

1.急性重型肝炎　亦称暴发型肝炎。急性黄疸型肝炎起病，患者常有高热，消化道症状严重（厌食、恶心、频繁呕吐、鼓肠等），极度乏力，病情在10日内迅速恶化，并出现下列症状：①黄疸迅速加深。②出血倾向明显（鼻衄、瘀斑、呕血、便血等）。③肝脏迅速缩小，可有肝臭。④神经、精神症状（如性格改变、行为反常、嗜睡、烦躁不安等），可急骤发展为肝昏迷。⑤浮肿、腹水及急性肾功能不全。

2.亚急性重型肝炎　临床表现与急性重症肝炎相似，但在起病10天后出现上述表现，本型病程可长达数月，易发展为坏死后肝硬化。

3.慢性重型肝炎　在慢性活动性炎或肝硬化的病程中病情恶化，出现上述重型肝炎的临床表现。

（三十九）有机磷杀虫药中毒

考点1★　有机磷杀虫药中毒处理

1. 急性中毒

（1）迅速清除毒物

（2）抗毒药的使用　　使用原则是早期、足量、联合、重复用药。

1）抗毒蕈碱药。

2）胆碱酯酶复活剂。

3）对症治疗。

2. 慢性中毒　　主要为对症治疗，脱离接触有机磷杀虫药，可短程、小剂量使用阿托品，待症状、体征基本消失，胆碱酯酶活性恢复，需2～4周。

考点2★　有机磷杀虫药中毒的诊断依据

1. 急性中毒　　可根据有机磷杀虫药接触史及临床呼出气多有大蒜刺激性气味、瞳孔针尖样缩小、大汗淋漓、腺体分泌增多、肌纤维颤动和意识障碍等中毒表现，结合实验室检查即可做出诊断，病情严重程度可分为三级：

（1）**轻度中毒**　　以M样症状为主，可有轻微的中枢神经系统症状，表现为头晕、头痛、乏力、恶心、呕吐、多汗、胸闷、视力模糊、瞳孔缩小、胆碱酯酶活力50%～70%。

（2）**中度中毒**　　M样症状加重，并出现N样症状，表现有肌纤维颤动、轻度呼吸困难、流涎、腹痛、腹泻、步态蹒跚、意识清楚或模糊，胆碱酯酶活力 30%～50%。

（3）**重度中毒** 除 M、N 样症状外，合并肺水肿、抽搐、昏迷、呼吸肌麻痹和脑水肿等，胆碱酯酶活力 30% 以下。

2. 慢性中毒 主要根据长期少量接触有机磷杀虫药史，且全血胆碱酯酶活力下降至 50% 以下，便可确诊。

考点3 ★ 有机磷杀虫药中毒的临床表现

1. 主要症状和体征

（1）**毒蕈碱样症状** 又称为 M 样症状，主要是副交感神经末梢兴奋所致，这组症状出现最早，表现为平滑肌痉挛和腺体分泌增加，临床表现先有苍白、皮肤湿冷、多汗、恶心、呕吐、腹痛，还有流泪、流涕、流涎、腹泻、尿频、大小便失禁、心跳减慢和瞳孔缩小、支气管痉挛、呼吸道分泌物增多、咳嗽、气急，严重者出现肺水肿。

（2）**烟碱样症状** 又称为 N 样症状，乙酰胆碱在横纹肌神经肌肉接头处过度蓄积和刺激使运动神经终板兴奋，表现为横纹肌肌束颤动至全身肌肉抽搐，肌无力至全身瘫痪，血压升高或陡降，心率缓慢或增快等，最后可因呼吸肌麻痹而死亡。

（3）中枢神经系统症状　中枢神经系统受乙酰胆碱刺激后有头晕、头痛、疲乏、共济失调、烦躁不安、谵妄，严重者抽搐、昏迷，可因中枢性呼吸衰竭而死亡。

2. 迟发性多发性神经病
3. 中间型综合征
4. 局部损害

（四十）乳腺增生病

考点★　乳腺囊性增生病理分型

病理类型可分为乳痛症型（生理性的单纯性乳腺上皮增生症）、普通型腺病小叶增生症型、纤维腺病型、纤维化型和囊肿型（即囊肿性乳腺上皮增生症）。

（四十一）急性阑尾炎

考点1★　急性阑尾炎和急性胆囊炎、胆石症的鉴别

急性胆囊炎、胆石症：右上腹持续性疼痛，阵发性加剧，可伴有右肩部放射痛，部分病人可出现黄疸。高位阑尾炎时，腹痛位置较高，或胆囊位置较低时，腹痛点比正常降低。腹膜刺激征以右上腹为甚，墨菲征阳性，必要时可借助超声波和 X 线等检查。

考点 2 ★ 急性阑尾炎和急性胃肠炎的鉴别

急性胃肠炎：多有饮食不洁史，临床表现与急性阑尾炎相似，腹部压痛部位不固定，肠鸣音亢进，无腹膜刺激征。便常规检查有脓细胞、未消化食物。

（四十二）肠梗阻（2016 年新增考点）

考点 1 ★ 肠梗阻并发症

1. 肠膨胀。
2. 体液和电解质的丢失。
3. 感染和毒血症。

考点 2 ★ 肠梗阻内科治疗方法

1. 禁食与胃肠减压
2. 纠正水、电解质和酸碱平衡紊乱
3. 防治感染和毒血症
4. 灌肠疗法
5. 颠簸疗法
6. 其他 如穴位注射阿托品，嵌顿疝的手法复位回纳，腹部推拿按摩等。

（四十三）胆石症（2016 年新增考点）

考点 ★ ★ 胆囊结石的临床表现

胆囊结石分为静止性结石和有症状结石，前者主要在体格检查、手术或尸体解剖时偶然发现，后者只有少数人出现，常表现为急性或慢性胆囊炎的临床表现，主要为胆绞痛，常见诱因为高脂肪饮食、暴饮暴食、过度疲劳等，伴有恶心、呕吐等消化系统症状。另外，有一部分病人只有上腹部钝痛，体格检查可有上腹部压痛及 Murphy 征阳性。

（四十四）前列腺增生症

考点 1 ★★　前列腺增生症的症状

1. 尿频
2. 排尿困难
3. 血尿
4. 尿潴留
5. 其他症状　膀胱出口梗阻可导致膀胱结石、膀胱炎，排尿不畅，长期靠增加腹压排尿可引发痔疮、便血、脱肛等，还可形成腹外疝。

考点 2 ★★★　前列腺增生症的分度

临床按前列腺增生情况分为三度：Ⅰ度：前列腺大小为正常的 1.5 ~ 2 倍，约鸡蛋大，质地中等，中央沟变浅，重量为 20 ~ 25g。Ⅱ度：前列腺大小为正常的 2 ~ 3 倍，约鸭蛋大，质地中等，中央沟极浅，重量为 25 ~ 50g。Ⅲ度：前列腺大小为正常的 3 ~ 4 倍，约鹅蛋大，质地硬韧，中央沟消失，重量为 50 ~ 70g。

（四十五）下肢动脉硬化性闭塞症

考点★★　下肢动脉硬化性闭塞症的诊断标准

1. 45 岁以上发病，男性多见，常伴有高血压病、冠心病、糖尿病或脑血管硬化疾病等。

2. 可有眼底动脉硬化以及血胆固醇、甘油三酯、β－脂蛋白增高。

3. X 线可有高血压心脏病改变及动脉钙化斑点。

4. 心电图检查有冠状动脉供血不足、心律失常、陈旧性心梗等。

5. 超声多普勒肢体血流检查提示动脉内管腔狭窄或闭塞，动脉腔内有硬化斑块形成。

6. 磁共振血管造影（MRA）或数字减影（DSA）检查可直观地显示动脉闭塞改变。

7. 肢体远端缺血改变，如皮肤颜色苍白、潮红，皮温降低，足背及胫后动脉搏动减弱或消失等。

（四十六）湿疹（2016 年新增考点）

考点★★　湿疹的诊断

主要根据病史、皮损特点及病程诊断：

1. **急性湿疹**　本病起病较快，皮损呈多形性，对称分布，以头、面、四肢远端、阴囊等处多见，可泛发全身，自觉灼热、剧烈瘙痒，可发展成亚急性或慢性湿疹。

2. **亚急性湿疹** 常由急性湿疹病程迁延所致，皮损渗出较少，以丘疹、丘疱疹、结痂、鳞屑为主，有轻度糜烂，颜色较暗红，自觉瘙痒剧烈。

3. **慢性湿疹** 常由急性湿疹或亚急性湿疹长期不愈转化而来，皮损多局限于某一部位，境界清楚，有明显的肥厚浸润，表面粗糙，或呈苔藓样变，颜色褐红或褐色，常伴有丘疱疹、痂皮、抓痕，常反复发作，时轻时重，有阵发性瘙痒。

（四十七）功能失调性子宫出血

考点★ **功血的治疗原则**

排卵型功血促进黄体功能的恢复，青春期及生育期无排卵型功血以止血、调整周期、促排卵为主；绝经过渡期患者以止血、调整周期、减少经量、防止子宫内膜病变为原则。

（四十八）闭经（2016 年新增考点）

考点★ **闭经的分类**

闭经为妇科常见的症状，分为无月经或月经停止，根据既往有无月经来潮，分为原发性和继发性两类，按生殖轴病变和功能失调的部位分类，分为下丘脑性、垂体性、卵巢性、子宫性，以及下生殖道发育异常导致的闭经。

（四十九）盆腔炎

考点★　慢性盆腔炎的高危因素

年龄（高发年龄 15 ~ 25 岁）、性活动、下生殖道感染、宫腔内手术操作后感染、性卫生不良、邻近器官炎症直接蔓延、盆腔炎性疾病再次急性发作。

（五十）先兆流产

考点★★　先兆流产诊断

有无停经史，有无阴道流血及腹痛。

（五十一）异位妊娠（2016 年新增考点）

考点 1★★　异位妊娠的病因

1. 输卵管炎症（异位妊娠的主要病因）。
2. 输卵管妊娠史或手术史。
3. 输卵管发育不良或功能异常。
4. 与辅助生殖技术的应用有关。
5. 宫内节育器避孕失败。
6. 输卵管周围肿瘤压迫影响受精卵运行。

考点 2★　异位妊娠的临床表现

1. 症状
（1）停经。
（2）腹痛。

（3）阴道出血。

（4）晕厥休克。

（5）腹部包块。

2. 体征

（1）一般情况　腹腔内出血多时呈贫血貌，失血性休克时，患者面色苍白，四肢湿冷，脉搏快而细弱，血压下降。体温一般正常或略低，腹腔内血液吸收时体温可略升高。

（2）腹部检查　下腹有明显压痛、反跳痛，尤以患侧为著，但腹肌紧张较轻，内出血多时可出现移动性浊音，少数患者下腹部可触及包块。

（3）盆腔检查　阴道内可有少量暗红色血液，后穹隆可饱满、触痛，宫颈可有举痛或摆痛，子宫相当于停经月份或略大而软，宫旁可触及有轻压痛的包块，内出血多时，子宫有漂浮感。

（五十二）产褥感染（2016 年新增考点）

考点★★　产褥感染所致血栓性静脉炎的临床表现

厌氧菌是常见的致病菌，病变常为单侧性，患者多于产后 1 ~ 2 周出现下肢持续性疼痛，局部静脉压痛或触及硬索状，若静脉回流受阻，可引起下肢水肿，出现"股白肿"，彩色超声多普勒检查可协助诊断。

（五十三）子宫肌瘤（2016年新增考点）

考点1★★ 子宫肌瘤分类

1. 按生长部位分为宫体肌瘤和宫颈肌瘤。

2. 按与子宫肌壁的关系分为肌壁间肌瘤、浆膜下肌瘤和黏膜下肌瘤。

考点2★★ 子宫肌瘤的临床表现

1. 常见症状

（1）月经异常　最常见症状，表现为月经量多，经期延长，或不规则阴道出血。

（2）下腹包块

（3）压迫症状　压迫膀胱出现尿频尿急，压迫肠道引起下腹坠胀、便秘，压迫宫颈部可出现排尿困难、尿潴留。

（4）其他　黏膜下肌瘤可引起阴道排液增多或有血性分泌物，浆膜下肌瘤蒂扭转可出现急性腹痛，肌瘤红色样变可有剧烈腹痛伴发热，长期出血可引起继发性贫血等。

2. 体征

肌瘤大于孕3月子宫大小时，可在下腹部扪及实质性不规则肿块，妇科检查可发现子宫增大，表面不规则单个或多个结节或包块状突起，或触及单个球形肿块与子宫相连，质地硬。

（五十四）小儿肺炎

考点★★　小儿重症肺炎心衰的诊断

1. 心率突然加快，超过 180 次 / 分。

2. 呼吸突然加快，超过 60 次 / 分。

3. 突然发生极度烦躁不安，明显发绀，皮肤苍白发灰，指（趾）甲微血管再充盈时间延长。

4. 心音低钝，有奔马律，颈静脉怒张。

5. 肝脏迅速增大。

6. 颜面、眼睑或下肢水肿，尿少或无尿。

具有前 5 项者即可诊断为心力衰竭。

（五十五）小儿腹泻

考点★★　小儿腹泻的治疗原则

1. 饮食疗法

2. 液体疗法

（1）口服补液

（2）静脉补液　①定量。②定性。③定速。④纠正酸中毒。⑤钾的补充。⑥其他电解质的补充。

（3）药物治疗　①控制感染。②微生态疗法。③肠黏膜保护剂。

（4）补锌治疗

（5）迁延性和慢性腹泻病的治疗　①液体疗法。②营养治疗。③药物疗法。

（五十六）急性肾小球肾炎

考点★★★　急性肾小球肾炎的症状体征

起病时可有低热、疲倦乏力、食欲不振、恶心呕吐、咳嗽等，肾炎症状主要表现为水肿、血尿和高血压。

（五十七）过敏性紫癜（2016 年新增考点）

考点★★　过敏性紫癜和特发性血小板减少性紫癜的鉴别

1. **过敏性紫癜**　皮肤紫癜多见于下肢、臀部，部分累及上肢、躯干，面部少见，典型皮疹初为小型荨麻疹或紫红色斑丘疹，高出皮肤，分批出现，新旧并存，呈对称性分布，一般 4～6 周消退，不留痕迹。

2. **特发性血小板减少性紫癜**　皮肤、黏膜可见出血点及瘀斑，不高出皮肤，分布在全身各处，血小板计数减少，出血时间延长，骨髓中成熟巨核细胞减少。

（五十八）水痘

考点★★　水痘的皮疹特点

1. 初为红斑疹，数小时后变为深红色丘疹，再经数小时发展为疱疹，位置表浅，形似露珠水滴，椭圆形，3～5mm 大小，壁薄易破，周围有红晕，疱液初透明，数小时后变为混浊，若继发化脓性感染则成脓疱，常因瘙痒使患者烦躁不安。

2.皮疹呈向心分布，先出现于头面、躯干，继为四肢，四肢远端、手掌及足底均较少，部分患者鼻、咽、口腔、结膜和外阴等处黏膜可发疹，黏膜疹易破，形成溃疡而疼痛。

3.水痘皮疹先后分批陆续出现，每批历时1～6天，皮疹数目为数个至数百个不等，同一时期常可见斑、丘、疱疹和结痂同时存在。

4.疱疹持续2～3天后从中心开始干枯结痂，再经1周痂皮脱落，一般不留瘢痕，若继发感染则脱痂时间延长，甚至可能留有瘢痕。

（五十九）流行性腮腺炎

考点1★　腮腺炎的实验室特点

1.**淀粉酶测定**　90%患儿发病早期有血淀粉酶和尿淀粉酶增高，有助于该病的诊断，无腮腺肿大的脑膜炎患儿，血淀粉酶和尿淀粉酶也可升高，故测定淀粉酶可与其他原因引起的腮腺肿大或其他病毒性脑膜炎相鉴别，血脂肪酶增高，有助于腮腺炎的诊断。

2.**血清学检查**

（1）**抗体检查**　ELISA法检测血清中腮腺炎病毒的 IgM 抗体可作为近期感染的诊断依据。

（2）病原检查　近年来有应用特异性抗体或单克隆抗体来检测腮腺炎病毒抗原，可作早期诊断依据，应用PCR技术检测腮腺炎病毒RNA，可大大提高可疑患者的诊断率。

3. 病毒分离　应用患儿的唾液、血、尿或脑脊液，可分离出腮腺炎病毒。

考点 2 ★　流行性腮腺炎与化脓性腮腺炎的辨别诊断要点

化脓性腮腺炎多为一侧腮腺肿大，局部疼痛剧烈、拒按，红肿灼热明显，挤压腮腺时有脓液自腮腺管口流出，无传染性，白细胞总数和中性粒细胞百分数明显增高。

（六十）桡骨下端骨折

考点★　桡骨下端骨折伸直型临床表现

1. 腕部侧面观骨折远端向背侧移位时，可见"餐叉样"畸形。

2. 腕部正面观骨折远端向桡侧移位时，呈"枪上刺刀状"畸形。

3. 缩短移位时可触及上移的桡骨茎突。

（六十一）肩关节脱位（2016 年新增考点）

考点★　肩关节脱位的脱位类型

1. 根据肩关节脱位的时间长短和脱位次数多

少可分为新鲜性、陈旧性和习惯性脱位三种。

2.根据脱位后肱骨头所在的部位可分为前脱位、后脱位两种。前脱位又可分为喙突下、盂下、锁骨下脱位及胸腔内脱位，其中以喙突下脱位最多见；后脱位临床罕见。

（六十二）颈椎病

考点★★　椎动脉型颈椎病的诊断依据。

1.症状

（1）常有头痛、头晕，颈后伸或侧弯时眩晕加重，甚至猝倒，猝倒后颈部位置改变而立即清醒。

（2）较少见的症状有声音嘶哑、吞咽困难、视物不清、听力下降、Horner征，还可有心脏症状，如心动过速或过缓，多汗或少汗，若伴有神经根压迫则症状更复杂。

2.体征

（1）颈椎棘突部有压痛。

（2）颈椎间孔挤压头试验阳性，仰头或转头试验阳性（头部后仰或者旋转时，眩晕、恶心的症状发作或加重）。

（六十三）腰椎间盘突出症

考点1★　腰椎间盘突出的非手术疗法

1.基础治疗。

2. 手法治疗。

3. 牵引治疗。

4. 针灸治疗。

5. 封闭疗法。

6. 药物治疗。

7. 功能锻炼。

考点 2 ★★　腰椎间盘突出症的临床表现

1. 腰痛和下肢坐骨神经放射痛，少数病例的起始症状是腿痛，而腰痛不甚明显。

2. 腰腿疼痛可在咳嗽、打喷嚏、用力排便等腹腔内压升高时加剧，步行、弯腰、伸膝起坐等牵拉神经根的动作也使疼痛加剧，腰前屈活动受限，屈髋屈膝、卧床休息可使疼痛减轻。

3. 重者卧床不起，翻身极感困难。

4. 病程较长者，其下肢放射痛部位感觉麻木、冷感、无力。

5. 中央型突出压迫马尾神经，其症状为会阴部麻木、刺痛，二便功能障碍，阳痿或双下肢不全瘫痪。

考试模块四　临床判读

【试题内容】

临床判读：主要是考察西医诊断学中心电图、影像学、实验室检查等内容。

本类考题每份试卷 1 道，分值为 5 分。

【典型样题】

血沉加快的临床意义。

【参考答案】（5 分）

血沉加快多见于：①各种炎症，如细菌性急性炎症、风湿热和结核病活动期。②损伤及坏死，如急性心肌梗死、严重创伤、骨折等。③恶性肿瘤。④各种原因导致的高球蛋白血症，如多发性骨髓瘤、感染性心内膜炎、系统性红斑狼疮、肾炎、肝硬化等。⑤贫血。

一、心电图

考点 1 ★★★　房性期前收缩的心电图特征

1. 提早出现的房性 P′波，形态与窦性 P 波不同。

2. P'–R 间期 ≥ 0.12s。

3. 房性 P' 波后有正常形态的 QRS 波群。

4. 房性期前收缩后的代偿间歇不完全（房早前后的两个窦性 P 波的时距短于窦性 P–P 间距的两倍）。

考点 2 ★★　室性期前收缩的心电图特征

1. 提早出现的 QRS–T 波群，其前无提早出现的异位 P' 波。

2. QRS 波群形态宽大畸形，时间 ≥ 0.12s。

3. T 波方向与 QRS 波群主波方向相反。

4. 有完全性代偿间歇（即室性期前收缩前后的两个窦性 P 波的时距等于窦性 P–P 间距的两倍）。

考点 3 ★　交界性期前收缩的心电图特征

1. 提早出现的 QRS 波群形态基本正常。

2. 逆行的 P' 波可出现在提早出现的 QRS 波群之前、之后、之中（见不到逆行的 P' 波），若逆行 P' 波在 QRS 波群之前，P'–R 间期 < 0.12s，若逆行 P' 波在 QRS 波群之后，R–P' 间期 < 0.20s。

3. 常有完全性代偿间歇。

考点 4 ★★★　房颤的心电图特征

1. P 波消失，被一系列大小不等、间距不均、形态各异的心房颤动波（f波）所取代，其频率为 350 ~ 600 次 / 分。

2. R-R 间距绝对不匀齐，即心室率完全不规则。

3. QRS 波群形态一般与正常窦性者相同。

考点 5 ★★★　房室传导阻滞的心电图特征

1. 一度房室传导阻滞

（1）窦性 P 波之后均伴随有 QRS 波群。

（2）P-R 间期延长，常 ≥ 0.21s（老年人 > 0.22s）。

2. 二度房室传导阻滞　包括二度 I 型和二度 II 型。

（1）**二度 I 型表现**　①P 波规律出现。②P-R 间期呈进行性延长（而 R-R 间距则进行性缩短），直至出现一次心室漏搏，其后 P-R 间期又恢复为最短，再逐渐延长，直至又出现心室漏搏，这种周而复始的现象，称为房室传导的文氏现象。房室传导比例可为 3:2、4:3、5:4 等。

（2）**二度 II 型表现**　①P-R 间期恒定（正常或延长），部分 P 波后无 QRS 波群。②QRS 波群成比例地脱漏，形态一般正常或增宽畸形，房室传导比例常为 2:1、3:2、4:3 等。凡连续出现 2 次或 2 次以上的 QRS 波群脱漏者，为高度房室

第三站　临床答辩

传导阻滞，房室传导比例常呈 3∶1、4∶1 等。

3. 三度房室传导阻滞

（1）P 波与 QRS 波群无固定关系，P-P 间距、R-R 间距各有其固定的节律。

（2）心房率＞心室率（P 波频率高于 QRS 波群频率）。

（3）QRS 波群形态正常或宽大畸形。

考点6 ★★★　心肌梗死的心电图特征

1. 缺血型 T 波改变　表现为两支对称的、尖而深的、倒置 T 波，即"冠状 T 波"。

2. 损伤型 S-T 段改变　主要表现为面向损伤心肌的导联 S-T 段呈弓背向上抬高，甚至形成单向曲线（心肌梗死急性期的特征）。

3. 坏死型 Q 波改变　主要表现为面对梗死心肌的导联上 Q 波异常加深增宽，即宽度 ≥ 0.04s，深度≥同导联 R 波的 1/4，R 波振幅降低，甚至 R 波消失而呈 QS 型。

考点7 ★★★　心绞痛心电图特征

1. 典型心绞痛　发作时可出现暂时性急性心肌缺血的表现：面对缺血区的导联上出现 S-T 段水平型或下垂型压低 ≥ 0.1mV，T 波倒置、低平或双向。

2. 变异型心绞痛　心电图特点为：S-T 段抬高，

常伴 T 波高耸，对应导联则表现为 S-T 段压低。

考点 8 ★　　心肌缺血的心电图特征

1. **S-T 段压低**　除 aVR 导联外，其他导联的 S-T 段压低。

2. **T 波改变**　主要表现为低平、双向或倒置，心内膜部分心肌缺血可出现高大 T 波，心外膜部分心肌缺血时出现对称性倒置 T 波，即"冠状 T 波"。

考点 9 ★★★　　室性心动过速的心电图特征

1. 为室性期前收缩的连续状态（连续 3 次或 3 次以上），频率多为 150 ～ 200 次 / 分，R-R 大致相等，室律可略有不齐。

2. QRS 波群宽大畸形，时间 ≥ 0.12s，T 波方向与 QRS 波群主波方向相反。

3. 如能发现窦性 P 波，可见窦性 P 波的频率比 QRS 波群的频率明显缓慢，P 波与 QRS 波群之间无固定关系。

4. 可有心室夺获或室性融合波。

考点 10 ★★　　阵发性室上性心动过速

1. 突然发生，突然终止，频率多为 150 ～ 250 次 / 分，节律快而规则。

2. QRS 波群形态基本正常，时间 $< 0.10s$。

3. ST–T 可无变化，但发作时 S–T 段可有下移和 T 波倒置表现。

4. 如能确定房性 P′ 波存在，且 P′–R 间期 $\geqslant 0.12s$，为房性心动过速，如为逆行 P′ 波，P′–R 间期 $< 0.12s$ 或 R–P′ 间期 $< 0.20s$，则为交界性心动过速，如不能明确区分，则统称为室上性心动过速。

二、X线片

考点1★★★　双侧胸腔积液的X线表现

1. 游离性胸腔积液　游离性胸腔积液最先积存在后肋膈角。

（1）少量积液时，于站位胸片正位时，仅见肋膈角变钝。

（2）中等量积液时，胸片可见渗液曲线，液体上缘呈外高内低、边缘模糊的弧线样影，此为胸腔积液的典型X线表现。

（3）大量积液时，患侧肺野呈均匀致密阴影，纵隔向健侧移位，肋间隙增宽，膈肌下移。

2. 局限性胸腔积液　胸腔积液存于胸腔某个局部称为局限性胸腔积液，如包裹性胸腔积液、叶间积液等。

（1）包裹性胸腔积液　胸膜炎时，脏、壁层胸膜粘连使积液局限于胸膜腔的某部位，称为包裹性胸腔积液，好发于侧后胸壁。

（2）叶间积液　胸腔积液局限在水平裂或斜裂的叶间裂时，称叶间积液，侧位胸片上可见液体位于叶间裂位置，呈梭形，密度均匀，边缘清晰。

考点2 ★★★　气胸的主要X线表现

肺组织被气体压缩，于壁层胸膜与脏层胸膜之间形成无肺纹理的气胸区，少量气胸时，气胸区呈线状或带状无肺纹理区，大量气胸时，气胸区可占据肺野中外带，张力性气胸，可将肺完全压缩在肺门区，呈均匀的软组织影，可使纵隔向健侧移位，膈肌向下移位。

考点3 ★　肺气肿X线诊断

1. 两肺野透亮度增加。
2. 肺纹理分布稀疏、纤细。
3. 横膈位置低平（膈穹隆平坦，位置下降），活动度减弱。
4. 胸廓呈桶状，前后径增宽，肋骨横行，肋间隙增宽。
5. 心影狭长，呈垂位心。
6. 侧位胸片见胸骨后间隙增宽。

考点4 ★★　桡骨骨折X线诊断

1.**伸直型骨折的典型征象**　可见骨折远端向背、桡侧移位,骨折处向掌侧成角,骨折端重叠,骨折处背侧骨质嵌入或粉碎骨折,掌倾角和尺偏角减小或呈负角,常见合并有尺骨茎突骨折及不同程度的分离,严重者向桡侧移位。

2.**屈曲型骨折的典型征象**　骨折线斜行,自背侧关节面的边缘斜向近侧和掌侧,骨折远端连同腕骨向掌侧、近侧移位,亦有少数骨折线呈横形,自背侧通达掌侧,未波及关节面,掌侧骨皮质常见碎裂,较少发生断端嵌插,尺骨茎突骨折亦少见。

三、实验室检查

考点1 ★★★　中年男性血红蛋白、红细胞数值小于正常的意义

男性血红蛋白参考值:120 ~ 160g/L。红细胞和血红蛋白减少属于贫血。

贫血分为四级,轻度:男性低于120g/L,女性低于110g/L,但高于90g/L。中度:60 ~ 90g/L。重度:30 ~ 60g/L。极重度:低于30g/L。

贫血可分为三类:①红细胞生成减少,见于造血原料不足(如缺铁性贫血、巨幼细胞贫血)、造血功能障碍（如再生障碍性贫血、白血病等）、慢性系统性疾病（慢性感染、恶性肿瘤、慢性肾病等）。②红细胞破坏过多，见于各种溶血性贫血。③失血，如各种失血性贫血。

考点 2 ★ 血红蛋白降低的临床意义

血红蛋白：男 120 ~ 160g/L，女 110 ~ 150g/L，新生儿 100 ~ 190g/L。血红蛋白降低属于贫血。

考点 3 ★ 血红蛋白和红细胞增多的临床意义

血红蛋白与红细胞增多的临床意义基本相同。

相对性红细胞增多：见于大量出汗、连续呕吐、反复腹泻、大面积烧伤等。

绝对性红细胞增多：①继发性：生理性增多见于新生儿、高山居民、登山运动员和重体力劳动者。病理性增多见于阻塞性肺气肿、肺源性心脏病、发绀型先天性心脏病。②原发性：见于真性红细胞增多症。

考点 4 ★★★ 淋巴细胞增高的临床意义

淋巴细胞增多见于：①感染性疾病：主要为病毒感染，如麻疹、风疹、水痘、流行性腮腺炎、传染性单核细胞增多症等，也可见于某些杆菌感染，如结核病、百日咳、布氏杆菌病。②某些血液病。③急性传染病的恢复期。

考点 5 ★★★　　血沉加快的临床意义

血沉参考值：成年男性 0 ~ 15mm/h，成年女性 0 ~ 20mm/h。

血沉加快多见于：①各种炎症，如细菌性急性炎症、风湿热和结核病活动期。②损伤及坏死，如急性心肌梗死、严重创伤、骨折等。③恶性肿瘤。④各种原因导致的高球蛋白血症，如多发性骨髓瘤、感染性心内膜炎、系统性红斑狼疮、肾炎、肝硬化等。⑤贫血。

考点 6 ★　　尿比重降低的临床意义

尿比密减低见于尿崩症、慢性肾小球肾炎、急性肾衰竭和肾小管间质疾病等，肾实质严重损害出现等张尿，比重固定，常在 1.010 左右。

考点 7 ★★★　　成年女性尿酮体阳性的临床意义

尿酮体包括乙酰乙酸、β 羟丁酸和丙酮。糖尿病酮症酸中毒时尿酮体呈强阳性反应，妊娠呕吐、重症不能进食等也可呈阳性。

考点 8 ★　　血尿的临床意义

离心后的尿沉渣，若红细胞＞ 3/HP，尿外观无血色者，称为镜下血尿。尿内含血量较多，外观呈

红色，称肉眼血尿。多形性红细胞大于计数的 80%
称为肾小球源性血尿，见于各类肾小球疾病，如急
慢性肾小球肾炎、紫癜性肾炎、狼疮性肾炎等，多
形性红细胞 < 50%，为非肾小球性血尿，见于泌尿
系统肿瘤、肾结石、肾盂肾炎、急性膀胱炎等。

考点 9 ★ 红细胞管型的临床意义

红细胞管型主要见于肾小球疾病，如急进性
肾小球肾炎、急性肾小球肾炎、慢性肾小球肾炎、
狼疮性肾炎等。

考点 10 ★★★ 腹痛黏液脓血便，便中大量白细胞、红细胞提示的临床意义

黏液脓样或黏液脓血便常见于痢疾、溃疡性
结肠炎、直肠癌等，在阿米巴痢疾时，以血为主，
呈暗红色果酱样，细菌性痢疾则以黏液及脓为主。

大量白细胞出现，见于急性细菌性痢疾、溃
疡性结肠炎、过敏性结肠炎、肠道寄生虫时，可
见较多的嗜酸性粒细胞。

肠道下段炎症或出血时可见红细胞，如痢疾、
溃疡性结肠炎、结肠癌、痔疮出血、直肠息肉等。

考点 11 ★★★ 大便潜血的临床意义

大便潜血试验阳性常见于消化性溃疡的活动

期、胃癌、钩虫病，以及消化道炎症、出血性疾病等。消化性溃疡潜血试验呈间断阳性，消化道癌症呈持续性阳性，故本试验对消化道出血的诊断及消化道肿瘤的普查、初筛和监测均有重要意义。服用铁剂，食用动物血或肝类、瘦肉以及大量绿叶蔬菜时，可出现假阳性，口腔出血或消化道出血被咽下后，可呈阳性反应。

考点 12 ★ "小三阳"的临床意义

HBsAg、抗–HBe 及抗–HBc 阳性俗称"小三阳"，提示 HBV 复制减少，传染性已降低。

考点 13 ★ "大三阳"的临床意义

HBsAg、HBeAg 及抗–HBc 阳性俗称"大三阳"，提示 HBV 正在大量复制，有较强的传染性。

考点 14 ★ 乙肝病毒表面抗体的意义

1. **HBsAg 及抗–HBs 测定** HBsAg 具有抗原性，不具有传染性，HBsAg 是感染 HBV 的标志，见于 HBV 携带者或乙肝患者，抗–HBs 一般在发病后 3～6 个月才出现，是一种保护性抗体，抗–HBs 阳性，见于注射过乙型肝炎疫苗或曾感染 HBV 目前 HBV 已被清除者，提示对 HBV 已有了免疫力。

2. **抗–HBc 测定** 抗–HBc 不是中和抗体，

而是反映肝细胞受到 HBV 侵害的可靠指标，主要有 IgM 和 IgG 两型。抗 –HBc IgM 是机体感染 HBV 后出现最早的特异性抗体，滴度较高，抗 –HBc IgM 阳性，是诊断急性乙肝和判断病毒复制的重要指标，并提示有强传染性。抗 –HBc IgG 阳性高滴度，表明患有乙型肝炎且 HBV 正在复制，抗 –HBc IgG 阳性低滴度，则是 HBV 既往感染的指标，可在体内长期存在，有流行病学意义。

3. HBeAg 及抗 –HBe 测定　　HBeAg 阳性表示有 HBV 复制，传染性强，抗 –HBe 多见于 HBeAg 转阴的病人，它意味着 HBV 大部分已被清除或抑制，是传染性降低的一种表现。抗 –HBe 并非保护性抗体，它不能抑制 HBV 的增殖。HBsAg、HBeAg 及抗 –HBc 阳性俗称"大三阳"，提示 HBV 正在大量复制，有较强的传染性。HBsAg、抗 –HBe 及抗 –HBc 阳性俗称"小三阳"，提示 HBV 复制减少，传染性已降低。

考点 15 ★　　γ–GT 增高的临床意义

　　γ–GT 增高见于：①肝癌。②胆道阻塞。③肝脏疾病：急性肝炎 γ–GT 呈中等度升高，慢性肝炎、肝硬化的非活动期，γ–GT 正常，若 γ–GT 持续升高，提示病变活动或病情恶化，急慢性酒精性肝炎、药物性肝炎，γ–GT 可明显升高。

考点 16 ★★ 胆红素升高的临床意义

血清总胆红素（STB）；结合胆红素（CB）；非结合胆红素（UCB）。

胆红素升高的意义：①溶血性黄疸：STB、UCB 增高，主要以 UCB 增高为主，CB/STB < 20%。见于新生儿黄疸、溶血性贫血，如蚕豆病、珠蛋白生成障碍性贫血等。②肝细胞性黄疸：STB、UCB、CB 均增高，CB/STB 为 20% ~ 50%。见于病毒性肝炎、中毒性肝炎、肝癌、肝硬化等。③阻塞性黄疸：STB、CB 增高，主要以 CB 增高为主，CB/STB > 50%。见于胆石症、胰头癌、肝癌等。

考点 17 ★★ 丙氨酸氨基转移酶升高的临床意义

病毒性肝炎时，ALT 与 AST 均显著升高，以 ALT 升高更加明显，是诊断病毒性肝炎的重要检测项目。急性重症肝炎 AST 明显升高，但在病情恶化时，黄疸进行性加深，酶活性反而降低，即出现"胆酶分离"现象，提示肝细胞严重坏死，预后不良。

考点 18 ★ 谷草转氨酶升高的临床意义

1. 肝脏疾病 ①病毒性肝炎时，ALT 与 AST 均显著升高，以 ALT 升高更加明显，是诊断病毒性肝炎的重要检测项目。急性重症肝炎 AST 明显升高，但在病情恶化时，黄疸进行性加深，酶活性反而降低，即出现"胆酶分离"现象，提示肝细胞严重坏死，预后不良。②慢性病毒性肝炎转氨酶轻度上升或正常。③肝硬化转氨酶活性正常或降低。④肝内、外胆汁淤积。⑤酒精性肝病、药物性肝炎、脂肪肝、肝癌等，转氨酶轻度升高或正常，酒精性肝病 AST 显著增高，ALT 轻度增高。

2. 心肌梗死　急性心肌梗死后 6 ~ 8 小时 AST 增高，4 ~ 5 天后恢复正常。

3. 其他疾病　骨骼肌疾病、肺梗死、肾梗死等转氨酶轻度升高。

考点 19 ★　成人抗 –HBs 阳性的临床意义

抗 –HBs 一般在发病后 3 ~ 6 个月才出现，是一种保护性抗体，抗 –HBs 阳性，见于注射过乙型肝炎疫苗或曾感染过 HBV，目前 HBV 已被清除者，对 HBV 已有了免疫力。

考点 20 ★★★　尿酸增高的临床意义

血清尿酸增高可见于：①排泄障碍，如急慢性肾炎、肾结石、尿道梗阻等。②生成增加，见于痛风、慢性白血病、多发性骨髓瘤等。③进食高嘌呤饮食过多。④药物影响，如吡嗪酰胺等。

考点 21 ★　空腹血糖降低的临床意义

病理性血糖降低见于：①胰岛 B 细胞增生或肿瘤、胰岛素注射过量等。②缺乏抗胰岛素的激素，如生长激素、甲状腺激素、肾上腺皮质激素等。③肝糖原贮存缺乏，如急性重症肝炎、急性肝炎、肝硬化、肝癌等。④其他，如药物影响（如磺胺药、水杨酸等）、急性乙醇中毒、特发性低血糖等。

考点 22 ★★　空腹血糖升高的临床意义

病理性高血糖见于：①各型糖尿病。②其他内分泌疾病，如甲状腺功能亢进症、嗜铬细胞瘤、肾上腺皮质功能亢进等。③应激性高血糖，如颅内高压、颅脑外伤、中枢神经系统感染、心肌梗死等。④药物影响，如噻嗪类利尿剂、口服避孕药、泼尼松等。⑤肝脏和胰腺疾病，如严重肝病、重症胰腺炎、胰腺癌等。⑥其他，如高热、呕吐、腹泻等。

考点 23 ★★　糖化血红蛋白的参考值和临床意义

1. **参考值**　HBA_1c 4% ~ 6%，HBA_1 5% ~ 8%。

2. **临床意义**　可反映采血前 2 ~ 3 个月血糖的平均水平。

（1）**评价糖尿病控制程度**　HBA_1c 增高提示

近 2 ~ 3 个月糖尿病控制不良，HBA₁c 越高，血糖水平越高，病情越重，可作为糖尿病长期控制的检测指标。

（2）筛检糖尿病　美国糖尿病协会将 HBA$_1$c ≥ 6.5% 作为糖尿病诊断标准之一。

（3）鉴别高血糖　糖尿病高血糖的 HBA$_1$c 增高，而应激性糖尿病的 HBA$_1$c 正常。

（4）预测血管并发症　HBA$_1$c > 10%，提示血管并发症重。

考点 24 ★★　OGTT 实验的临床意义

1. 参考值　空腹血糖（FBG）≤ 6.1mmol/L，口服葡萄糖 30 ~ 60 分钟达高峰，峰值 ≤ 11.1mmol/L，2 小时血糖 <7.8mmol/L，3 小时回复到正常水平。全部尿糖定性试验均为阴性。

2. 临床意义　OGTT 2 小时血糖为 7.8 ~ 11.1 mmol/L，属于糖耐量受损（IGT），多见于甲状腺功能亢进症、皮质醇增多症、肢端肥大症、肥胖症等。

考点 25 ★★★　总胆固醇（TC）升高的临床意义

合适水平 TC < 5.20mmol/L，边缘水平 TC 为 5.23 ~ 5.69mmol/L，TC 升高 > 5.72mmol/L。

TC 增高是冠心病的危险因素之一。高 TC 者动脉硬化、冠心病的发生率较高，TC 升高还见于

第三站 临床答辩

甲状腺功能减退症、糖尿病、肾病综合征、胆总管阻塞、长期高脂饮食等。

考点 26 ★★ 甘油三酯降低的临床意义

甘油三酯参考值为 0.56 ~ 1.70mmol/L。

甘油三酯降低见于甲状腺功能亢进症、肾上腺皮质功能减退或肝功能严重低下等。

考点 27 ★★ 低密度脂蛋白升高的临床意义

低密度脂蛋白胆固醇（LDL-C）：≤ 3.12mmol/L 为合适范围，3.15mmol/L ~ 3.61mmol/L 为边缘性升高，> 3.64mmol/L 为升高。

低密度脂蛋白胆固醇与冠心病发病呈正相关，低密度脂蛋白胆固醇升高是动脉粥样硬化的潜在危险因素。

考点 28 ★ 血清钠降低的临床意义

血清钠参考值：135 ~ 145mmol/L。

血清钠降低临床上多见于：①胃肠道失钠，如幽门梗阻，呕吐，腹泻，胃肠道、胆道、胰腺手术后造瘘、引流等。②尿钠排出增多，见于严重肾盂肾炎、肾小管严重损害、肾上腺皮质功能不全、糖尿病及应用利尿剂治疗等。③皮肤失钠，如大量出汗、大面积烧伤及创伤等。④抗利尿激素过多，如肾病综合征、肝硬化腹水及右心衰竭等。

考点 29 ★   血清钾升高的临床意义

血清钾参考值：3.5 ~ 5.5mmol/L。

血清钾升高见于：①肾脏排钾减少，如急慢性肾功能不全及肾上腺皮质功能减退等。②摄入或注射大量钾盐，超过肾脏排钾能力。③严重溶血或组织损伤。④组织缺氧或代谢性酸中毒时大量细胞内的钾转移至细胞外。

考点 30 ★★   血清钾降低的临床意义

血清钾降低见于：①钾盐摄入不足，如长期低钾饮食、禁食或厌食等。②钾丢失过多，如严重呕吐、腹泻或胃肠减压，应用排钾利尿剂及肾上腺皮质激素。

考点 31 ★★   血清氯化物降低的临床意义

低钠血症常伴低氯血症，但当大量损失胃液时，以失氯为主而失钠很少，若大量丢失肠液时，则失钠甚多而失氯较少。低氯血症还见于大量出汗、长期应用利尿剂等引起氯离子丢失过多。

考点 32 ★★   血清肌酸激酶（CK）升高的临床意义

1. 心脏疾患   ①急性心肌梗死：发病后数小时即开始增高，是 AMI 早期诊断的敏感指标之一。②心肌炎。

2.骨骼肌病变与损伤 如多发性肌炎、进行性肌营养不良、重症肌无力等。

3.其他 心脏或非心脏手术及心导管术、电复律等时，均可引起 CK 活性升高。

考点 33 ★　乳酸脱氢酶（LDH）升高的临床意义

1.肝胆疾病 肝癌尤其是转移性肝癌时 LDH 显著升高，急性肝炎、慢性肝炎等多数肝胆疾病也常有 LDH 的升高。

2.急性心肌梗死

3.其他疾病 恶性肿瘤、白血病、骨骼肌损伤、肌营养不良、胰腺炎、肺梗死等均有 LDH 的升高。

考点 34 ★★★　血清淀粉酶（AMS）升高的临床意义

参考值：800 ~ 1800U/L。

AMS 升高见于：①胰腺炎：急性胰腺炎血、尿淀粉酶明显升高，慢性胰腺炎急性发作、胰腺囊肿等 AMS 也升高。②胰腺癌。③急腹症，如消化性溃疡穿孔、机械性肠梗阻、胆管梗阻、急性胆囊炎等。

考点 35 ★　胰腺炎的实验室检查

急性胰腺炎血、尿淀粉酶明显升高，应检查

淀粉酶。

考点 36 ★★★　抗链球菌溶血素"O"（ASO）测定的临床意义

参考值：定性：阴性；定量：ASO < 500U。

ASO 升高常见于 A 群溶血性链球菌感染及感染后免疫反应所致的疾病，如感染性心内膜炎及扁桃体炎、风湿热、链球菌感染后急性肾小球肾炎等。

考点 37 ★★★　类风湿因子（RF）的临床意义

类风湿因子参考值：定性：阴性；定量：血清稀释度 < 1 : 10。

类风湿因子为阳性可见于：

（1）未经治疗的类风湿关节炎病人，RF 阳性率为 80%，且滴度常超过 1 : 160。

（2）系统性红斑狼疮、硬皮病、皮肌炎等风湿性疾病，以及感染性疾病，如传染性单核细胞增多症、感染性心内膜炎、结核病等，RF 也可阳性，但其滴度均较低。有 1% ~ 4% 的正常人可呈弱阳性反应，尤以 75 岁以上的老年人多见。

考点 38 ★★★　甲胎蛋白（AFP）的临床意义

1. 原发性肝癌　AFP 是目前诊断原发性肝细胞癌最特异的标志物，50% 患者 AFP > 300 μg/L，但也有部分病人 AFP 不增高或增高不明显。

2. 病毒性肝炎、肝硬化　AFP 可升高（常 < 200μg/L）。

3. 妊娠　妊娠 3～4 个月后，AFP 上升，7～8 个月达高峰（< 400μg/L），分娩后约 3 周即恢复正常，孕妇血清中 AFP 异常升高，有可能为胎儿神经管畸形。

4. 其他　生殖腺胚胎性肿瘤、胃癌、胰腺癌等血中 AFP 也可增加。